# EL MITO
# DEL
# COLESTEROL

Título original: LA VÉRITÉ SUR LE CHOLESTÉROL
Traducido del francés por Mª Carmen García Bernabeu
Diseño de portada: Editorial Sirio, S.A.

©    de la edición original
     LE CHERCHE MIDI EDITEUR, 2013

©    de la presente edición
     EDITORIAL SIRIO, S.A.

| **EDITORIAL SIRIO, S.A.** | **NIRVANA LIBROS S.A. DE C.V.** | **ED. SIRIO ARGENTINA** |
|---|---|---|
| C/ Rosa de los Vientos, 64 | Camino a Minas, 501 | C/ Paracas 59 |
| Pol. Ind. El Viso | Bodega nº 8, | 1275- Capital Federal |
| 29006-Málaga | Col. Lomas de Becerra | Buenos Aires |
| España | Del.: Alvaro Obregón | (Argentina) |
| | México D.F., 01280 | |

www.editorialsirio.com
sirio@editorialsirio.com

I.S.B.N.: 978-84-7808-965-9
Depósito Legal: MA-2175-2014

Impreso en los talleres gráficos de Romanya/Valls
Verdaguer 1, 08786-Capellades (Barcelona)

Impreso en España

**Dr. Philippe Even**

# EL MITO
# DEL
# COLESTEROL

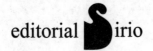

editorial Sirio

El peligro no está en lo que ignoramos,
sino en lo que creemos saber.

# PREFACIO

por el doctor Bernard Debré

Desde 2002 Philippe Even y yo hemos escrito conjuntamente cuatro libros. Todos pretenden mejorar nuestro sistema sanitario: el número, la distribución geográfica, la organización y la misión de nuestros hospitales; la redefinición y reestructuración de las disciplinas médicas y quirúrgicas; la formación inicial y continua de los médicos; la mejora de los estatutos, de las responsabilidades y de las condiciones de vida de las enfermeras, y la recuperación de una industria farmacéutica que ha contribuido mucho, pero que a partir de 1990 se hundió en un capitalismo financiero especulativo que está al servicio de los beneficios inmediatos y que, para ello, sacrificó sus centros de investigación y con el paso de los años se volvió cada vez más estéril.

Nuestra reciente obra, *Guide des 4.000 médicaments utiles, inutiles ou dangereux* (Guía de 4.000 medicamentos útiles, inútiles y peligrosos) ha conseguido un gran éxito, lo que refleja la urgente demanda de información por parte de los franceses, sacudidos desde hace entre diez y quince años por una cascada de negligencias médicas que les han dado la sensación de no haber sido informados de forma clara e independiente, ni por la industria ni por las autoridades sanitarias, que no han cumplido su misión de autorizar y reembolsar solo los medicamentos realmente eficaces y sin un riesgo excesivo, así como de retirar o suspender la cobertura de los demás e informar objetivamente no solo a los médicos, sino también a los pacientes.

Esta guía también ha provocado fuertes reacciones de algunos de los que fueron precisamente los responsables directos o pasivos y silenciosos de todos los excesos ocurridos en los medicamentos. Sus críticas más violentas concernían, entre otras, a nuestra posición sobre la inocuidad del colesterol, la ineficacia de las estatinas y el desperdicio de 2.000 millones de euros que estas suponen.

Esta es la razón por la que hemos decidido reaccionar inmediatamente a este tema, porque es emblemático de todas las disfunciones de nuestro sistema de autorización, control y devolución; de todas las desviaciones de la industria farmacéutica, y de los muchos expertos y médicos líderes de opinión que están al servicio de dicha industria, y no al servicio de los pacientes.

La escritura de otra obra dentro de un campo totalmente diferente, *Des savants et des dieux*, que se publicó en enero de 2013, me impidió participar directamente en la redacción de esta, pero la he comentado largamente y en múltiples ocasiones con Philippe Even. Nuestro análisis es el mismo, nuestro acuerdo es completo, e insisto en asegurar, al comienzo de este nuevo libro, que esencialmente no ha sido solo pensado sino también escrito en común y que, si llega el caso, defenderé sus tesis.

Doctor BERNARD DEBRÉ

# DEFENSA DEL COLESTEROL

profesor Marian Apfelbaum

Lee lo que escribió en 1997, antes de la marea de las estatinas, el profesor Marian Apfelbaum, persona y científico brillante, brillantísimo, encantador y cálido, profesor de nutrición en la Universidad de París, director de la unidad de investigación en nutrición del Inserm, presidente de la Sociedad de Nutrición y Dietética en lengua francesa y del Colegio Nacional de Profesores de Nutrición y Dietética, al que conozco y admiro desde hace cincuenta y cinco años. Su libro *Vivre avec du cholestérol*, Ed. du Rocher, 1997), se podría haber llamado *Vivre grâce au cholestérol*:

> El colesterol, molécula estable, indestructible, imprescindible para la vida e inofensiva, ha sido injustamente clasificada en la categoría de enemigo público. Los periódicos difunden este mensaje. La televisión más todavía… El mensaje es simple, repetitivo, amenazante: el colesterol le acecha, le mina, le mata. Se deposita en sus arterias y las obstruye. Se deposita

en sus arterias, pues está en la sangre. Y está en la sangre porque usted come demasiado colesterol *(y fabrica demasiado)*. Así pues, si no comiese más colesterol *(y fabricase menos)*, ya no tendría, y sus arterias, brillantes y bellas, le asegurarían juventud y salud hasta la edad de Matusalén. Todo o casi todo este mensaje es falso. ¿Por qué?

¿Se trata de un complot? En absoluto. La mayoría quienes lo proclaman se lo creen, y los que no se lo creen hablan poco y en voz baja, de tal manera que es casi imposible escucharlos.

Dirigiéndose a sus lectores, Marian Apfelbaum identifica tres causas:

El mensaje se repite mil veces porque nos viene como un guante [...] La muerte coronaria no es estadísticamente más peligrosa que hace setenta y cinco años. La enfermedad coronaria mata a muchos ancianos y a muy pocos jóvenes. Ahora bien, los ancianos son el grupo dominante cultural y económicamente, y lo que les preocupa es su salud, y, con más fuerza aún, su supervivencia.

La fobia al colesterol es un sustituto del deseo de inmortalidad y del deseo de no estar sometido a ningún riesgo. Todo profeta que prometa más salud y una vida más larga por el precio de unos pocos francos encontrará un público numeroso, a la vez escéptico y complaciente.

[...] Así pues no hay complot, sino una complicidad tácita entre todos aquellos a quienes este falso mensaje ha traído tanto dinero, ganado tan fácilmente [...] En primer lugar están los fabricantes de medicamentos para reducir el colesterol; primero porque el cliente no tiene que estar enfermo, es suficiente que esté en riesgo y que esté convencido, y reduciendo los índices de alarma de 3 a 2 g *(¡en la actualidad a 1,6 g!)* es más de la mitad de la población adulta la que se convierte en su presa *(en la actualidad se ha convertido ya en su presa)*. Una vez se le ha inducido preocupación y se le ha capturado, el paciente permanecerá fiel a esos medicamentos toda la vida. Una renta perpetua.

Y después también los médicos, para quienes el beneficio es doble: el paciente irá a verlos durante toda su vida ¡y también les traerá a su familia!

Y concluye su libro con un consejo:

Si no tiene hipercolesterolemia familiar *(en el 90 % de los casos o más)*, ¡no la desarrollará! Un solo análisis en su vida que muestre que su colesterol está por debajo de 3 g es suficiente. No se haga más.

Mi libro es una actualización de lo que decía Marian Apfelbaum hace quince años. Espero no decepcionarle.

# CONTRA LAS ESTATINAS

Michel de Lorgeril

Debo más aún a Michel de Lorgeril, director del Centro Nacional de Investigación Científica en Grenoble, cardiólogo formado en Lyon, en Suiza y en los Estados Unidos, que desde hace quince años se ha convertido en la pesadilla y en el punto de mira de una parte del mundo de la cardiología, ingenuamente convencido de los peligros del colesterol e incluso de la eficacia de las estatinas para prevenir las complicaciones cardiovasculares graves de las enfermedades arteriales.

Desde hace quince años, Michel de Lorgeril rema a contracorriente, casi solo. Es un hombre de inteligencia aguda, rápida, lúcida, penetrante, incansable y valiente; un científico de primera línea, autor desde hace veinte años de decenas de publicaciones internacionales, especialista en las relaciones que existen entre la nutrición y el funcionamiento cardiovascular, y autor de varios libros de indignación y de lucha

17

como *Dites à votre médecin que le cholestérol est innocent* (2007) y *Cholestérol, mensonges et propagande* (2009).

Para mí es el precursor que siempre ha tenido razón y que toda una comunidad unida por el interés ha intentado acallar. Le debo una parte de mi convicción y todo en mis análisis confirma lo que él ya había dicho. En cierto modo, pretendo ayudarle a que esa comunidad sorda y ciega lo escuche.

Estos son algunos extractos de lo escrito por Michel de Lorgeril sobre el colesterol y las estatinas. Michel de Lorgeril es un defensor del colesterol y un adversario implacable de las estatinas en *Cholestérol, mensonges et propagande*; está a favor de la verdad científica y la ética, y al servicio de los enfermos:

Se dice que el colesterol es una molécula tóxica para las arterias, que las obstruye tanto más y tanto más rápidamente cuanto más elevado sea su nivel en la sangre. Así pues tiene que ser lo más bajo posible; «cuanto más bajo, mejor». Al reducirlo, las estatinas desengrasan las arterias, hasta el punto de que se propuso colocar varias estatinas en la misma receta, introducirlas en los biberones de los recién nacidos, considerar las vacunas contra el colesterol e incluso pensar en el desarrollo de bacterias que comiesen colesterol, etc.

No hay la menor racionalidad científica ni tampoco un solo dato serio a favor de esta teoría.

La historia del colesterol es una serie casi ininterrumpida de mentiras, orquestada por una intensa propaganda. ¿Cómo ha empezado este delirio en relación con el colesterol? ¿Por qué tales desviaciones? La respuesta es sencilla: la industria farmacéutica está metida en esto y los intereses económicos son enormes. Utiliza las técnicas más modernas y sofisticadas de desinformación y de condicionamiento de la opinión a través de la publicidad; a través del *storytelling*, una especie de máquina de contar cuentos que toma el lugar de los razonamientos racionales, y por medio de la ficcionalización de la realidad y la manipulación de las mentes. Así no ha quedado ningún espacio para el debate científico. Resumiendo, la historia del colesterol es una serie ininterrumpida de mentiras, orquestada por una intensa propaganda.

Yo mismo critiqué fuertemente las estatinas en 2004, en mi libro, coescrito con el profesor Debré, *Savoirs et Pouvoir*, editado por Le Cherche Midi, que ya ofrecía un análisis severo de la industria farmacéutica y de la incapacidad de la administración sanitaria estatal. Deseo, en este nuevo libro, prolongar y apoyar la acción pionera, saludable y aclaratoria de Michel de Lorgeril; espero que al menos una parte de la comunidad cardiológica le escuche por fin.

# MI RECETA

profesor Even (enero de 2013)

N ada demuestra objetiva y científicamente:

- La responsabilidad del colesterol (CHO) en el ateroma y por lo tanto en sus complicaciones coronarias y cerebrales.
- Ni tampoco la eficacia de las estatinas en el desarrollo de placas de ateroma y la prevención de infartos de miocardio y accidentes cerebrovasculares.

Sin embargo, en beneficio de la duda[1] y en el único interés potencial de los enfermos, las estatinas se pueden prescribir hasta los setenta años[2] y sin sobrepasar las dosis medias, sin tratar de disminuir las lipoproteínas de baja densidad

---

1. El CHO y las otras grasas transportadas por los LDL no son la primera causa demostrada del ateroma. Estas otras grasas (per)oxidadas por la inflamación son, más que el CHO, susceptibles de desempeñar, sin embargo, un papel secundario agravante, sin que esto esté demostrado.
2. Cuanto más avanzadas estén tanto la edad como las lesiones arteriales, menos oportunidades tienen las estatinas de reducir las lesiones o de retrasar su evolución.

(LDL) por debajo de 1 g/l o el colesterol por debajo de 1,75 g/l, sin añadir otros hipolipemiantes y en presencia de al menos tres de los siguientes cinco criterios:

1. *Antecedentes familiares o personales bien documentados* de insuficiencia coronaria, accidentes cerebrovasculares, isquemia cerebral transitoria, angioplastia, intervención quirúrgica de revascularización o desobstrucción de las arterias carótidas o periféricas.
2. *Anomalías ecográficas arteriales* (carótidas, femorales u otras).
3. *Anomalías en la imagen coronaria* después de la revisión sistemática (desde los treinta años en caso de presencia de dos de los otros criterios).
4. *HTA ≥ 16 cmHg de PAS o diabetes* tratada con glucosa en ayunas > 1,25 g/l, HbA1C > 6,5% o con hipertrigliceridemia > 0,25 g/l, a excepción de los prediabéticos y del llamado síndrome «metabólico».
5. *CHO ≥ 3 g/l o LDL > 1,75 o HDL < 0,35 con CHO < 2.*

En caso de hipercolesterolemia familiar, el tratamiento debe comenzar lo más pronto posible y hay que continuarlo durante toda la vida.

El paciente se debe controlar todos los años con una evaluación clínica cardiológica y, eventualmente, mediante ecografías, así como con una investigación clínica sistemática y biológica de complicaciones musculares, hepáticas, renales, cutáneas, digestivas, neuropsíquicas, de comportamiento o relacionadas con la vida sexual y con una evaluación biológica –CHO, LDL, aminotransferasas, fosfocreatina kinasa; la proteína C reactiva es irrelevante–. Se debe interrumpir en caso de embarazo.

# INTRODUCCIÓN

Las estatinas: éxito biológico, fracaso anatómico y fracaso clínico. Este libro es la historia de un fantasma, un espejismo, una ilusión médica instrumentalizada por la industria farmacéutica, para garantizarse desde hace quince años un crecimiento titánico y lograr el mercado más grande del mundo, un mercado de 300.000 millones de dólares.

A los cincuenta años o más, piensas que tienes buena salud pero, astutamente, el colesterol te mina, obstruye tus arterias y te mataría inevitablemente si no se hubiese producido el descubrimiento milagroso de las estatinas, las cuales te van a salvar, ya que constituyen «el triunfo de la medicina moderna».

Todo es falso en este mensaje. El colesterol no es peligroso, las estatinas no sirven para nada y el infarto mata poco después de los setenta y cinco años. Sin embargo, millones de franceses y muchos médicos creen este evangelio, destilado, machacado, repetido una y otra vez por los medios de comunicación, como una verdad revelada, un dogma, una ecuación simple: reduzca su colesterol (las estatinas están ahí para eso) y escape de los ataques cardiacos.

Este mensaje se ha impuesto. No hay sanos; solo enfermos que ignoran estarlo. Ha nacido una nueva pseudo-enfermedad, una nueva *disease mongering* —como dicen los anglosajones—, una enfermedad de charlatanes, del estilo de las que la industria farmacéutica se inventa cada año para ampliar sus mercados, puesto que, desde que ya no se descubren grandes y verdaderos medicamentos, se inventan falsas enfermedades.

Muchos médicos, sobre todo cardiólogos y especialistas en salud pública adeptos al principio de precaución y nutridos con las mismas ilusiones, persiguen y condenan, y excomulgarían y quemarían si pudiesen, a los que, en nombre de la verdad científica y de la ética, como M. Apfelbaum, M. de Lorgeril y hoy yo mismo, se cruzan en el camino de estos desvíos, patinazos y derivas de la verdad.

Este libro, fundado en el análisis científico de los hechos y no en ilusiones líricas, te lo va a demostrar. No es un libro de opiniones. No es una caja de resonancia ni un libro de segunda o tercera mano que retoma lo dicho en otros, sino un libro que va a las fuentes de primera mano, a las publicaciones científicas originales. Abre los ojos y demuestra, pruebas en mano, los sueños de unos, las falsificaciones de otros y los errores de todos. «Falsificaciones» es una palabra fuerte y, sin embargo, es de eso de lo que se trata, como verás a cada paso a lo largo de los capítulos 7, 8 y 9, donde la verdad científica aparece torcida, biselada, desvirtuada, disfrazada y, a decir verdad, violada. Se trata de un terreno lleno de minas que es necesario quitar para que aparezca la evidencia: el colesterol es inocente y las estatinas no sirven para nada; solo para ganar dinero, mucho dinero.

Lee *Dithyrambes. Statines delirium*, de Lorgeril, y *Choleste-rock and roll*, de B. Rossigneux, para informarte sobre el mayor mercado del mundo. Lee también los siguientes textos, de firmas prestigiosas:

- *A miracle drug. A sea change in cardiovascular prevention. The heart attacks might have disappeared before the end of this century* (Eric Topol, Cleveland, NE, 2004, 350: 1562).
- *The most notable triumph of modern medicine* (BMY Cheung, Birmingham, Lancet, 12 de enero de 2008).
- *Few drugs have such a dramatic effect on health outcome* (A. Goldfire, NE, 2012, 366: 1752).
- «Se puede atribuir a las estatinas una gran parte del aumento de la vida en nuestro país» (B. Swynghedauw, 2012).

Pero no solo se mandan estatinas cuando el colesterol es elevado. Eso se acabó ya. Maravilloso descubrimiento. Ahora hay que tratar a todo el mundo e incluso aumentar la dosis al doble o al triple, para reducir lo máximo posible el colesterol (cuanto menos haya, mejor) y enriquecer más aún a la industria, duplicando o triplicando el mercado. Todos los mayores de cincuenta años con antecedentes de riesgo cardiaco comprobado (prevención secundaria) e incluso sin riesgo (prevención primaria) deben someterse, de modo que 25 millones de estadounidenses, 3 millones de ingleses y 5 millones de franceses, asustados por lo que escuchan y leen, creen que deben luchar contra «su» colesterol. Esto coloca a las estatinas en la primera fila del gasto mundial en medicamentos, incluso por delante del conjunto de los anticancerígenos, y todo esto en Francia:

- donde la mortalidad coronaria es de dos a tres veces inferior a la de los países anglosajones o nórdicos,
- donde ninguna estatina ha sido descubierta por la industria nacional y
- donde ningún cardiólogo francés ha conducido ninguno de los entre cuarenta y cincuenta ensayos clínicos destinados a medir la eficacia de las estatinas y solo seis formaban parte de los seiscientos cincuenta firmantes de estos ensayos.

Se trata de una colonización. Sin embargo, ¡cuántas preguntas!:

- ¿Cómo puede haber un vínculo causal entre el colesterol y las enfermedades arteriales si los valores del colesterol son exactamente los mismos en los que sufren infartos de miocardio (IM), accidentes cerebrovasculares (ACV), hipertensión arterial (HTA) o diabetes y la población sana?
- Este vínculo, si existe, ¿es fuerte o marginal?
- ¿Este vínculo implica al colesterol, independientemente de su nivel?
- ¿Se trata de un vínculo de causalidad con el origen del ateroma arterial o el colesterol es un biomarcador de la coincidencia?

- ¿Es real o ficticia la distinción entre el colesterol bueno y el malo?
- Las estatinas que reducen el colesterol, ¿también reducen las lesiones coronarias y la frecuencia de los IM y de los ACV?

La mayoría de los cardiólogos, hipertensiólogos, diabetólogos, nutricionistas, epidemiólogos, farmacólogos, biólogos y farmacéuticos franceses han respondido «sí» a estas preguntas desde hace veinte años, apasionadamente y con los ojos cerrados, a pesar de la ausencia de toda prueba científica y a pesar de las controversias, que se han ignorado o reprimido.

El colesterol, he aquí el enemigo: «cuanto más bajo, mejor». Se trata de una cruzada: a su cabeza, los estandartes de la fe, los cuales no hacen preguntas, ni aceptan que otros las hagan, hasta el punto de que disfrazan, enmascaran e interpretan los hechos en función de una creencia inquebrantable y apasionada.

El tono muy violento de las reacciones a los libros de M. de Lorgeril y a nuestra *Guía de 4.000 medicamentos* es sorprendente. Es la reacción de unos hombres que vibran con cólera y que se sublevan con indignación ante estas blasfemias, pero que también están desesperados ya que, en su fuero interno, ven cómo la mortalidad coronaria se mantiene idéntica veinte años después de la introducción de las estatinas, de manera que tal vez empiezan a dudar, a tener miedo de haberse equivocado gravemente, de haber caído ingenuamente en la trampa y de tener que reconocerlo. Las certezas reales son más tranquilas y están más abiertas a las discusiones científicas que a las imprecaciones y vociferaciones.

Es difícil, en este contexto, hacerse escuchar por los que dudan y se sorprenden de las falsificaciones del discurso dominante, evidentes si nos remontamos a las fuentes y a los hechos realmente observados.

Este nuevo libro constituye, cuatro meses después, la continuación de nuestra *Guía de 4.000 medicamentos*, de la que se han vendido doscientos mil ejemplares. Se dirige, como esa guía, a los pacientes, asustados por los medios de comunicación sobre su colesterol y a los propios médicos, en particular a los cardiólogos, los diabetólogos y los de medicina general, defensores obstinados y recetadores de estatinas de forma continuada, con la esperanza de que, mejor informados, tanto los unos como los otros se harán preguntas y conseguirán, a su vez, hacer cambiar de opinión a los profesionales de la salud más comprometidos y detener el cajero automático de la industria del lavado de cerebro.

El colesterol y las estatinas están desde hace veinte años en el núcleo del reactor de la industria de los medicamentos. Constituyen el reflejo, amplificado al extremo, de todos sus patinazos; están en el epicentro de una deriva cuádruple (ética, científica, médica y económica) cuyos responsables son, por igual, los médicos, la industria farmacéutica y la administración pública. Todos ellos son culpables, cómplices o, peor aún, se muestran indiferentes.

Todas las irregularidades están concentradas en este tema, más que en ningún otro campo de la medicina. Las estatinas prescritas a la ligera, sin freno ni discernimiento, a 200 millones de personas abren a la industria su mayor mercado mundial, un mercado de 25.000 millones de dólares anuales desde hace quince años −2.000 millones de euros en

Francia—, lo que representa una cuarta parte del déficit de los seguros de salud y diez veces el déficit de los hospitales públicos. Es el equivalente a ciento veinte mil salarios mínimos interprofesionales brutos anuales, mucho más de lo que se necesitaría para poner en marcha grandes proyectos públicos y, según las agencias internacionales, ¡el 15% de lo que se necesitaría para reducir la extrema pobreza en el mundo!

Todo esto en puro detrimento de los pacientes y al precio de una violación institucionalizada de la verdad científica, ya que esta es absorbida por los grandes organismos de la salud pública internacional y por nuestros propios sistemas sanitarios para el beneficio exclusivo de una industria que solo es capaz de vender productos totalmente ineficaces, algo que ninguna otra industria (automovilística, electrónica, aeronáutica...) se puede permitir —¿te imaginas un coche o un ordenador portátil que funcionase, como las estatinas, una vez de cada cien?

El problema de las estatinas es un problema global, puesto que se trata de un mercado mundial que implica a doscientos millones de personas. Historia ejemplar, simbólica y paradigmática de todo lo que se debería evitar y condenar. Si se consiguiese reducir este núcleo duro informando a los pacientes y despertando a los médicos que se han dejado manipular durante demasiado tiempo, otras irregularidades, en otros campos, podrían ser combatidas y eliminadas, en el interés de los pacientes, la moral, la verdad científica y la imagen de la industria. Es este núcleo duro del colesterol y de las estatinas lo que ataco en primer lugar en este libro. Solo después abordaré otras irregularidades de estos últimos años, ya denunciadas en *Guide des 4.000 médicaments utiles, inutiles et dangereux*: antidiabéticos orales de la primera década del año 2000, Avastin, píldoras de tercera y cuarta generación –tres veces más peligrosas y diez veces más caras– y la centenaria e inmóvil desensibilización alérgica, lo que me parece que hoy es a la inmunología lo que la astrología medieval es a la astrofísica moderna.

Por eso hice lo que los cardiólogos deberían haber hecho desde hace veinte años: leí, releí, anoté, recalculé y analicé, pluma y calculadora en mano, centenares de publicaciones científicas de las grandes revistas internacionales, entre ellas una cincuentena de grandes estudios clínicos referentes a 230.000 pacientes y publicados desde 1994 hasta 2012 (el análisis más completo que se ha hecho hasta ahora).

Algunos miembros inamovibles de la administración sanitaria, incluida la Dirección General de la Salud y las facultades de medicina y farmacia, ausentes desde siempre de todos los debates sobre los medicamentos, han sido sin embargo los responsables directos de autorizar y no retirar miles de fármacos inútiles y a veces peligrosos. Pues bien, de repente se han despertado de su largo sueño y, como pirómanos convertidos en bomberos, han condenado nuestra *Guide des 4.000 médicaments*, que, a sus ojos expertos, «rebosa» de errores y es responsable de «miles de muertes» (¡), mientras proclaman inmediatamente que tres cuartas partes de los medicamentos que ellos mismos habían avalado o tolerado son inútiles y que es urgente elaborar una guía oficial de medicamentos, que no han publicado durante los treinta años en que han estado metidos en este negocio, y que nadie seguirá, precisamente porque será oficial y redactada por los mismos que son los responsables de la situación actual.

El profesor Debré y yo consideramos que si, en lugar de reaccionar instantáneamente y como por un reflejo medular de autodefensa, hubiesen hecho el mismo esfuerzo de investigación y de información que hicimos nosotros y se hubiesen apoyado en tantas referencias escritas como hicimos nosotros, en vez de hablar *ex cáthedra* con la vindicta de los grandes inquisidores, solo con un conocimiento superficial del expediente científico, como lo demuestran sus argumentos, que encadenan aproximaciones, rumores, ilusiones, superficialidades y actos de fe, ilustrando una vez más que «el peligro no está en lo que ignoramos, sino en lo que creemos saber»; si, en lugar de hacer todo esto, hubiesen trabajado un poco más en estos últimos años, esto les habría evitado saltar al mar como borregos, proclamando a los cuatro vientos, con los ojos cerrados, el peligro del colesterol y la eficacia soberana de las estatinas, este «triunfo» y este «milagro» de la medicina moderna.

Nosotros, por el contrario, estábamos y estaremos siempre listos para discutir científicamente y con pruebas en la mano. Se trata de dar un giro urgente de ciento ochenta grados, porque no hay ningún ejemplo en toda la historia de los medicamentos de ayer y de hoy de un patinazo científico y ético comparable y de una cascada de engaños tan moralmente reprobable. Aquí está la desalentadora lista, para que te prepares para la lectura de este libro:

1. La ignorancia, muy generalizada, pero particularmente la de los cardiólogos, hombres de acción más que bioquímicos, de lo que es el colesterol (ver el capítulo 1), una molécula compleja, un cristal, imprescindible para la vida,

que precisamente desempeña varias funciones vitales en la estructura y en numerosas funciones de las células, en particular cerebrales, cardiacas y musculares, en la síntesis de las hormonas sexuales y en el transporte y almacenamiento de los ácidos grasos. Estas funciones son tan esenciales que el colesterol nunca es destruido por nuestro organismo, sino que es constantemente sintetizado, reciclado y reutilizado, de tal manera que su reducción excesiva, tal como lo recomienda la teoría dominante de «cuanto más bajo, mejor», corre el peligro de conducir a graves complicaciones, en particular cuando se utilizan dosis elevadas de estatinas para combatirlo (ver el capítulo 11).

**2.** El error del pensamiento médico de los años cincuenta, nunca corregido desde entonces (ver el capítulo 3), a pesar de la ausencia de cualquier prueba científica, error que se ha erigido como un icono el dogma de que el colesterol es la causa directa de las placas de ateroma arterial responsables de los infartos y de los accidentes cerebrovasculares, aunque no juega ningún papel directo demostrado en ellos, a pesar de los esfuerzos desplegados en una única dirección por parte de múltiples laboratorios financiados por la industria farmacéutica: aportar la prueba que se les escapa desde hace treinta años.

Ahora está claro que el ateroma es un problema de naturaleza inflamatoria, lo que no significa un gran adelanto, puesto que su causa inicial, la que prende el incendio inflamatorio, sigue siendo desconocida, pero tal vez es en parte genética, puesto que se repite en diferentes miembros de una misma familia. Dicho esto, el ateroma puede ser, si no creado, sí al menos agravado por los depósitos de grasa; no por el colesterol en sí, sino por los ácidos grasos saturados aportados junto con él, en parte relacionados con él, y transportados por las proteínas llamadas LDL. Estos ácidos grasos podrían ser secundariamente oxidados por la inflamación y, convertidos a su vez en agentes oxidantes, contribuirían a mantenerla, en una especie de círculo vicioso lípido-inflamatorio en cual el colesterol, completamente inoxidable, probablemente no desempeña otra función que la de ser, bajo la forma del colesterol esterificado, uno de los portadores de los ácidos grasos.

**3.** Los estudios epidemiológicos sesgados, biselados, disfrazados e incluso multifalseados por la industria que los financia para ampliar sus mercados, especialmente a través de la famosa CTSU, una oficina encubierta, una sociedad pantalla a su servicio, bajo el pretexto de pertenecer a la Universidad de Oxford, que ha promovido la idea de que es necesario tratar el colesterol sea cual sea su índice, lo que ha conducido a multiplicar las ventas por cuatro.

Contrariamente a los de la CTSU, todos los otros estudios, y decimos todos, muestran que no se puede establecer ninguna relación rigurosa entre colesterol y mortalidad cardiaca, por lo menos hasta concentraciones de $> 2{,}75$ g/l, y que, incluso más allá, este nivel de correlación sigue siendo débil y sobre todo no prueba nada. Esto es así porque correlación no es lo mismo que causalidad; puede ser que tenga lugar solamente una coincidencia o concordancia, debida a causas metabólicas aún demasiado complejas para ser dilucidadas, que conduzca paralelamente a un ligero aumento del colesterol y a un mayor riesgo de mortalidad cardiaca. Como afirma G. Cumming, «la gripe y la importación de plátanos aumentan ambas en invierno, pero es raro que se contraiga la gripe por el hecho de comer plátanos». El colesterol solo sería, por tanto, un marcador biológico, y las patologías en las que se lo implica, patologías falsas. La muerte también es más frecuente cuando se acumulan arrugas, pérdidas de memoria, disminución de la agudeza visual y cabellos blancos, ¡que solo son los testimonios de su proximidad y no de su causa! Tal vez incluso se trata de una causalidad inversa: el colesterol se eleva porque se utiliza menos cuando, al final de la vida, las células y sus membranas se renuevan en menor medida.

**4.** Las evaluaciones clínicas corrompidas (capítulos del 7 al 9) de la eficacia de las estatinas en la prevención de lesiones y complicaciones cardiovasculares del ateroma. Estas evaluaciones se basan en lo que se conoce como «ensayos clínicos» —con un coste de entre 500 y 1.000 millones de dólares cada uno—, decididos, financiados, planificados, organizados sobre el terreno y sobre todo analizados por la industria farmacéutica, sin ningún control exterior y en secreto, no con la finalidad de establecer la verdad científica, lo que impondría más bien la luz en lugar de promover una molécula y conquistar los mercados más amplios posibles. Estos ensayos constituyen operaciones de marketing y no operaciones en pos de la verdad, pues, como descubrirás en este libro, están falsificados a todos los niveles:

- Los pacientes son incluidos o excluidos basándose en criterios de selección que tienen como objetivo proporcionar a la industria enfermos ideales, en los que las estatinas puedan ofrecer el máximo éxito con el mínimo riesgo.

- Los criterios de evaluación son elaborados por encargo, a medida, mezclando hábilmente accidentes objetivos y verificables, mortales o graves, pero poco frecuentes, con accidentes menores, mal definidos y frecuentes, lo que permite fabricar criterios adaptados a la respuesta que se desea obtener.

- Los resultados brutos, los preciosos «datos crudos», se filtran, se suavizan, se maquillan y se conservan en las arcas de las empresas a resguardo de las miradas no deseadas, en nombre de la propiedad intelectual. Las autoridades sanitarias solicitan en vano el libre acceso a ellos.

- La presentación de estos resultados se lleva a cabo de modo que ya vengan filtrados, purificados y optimizados de una manera deliberadamente distorsionada, para engañar más aún. Casi siempre logran los resultados deseados, y proceden de manera suficientemente hábil para llenar de humo la cabeza de los lectores superficiales, a menudo poco familiarizados con los ensayos clínicos, desconocedores de las estadísticas, poco abiertos a las sorpresas y preparados para confundir Roma con Santiago y «tragarse todo lo que les echen»; eso es lo que sucede con la mayoría de los médicos, con toda la razón ocupados en otros asuntos y no en descifrar esos ensayos clínicos. A menudo no arrojan más que una mirada superficial al título y a las conclusiones de dichos ensayos, los cuales, como veremos pruebas en mano, mienten de forma sistemática, anunciando exactamente lo contrario de lo que dicen los propios números.

Y, sin embargo, a pesar de las múltiples manipulaciones estadísticas, la gran mayoría de estos ensayos son desfavorables para las estatinas, y sus escasos resultados positivos suelen ser a menudo demasiado débiles para ser significativos.

Tal vez la mayor manipulación es la de presentar las reducciones de mortalidad o de los accidentes cardiovasculares atribuidos a las estatinas bajo la forma de reducciones aparentes y no reales.

Las reducciones aparentes, durante un ensayo de cinco años, en 2.000 pacientes tratados y en 2.000 no tratados, relacionan las defunciones que tienen lugar entre los que consumen estatinas, por ejemplo 80, con las defunciones que tienen lugar entre los que no consumen estatinas, por ejemplo 100, con lo que tiene lugar un 20% de reducción, o un 4% anual.

Para las reducciones reales hizo falta tratar a 2.000 pacientes con el fin de conseguir 20/2.000, una reducción del 1% en cinco años, es decir, un 0,2% por año, es decir, veinte veces menos, tal vez un accidente aislado por año entre 500 enfermos tratados, o bien... un 99,8% de fracasos, o 300.000 euros/año de éxito.

E incluso estos parcos resultados no son creíbles, puesto que se contradicen con la epidemiología. Si las estatinas hubiesen conducido a un 0,2% de la reducción de la mortalidad cardiaca cada año entre los 4,5 millones de franceses tratados, habrían evitado alrededor de 10.000 muertes anuales, pero desde los quince años que hace que las estatinas están en el mercado, la mortalidad coronaria de 40.000 por año no ha variado ni un ápice (solo se ha reducido la mortalidad inmediata gracias a los avances de la reanimación cardiaca y no gracias a las estatinas; ver el capítulo 4), ya sea porque las estatinas no tuvieron ningún efecto o porque los sujetos tratados no tenían que ser tratados, puesto que no corrían ningún riesgo, o por ambos motivos.

**5.** El desinterés de la mayoría de los cardiólogos, ocupados en otros asuntos y convencidos de antemano, desde la cuna, por sus padres y abuelos, de los riesgos del colesterol. Sus convicciones se basan en una especie de consenso viejo y mudo, difundido diariamente como una nana por la industria farmacéutica y algunos de sus megáfonos habituales, por todos los canales posibles: desde tribunas del congreso, que las empresas organizan y financian, ante audiencias enteras que la industria transporta en vuelos chárter, con alojamiento y financiación incluidos, hasta artículos y editoriales favorables, cuya publicación impone en las revistas médicas, todas las cuales dependen más o menos directamente de dicha industria.

Así, nuestro país se ha convertido en el reino de las estatinas, aunque no haya descubierto ninguna y aunque nuestras empresas se hayan contentado con el comarketing de algunas moléculas que vinieron de grandes empresas extranjeras y que entraron sucesivamente en el mercado; en orden cronológico, BMS, MSD, Bayer, Pfizer, Novartis y Astra-Zeneca.

Vivimos en el reino de las estatinas, ya que se recetan en grandes cantidades, sea cual sea el índice de colesterol y la edad, a 4 o 5 millones de franceses. De ahí que tengan lugar al menos 10 millones de consultas, lo que corresponde al 7% de la población y a la cuarta parte de la población mayor de cincuenta años, que consume entre 1,5 y 2 veces más estatinas que los otros países occidentales, casi a la par con los Estados Unidos, su tierra de origen (24 millones para 310 millones de habitantes, un 7,7%), con lo que se malgastan 2.000 millones de euros por año.

Más grave aún que el *storytelling* descrito por M. de Lorgeril es la posición convencida de numerosos cardiólogos. Ya no estamos delante de una empresa comercial, sino delante de una verdadera iglesia. Cualquier persona que disienta del mensaje o bien que lo contradiga será excomulgada y las hogueras la amenazarán, como bien sabe Michel de Lorgeril. Algunos de estos monjes soldados, en lugar de volver a las fuentes y examinar la cuestión del colesterol a la luz de los datos científicos, prefieren la huida hacia delante, el anatema y la cruzada. Se trata de la fe, del fanatismo, reforzado por el pánico de, tal vez, haberse equivocado. Se trata de un exorcismo.

La historia de las ciencias y de la medicina está llena de estos soldados de la fe. El decano Guy Patin y toda la facultad de París rechazaron la realidad de la circulación sanguínea propuesta por William Harvey, ya en el año 1660, e hizo falta que Luis XIV la impusiera en el Jardín del Rey. Fontenelle rechazó a Newton a favor de Descartes, que se había equivocado sobre todo en física, pero, bromeaba Voltaire, «con método», hasta que Émilie de Breteuil restableció la verdad; Jenner y Pasteur también fueron rechazados por los medicuchos de la época, y, en estos últimos años, los errores y las ilusiones se han multiplicado: por ejemplo la preconización, mortal, del sueño ventral de los bebés; los riesgos de la píldora, inexistentes excepto en caso de flebitis y con una reducción y no un aumento del cáncer y de los accidentes cardiacos; los beneficios, disparados, del tratamiento hormonal de la menopausia; los fallos en la detección precoz de muchos cánceres, etc. El error es la práctica diaria de la medicina. Las estatinas solo son uno más.

Antes de concluir esta introducción me gustaría puntualizar que este libro, que puede parecer una carga en toda regla contra los cardiólogos, no lo es. Más bien se trata de lo contrario; está escrito para ayudarlos. La cardiología es sin duda la mayor de las disciplinas médicas desde hace medio siglo; la que, con mucho, ha aportado más a los enfermos para aliviar, curar y prevenir sus enfermedades; la que más ha contribuido al desarrollo de las imágenes dinámicas; la que ha introducido los medicamentos más útiles (anticoagulantes, antiagregantes, antihipertensores, diuréticos, antiarrítmicos), y la que ha desarrollado el número más grande de dispositivos de intervención. Entre ellos pueden citarse: el cateterismo cardiaco, inventado en los Estados Unidos por un francés, A. Cournand, por lo que obtuvo el Premio Nobel; sondas vasculares con balón para desobstruir y dilatar las arterias y colocar las endoprótesis vasculares (*stents*), en lo cual la escuela de Puel, en Toulouse, ha desempeñado un papel importante; trasplantes de válvulas animales inventados por un francés, A. Carpentier, medalla americana Lasker; colocación de válvulas por cateterismo sin intervención quirúrgica, lo cual fue desarrollado por un francés, A. Cribier, en Rouen; aplicación de dispositivos electrónicos incorporados, marcapasos y monitores desfibriladores, y el desarrollo de una cardiología de urgencia de una eficacia excepcional: corazones artificiales temporales, angioplastia coronaria, electrocoagulación de los focos de fibrilación auricular, desarrollos quirúrgicos CEC, trasplantes vasculares y cardiacos, reparación de malformaciones congénitas y, tal vez, un día, un corazón artificial definitivo y una regeneración del miocardio con la ayuda de células madre de diferentes tipos, en lo cual dos equipos franceses, uno de París y otro de Estrasburgo, se han apuntado un tanto.

Los cardiólogos tienen sobradas razones para estar orgullosos; ninguna especialidad ha sido tan inventiva. Razón de más para tratar de despejar el callejón sin salida en el que se han dejado atrapar en los últimos años, en parte por la rutina y en parte, en el caso de algunos, por la industria. La mayoría de ellos tienen bastante que hacer con sus enfermos actuales y poco interés por las estatinas. La prevención para pasado mañana de los acontecimientos que generalmente no se producirán no está en la primera línea de sus preocupaciones, de modo que la han dejado en manos de los especialistas de la salud pública, médicos no médicos, apasionados de los principios de precaución excesivos y poco racionales.

Los especialistas de la salud pública son los más fanáticos de todos y varios de ellos no contuvieron su indignación cuando publicamos nuestra *Guide des 4.000 médicaments*, incluido un antiguo director general de Salud, autor principal de un pésimo análisis sobre la literatura sobre el colesterol, publicado por la Alta Autoridad de la Salud de Francia. A todos ellos les pido que examinen de nuevo la cuestión, que salgan de su indiferencia y reajusten sus posturas. Este libro, que les da el trabajo masticado, podría ayudarles. En el momento en que examinen los hechos científicos realmente demostrados relacionados con el colesterol, las estatinas y los futuros fármacos anticolesterol que se preparan (ver el capítulo 12), conseguirán corregir el tiro y revisar estas prescripciones, que no pueden continuar apoyando indefinidamente, porque violan a diario la verdad, la honestidad científica y la moral pública. Además, y en primer lugar, también se trata de que restablezcan su imagen al lugar que le corresponde.

# 1

## EL COLESTEROL (CHO)

➤ Estructura cristalina, rígida, indestructible. Se trata de un alcohol pesado.

➤ Su síntesis se realiza en el hígado (que bloquea las estatinas).

➤ Tiene cuatro funciones:

• Transportador de grasas —el colesterol «esterificado».

• Solidez de las membranas celulares.

• Anclaje de los receptores celulares de las hormonas, neurotransmisores y moléculas inmuno-inflamatorias.

• Precursor de las hormonas sexuales, de la cortisona y de la vitamina D.

➤ El transporte del colesterol: VLDL, LDL y HDL.

➤ Los receptores de LDL y los dos circuitos en bucle del colesterol: del hígado a los tejidos y viceversa, y del hígado al intestino y viceversa.

➤ Fuentes alimentarias y valores en la sangre y los tejidos.

➤ Hipercolesterolemias familiares.

➤ Medicamentos y transporte directo e inverso del colesterol.

➤ El mito del colesterol bueno y malo. El ensayo ILLUMINATE y el doloroso fracaso de los «cetrapibes».

El colesterol es la más sorprendente, la más prodigiosa, la más maravillosa de las moléculas, habría podido decir Marie de Rabutin-Chantal, marquesa de Sévigné. Una molécula noble. Un producto de lujo. Descubierta en los cálculos biliares en 1784 (de ahí su nombre —*cole*: «bilis»—), fue bautizada por Chevreud en 1985 y, a decir de los premios Nobel M. Brown y J. Goldstein, «ha hipnotizado literalmente a los científicos». Es una molécula tan apreciada que, a diferencia de la mayoría de las otras, nunca es destruida por el organismo, sino que este la recupera, reabsorbe, recicla y reutiliza de forma continua, aunque el colesterol no utilizado se elimina, obviamente, cada día en forma de sales biliares.

Es una de las claves esenciales de la vida y la más «condecorada» de las moléculas, según A. Lehninger. Su descripción, su fabricación, es decir, su síntesis y sus funciones, han justificado trece Premios Nobel —entre ellos, en primer plano, Konrad Bloch y Fedor Lynen, en 1964, sir John Warcup Conforth, en 1975, y Joseph Goldstein y Michaël Brown, en 1985—, muy por delante del ADN, la famosa doble hélice, que no es más que un polímero rústico y repetitivo, una simple caja fuerte de un código genético inerte.

### Estructura: un cristal

El colesterol no es una grasa, y mucho menos una grasa como las demás (que son simples alineaciones de carbonos e hidrógeno destinadas a oxidarse, es decir, a ser quemadas, de modo que nos proporcionan energía y expelen dióxido de carbono, el $CO_2$). No es fuel, petróleo —gasolina—, aceite, mantequilla o ácidos grasos. Al contrario, es un cristal estructurado como las nervaduras de una vidriera gótica: cuatro ciclos adosados y escalonados, tres hexágonos y un pentágono, que le dan su asimetría y su rigidez, ya que, simétrico, podría ser doblado y enrollado. Imposible en este caso. La molécula es perfectamente lisa, rígida y sin rugosidad. Una punta de diamante, un minisoporte; también una estaca, un clavo, un tornillo de cristal. Una pieza en tres dimensiones. Es por eso por lo que el colesterol y sus análogos vegetales o fúngicos se llaman esteroles, alcoholes en 3D, un material poco común, uno de los más imprescindibles para la vida. El cristal termina con un radical de alcohol: el colesterol es un alcohol pesado, un cristal con punta de alcohol, con la que arponeará y transportará los ácidos grasos, formando el colesterol esterificado (CHO-E).

## Síntesis (fabricación)

Construir una molécula compleja a partir de elementos muy simples es difícil. Para sintetizarla, se necesitan treinta y seis pasos, treinta y seis operaciones sucesivas. Ninguna molécula es tan lenta y difícil de fabricar. Hacen falta numerosas enzimas y una coenzima clave.

Pero ¿qué es una enzima? La vida está hecha de millones de reacciones químicas en las que dos moléculas se encuentran y se fusionan para crear una tercera. Sin embargo, para unirse, hace falta que, entre centenares de millones de moléculas diferentes que se agitan dentro de las células, se encuentren. Las enzimas son casamenteras, grandes moléculas complicadas con cubículos que atraen y unen por complementariedad a algunas moléculas que encuentran y acercan,

---

### ÁCIDOS GRASOS[1]

➤ *Saturados (C$_{18}$ a C$_{22}$)*[2]

- Grasas animales, leche, aceite de palma y de coco
- Ej.: ácido palmítico (C$_{16}$), esteárico (C$_{18}$)

➤ *Monosaturados (un doble enlace, DL)*[3] *(la o las DL se enumeran a partir de la extremidad metilo, denominada w)*

- Ej.: ácido oleico (C$_{18}$, w = 9): aceite de oliva

➤ *Poliinsaturados (muchos DL). Esenciales (el organismo los necesita y no puede fabricarlos)*

- Omega-6:
  - –Ácido linoleico (C$_{18}$ - 2DL): aceite de soja y girasol
  - –Ácido araquidónico[4] (C$_{20}$ - 4DL): carne, huevos, leche

- Omega-3:
  - –Ácido a-linolénico (C$_{18}$ - 3DL - w3): aceite de colza, soja y nueces
  - –Ácido eicosapentaenoico (EPA) (C$_{20}$ - 5DL)
  - –Ácido docosahexaenoico (DHA) (C$_{22}$ - 6DL)
  - (estos dos últimos en los pescados grasos)

---

1. Cadena lineal de carbono (C) unida a hidrógenos (H). Fórmula general: CH$_3$- (CH$_2$)n - COOH. Su función esencial es la de combustible. Se queman, es decir, se oxidan por el oxígeno y producen energía y CO$_2$.
2. De dieciséis a veintidós carbonos por molécula.
3. Una DL crea una mayor inestabilidad y reactividad química.
4. Precursor de las prostaglandinas y de los leucotrienos.

---

permitiendo un flechazo entre ellas que las va a unir, después de lo cual se separan de la enzima que, incesantemente, repite su función de agencia matrimonial. Hay millones de enzimas que aseguran y regulan las reacciones químicas de la vida; cada una es específica de una reacción o de un tipo de reacción.

Sin embargo, la enzima necesita a menudo la ayuda de una coenzima, una molécula abarrotada de energía que se une a uno de los elementos de la futura pareja, le permite adherirse a la enzima y aporta una parte de la energía necesaria para la fusión (todas las síntesis, todas las fusiones necesitan energía). Hay unas pocas decenas. La más importante es la coenzima A (CoA), que interviene en numerosas reacciones de la vida, es decir, del metabolismo celular, en particular en las que queman (oxidan) los ácidos grasos en las mitocondrias y liberan mucha energía: burbujas de $CO_2$ que se expanden por los pulmones y enriquecen la atmósfera con este gas de efecto invernadero, el cual procede tanto de las «combustiones internas» de los seres vivos como de las fábricas que queman carbón y petróleo.

Básicamente, la reacción es siempre la misma: el oxígeno se combina con el carbono, fabricando $CO_2$, y, a la vez, con el hidrógeno, con el que elabora agua ($H_2O$). Todo el mundo lo sabe.

La CoA realiza así la síntesis del colesterol y la destrucción de los ácidos grasos. Asocia en su gran molécula altamente fosfatada (pues es muy rica en energía) cuatro zonas, cuatro partes: la mercaptoetanolamina (sulfúrea), una vitamina (el ácido pantoténico), un pirofosfato (un doble ácido fosfórico, P2O6) y una base nucleotídica (como el ADN), el adenosil-fosfato (o adenina-ribosa-fosfato).

Esta es, expresado muy sintéticamente, la sorprendente síntesis del colesterol, que tiene lugar esencialmente en el hígado. Esencialmente, pero no exclusivamente: esta síntesis se da igualmente en las neuronas, debido a la separación de los compartimentos nerviosos por la barrera endotelial cerebromeníngea. Es así como se crea una molécula cíclica con veintisiete carbonos, a partir de bloques elementales de dos carbonos, de simples y banales radicales de acetil o ácido acetílico, CH3-COOH. Vinagre. Estos radicales se unen a la CoA (formando acetil-CoA) y estos bloques elementales se fusionan dos veces, pasando a una molécula de seis carbonos que tiene un nombre bárbaro, el hidroximetilglutaril - CoA (HMG). Aquí está el punto de inflexión. Una enzima poco común, única, interviene para «reducir» el HMG (es decir, para añadirle tres átomos de hidrógeno). Es la reductasa del HMG la que lo va a transformar en mevalonato. Las estatinas bloquean esta etapa clave. Se parecen al mevalonato. Toman su lugar, bloquean la enzima y todo se detiene.

Pero normalmente la reacción continúa en los «isoprenos» de cinco carbonos, de donde derivan numerosas moléculas isoprénicas (sobre todo en los vegetales). El colesterol es una de esas vías, pero aún estamos lejos de ello, puesto que vienen primero los perfumes de Arabia, el geranil de los geranios, el farnesil de los jardines romanos (derivados pirofosfatos que activan o inhiben las moléculas clave Ras, Rho, Rae y BMP-2, estimulando ellas mismas respectivamente la proliferación celular, la inflamación, la peroxidación y la construcción ósea; capítulos 10 y 11). Al bloquear la síntesis del colesterol, las estatinas también bloquean los otros derivados del mevalonato y en particular los de los «isoprenoides», y por tanto la actividad de las moléculas que tienen más y mayores efectos, la Ras, la Rho y la Rae.

Después empieza la ciclación y se produce el escualeno, aislado del hígado de tiburón, y, finalmente, el lanosterol. Un paso más aún, para alisarlo y retirarle cualquier aspereza, y se obtiene el colesterol con veintisiete carbonos. El tetraciclo se ha completado. Falta colocarle en un extremo una cadena corta lineal de ocho carbonos, y en el otro un alcohol (que será un esterol) que le permite unir un ácido graso y formar un éster de colesterol. Habrán hecho falta treinta y seis pasos, treinta y seis enzimas diferentes para conseguirlo.

Un punto importante es que esta síntesis se autorregula, en función de las necesidades de colesterol. La acumulación del colesterol comporta un aumento del mevalonato, el cual bloquea la reductasa del HMG (que también se ve perjudicada por el glucagón, pero estimulada por la insulina).

También hay más de doscientos «fitosteroles» análogos al colesterol, esteroles o estanoles (esteroles sin doble enlace) vegetales, sito-, estigma- o campo-esteroles y estanoles que vienen de los aceites y de las nueces. Un gran número de «suplementos dietéticos» se derivan de ellos. Limitan, por medio de la competición, la absorción digestiva del colesterol y pueden reducir moderadamente el colesterol sanguíneo, pero no tienen el más mínimo efecto sobre los accidentes cardiovasculares, a pesar de los anuncios diarios en televisión de la industria agroalimentaria que los alaba, como el Danacol de Danone «para reducir "su" colesterol», que lo reduce solo un 8%, ¡mientras aporta un suplemento calórico de grasas y azúcares! (*Eur. Heart J.*, 2008, 30: 404 y 2012, 33: 444).

También disminuyen el nivel de los triglicéridos en las VLDL y en la sangre. La sitosterolemia es un defecto genético excepcional, con tasas sanguíneas de sitosterol multiplicadas por cien y una aterosclerosis grave.

## LAS CUATRO FUNCIONES DEL CHO Y DEL CHO-E

Tiene que quedar clara la siguiente distinción:

> El colesterol esterificado (CHO-E) es un simple cargotransportador y de almacenamiento de carburante y ácidos grasos; es suave y sin forma, como ellos.
> El colesterol (CHO) cristal es una molécula con una estructura y numerosas nobles funciones.

### El colesterol oculto: transportador y «almacenador» de ácidos grasos

Su función como transportador, como «carguero» de ácidos grasos (AG), es marginal y similar a la del glicerol, un trialcohol que une tres AG, o a veces dos, más diversas moléculas, inositol, isómero de glucosa o colina, pequeña molécula de nitrógeno de cinco carbonos, bajo la forma de un fosfoinositol o de una fosfocolina o lecitina.

Los ácidos grasos que el colesterol transporta de aquí para allá cambian radical y doblemente sus propiedades, primero inactivando su función de alcohol y su reactividad química, después dándole fluidez, flexibilidad, tendencia a la adhesión con otros ácidos grasos, en particular los de los triglicéridos, lo que lo aproxima a la «mantequilla», a las grasas «ordinarias».

Estas son simples cadenas lineales de dieciséis a veintidós carbonos que llevan hidrógeno, el petróleo de nuestras células, químicamente muy cercano a los aceites petroleros, que proceden de restos bacterianos fósiles (consulta la tabla de la página 46).

El oxígeno las oxida, las quema, formando el $CO_2$ que se expulsa por la respiración y liberando una enorme energía por los enlaces rotos.

Esterificado por un ácido graso (CHO-E), el colesterol se vuelve químicamente inerte, lipófilo; se adhiere a los otros ácidos grasos y es fácilmente almacenado en las células dentro de gotitas grasas que son una reserva energética. De la misma manera, cuando se desplaza por la sangre, circula oculto, transportado por proteínas bajo la forma de colesterol esterificado, mucho más que como cristal de colesterol y, en la sangre y en las células, unas enzimas, las aciltransferasas aseguran la esterificación de la mayor parte del colesterol. Pero aunque participa en el almacenaje de grasas energéticas, esto no lo convierte en un combustible. Nunca se oxida o se quema. Es demasiado precioso.

### Estructuración de las membranas celulares: el colesterol cristal

Sin embargo, el colesterol libre, puro, es una molécula de estructura, un cristal rígido con una función de alcohol muy reactiva. Desempeña una función importante en la estabilidad y la robustez de las membranas celulares que representan una superficie total de... ¡30 $m^2$, y en ella un 30% es colesterol!

Esta función es vital, puesto que las membranas celulares son la vida. La vida comenzó cuando un grupo de moléculas pudo aislarse, protegerse de la violencia, del azar y las incoherencias del mundo acuático exterior para organizarse, perpetuarse, crecer y reproducirse en un mundo cerrado, rodeado por una muralla de membranas protectoras.

En el medio acuático donde nace la vida, estas membranas tenían que ser independientes del agua, insolubles en ella, formar una barrera al agua y a las innombrables moléculas reactivas y agresivas que estaban disueltas en esta. Esta barrera solo podía estar compuesta por sustancias insolubles al agua, digamos «hidrófobas», y estas sustancias únicamente podían ser grasas, moléculas inertes, sin carga eléctrica, incapaces de enlazarse al dipolo eléctrico de la molécula de agua (una especie de microimán). Ninguna relación es posible: el agua y el aceite resbalan uno sobre el otro ignorándose, formando capas superpuestas, el agua más densa debajo, o, si se los agita, emulsiones donde las grasas se unen, se adhieren las unas a las otras en masa (mantequilla) o en pequeñas gotitas que nunca se relacionan con el agua, siempre agitada, emprendedora, ávida por disolverse, unirse, solvatarse, mientras que las grasas, los lípidos, se mantienen alejados, a diferencia de los azúcares o las proteínas, que siempre están listos para la aventura acuática. Dos mundos.

Durante dos mil millones de años, la vida solo estuvo compuesta por seres unicelulares: bacterias, arqueas, pequeñas células aisladas sin un núcleo protector de su ADN (se las conoce como «procariotas»). Muy activas, algunas de ellas, las cianobacterias, no cesaron, como los vegetales actuales, de utilizar la energía del sol para romper las moléculas de agua y liberar la energía que necesitaban (rompiendo una molécula, se recupera la energía que se tuvo que proporcionar para fabricarla: todas las síntesis cuestan energía y todas las destrucciones moleculares la producen). Al mismo tiempo, estas células procariotas rechazaron el oxígeno del agua, el cual pasó a la atmósfera, de donde inicialmente estaba ausente. Y su presión siguió aumentando, hasta el 30% (ahora un 21%). Esto ha sido una revolución biológica. La revolución biológica.

De repente, las células vivas podían utilizar el oxígeno para quemar sus alimentos. Era una fuente de energía formidable. La vida eclosionó; las especies se multiplicaron exponencialmente en el plazo de algunas decenas de millones de años, paralelamente a la creciente presión del oxígeno liberado por las cianobacterias y los primeros vegetales.

Sin embargo, tuvo lugar un retroceso. La llegada del oxígeno fue una oportunidad para la vida, pero también una amenaza. El oxígeno lo quema todo, incluso nuestros propios tejidos. Tres días con oxígeno puro, y nuestros pulmones y nuestras retinas se verían destruidos, carbonizados. Por todas partes se infiltran los famosos «radicales libres», que no son más que oxidantes activados del oxígeno hiperactivo oculto, los cuales lo quemarían todo, ADN y proteínas, si no se hubiesen desarrollado algunos sistemas antioxidantes, sin los que la vida habría desaparecido hace ya mucho tiempo (de todos modos, muchas especies fueron borradas del mapa). Pero ¿qué relación tiene esto con el colesterol?

Como bien cuenta G. Mouritsen (*Lipids*, 2004, 39: 1101), el colesterol ausente de las membranas de las bacterias desempeñó, y sigue desempeñando, una función importante en la evolución: se trata de una molécula casi inoxidable que aparece con las eucariotas (células con núcleo de los organismos pluricelulares), al mismo tiempo que incrementa la presión del oxígeno. Incorporado en las membranas eucariotas, las protege del oxígeno; es una de las barreras de protección. Estas membranas de bicapa lipídica tienen, por otra parte, dos hojas, una interna y otra externa, y el colesterol solo está presente en la hoja externa, donde representa el 30% de las moléculas. Por el contrario, está casi ausente en las membranas de los pequeños orgánulos intracelulares (retículo endoplasmático, aparato de Golgi, lisosomas, fagosomas, etc.) y más aún en la doble membrana de las mitocondrias... porque se derivan de las bacterias que parasitaron las primeras células eucariotas; de ahí que sea poco común el colesterol en sus membranas (menos del 5 o el 6%).

Así pues, el colesterol es una arqueomolécula que ha contribuido a permitir la eclosión y la evolución de las especies, paralelamente con la llegada del oxígeno.

En las membranas, el colesterol también asegura su robustez física y su implantación sólida, el anclaje de los receptores membranosos a las hormonas, a los transmisores cerebrales, a las señales inmunitarias, etc.

Las membranas que protegen a las células del medio externo acuoso son mosaicos moleculares fluidos, muy móviles, que dan vueltas libremente sin cesar alrededor de las células que protegen. Están rompiéndose y reconstruyéndose constantemente, hechas de lípidos hidrófobos que huyen del agua, sobre todo los fosfolípidos, es decir, ácidos grasos lineales enganchados a la esfingosina o al glicerol y colocados paralelamente, pegados el uno al otro en la membrana, en empalizada, exactamente como se forman en una solución de agregados, gotitas, micelas.

Están hechas, por lo tanto, de un 30% de colesterol puro, cristalizado, no esterificado, y de un 70% de fosfolípidos y glicofosfolípidos, y más precisamente de derivados del glicerol, trialcohol que fija el ácido graso y la fosfatidilcolina o el fosfatidilinositol, y de derivados de la esfingosina (de función misteriosa durante mucho tiempo, de ahí su nombre), que fija, ella también, un ácido graso y otros radicales más o menos complejos, hidrógeno (que forma la ceramida), fosfatidilcolina (que forma la esfingomielina), glucosa (que forma cerebrósidos neuronales) y azúcares complejos (que forman los «gangliósidos», un tipo de ácido siálico).

Por su adherencia química a los esfingolípidos (por ejemplo, el enlace del alcohol y la amida), el colesterol desempeña el papel principal en la robustez de las membranas. Sin el colesterol tienen lugar la ruptura de las membranas, sobre todo en los músculos que están en permanente estiramiento y contracción, y desgarros musculares (la «rabdomiólisis», que es la complicación más grave de las estatinas que reducen el colesterol).

### Anclaje de los receptores membranosos de las células

A partir de 1980 y desde entonces, técnicas cada vez más potentes de microscopia por fluorescencia electrónica o atómica han permitido describir nuevas estructuras que se hallan dentro de las membranas, las «balsas de lípidos», una especie de plataformas muy estables que flotan en el mar de las zonas fluidas de las membranas. Estas balsas forman pequeñas placas rígidas de 10 a 100 y a veces de 1.000 nm, que contienen cuatro veces más colesterol y 1,5 veces más esfingolípidos que el resto de la membrana, donde el colesterol desempeña el papel principal de ser un «pegamento dinámico».

Estas balsas pueden ser planas o cóncavas y formar estructuras durante la invaginación en la célula, denominadas *caveolae*, que realizan una función importante en la transmisión sináptica interneuronal de los neurotransmisores.

Algunas zonas de balsas, de 1 a 5 nm, son verdaderas plataformas de anclaje estable de receptores celulares, sólidas y también protegidas de los efectos de las enzimas inactivadoras, como las fosfatasas. Estas plataformas soportan la inserción de grandes moléculas de proteínas, que son receptores celulares (a menudo tirosinas o serinas-treoninas-kinasas), cuya función es la de permitir a las células comunicarse entre ellas y responder a las señales moleculares externas procedentes de las hormonas, los neurotransmisores, las linfoquinas de los sistemas inmunitarios B y T de la inmunología adaptativa, los antígenos reconocidos por los receptores de tipo Toll de la inmunología innata, las citoquinas inflamatorias, las quimiocinas, las moléculas de adhesión intercelular, la insulina, etc. Estos miles de receptores explican que las estatinas que reducen su número sean la causa de patologías hormonales, neurológicas, psiquiátricas e inmunoinflamatorias.

Las balsas son particularmente numerosas en las membranas neuronales y desempeñan una función importante en la modulación de la actividad de los receptores de los neurotransmisores, como la serotonina o 5-HT3R (*J. Neurosc.*, 2005, 25: 10198), en el crecimiento axonal y dendrítico, en la estabilidad de las sinapsis y las «espinas» y en el movimiento de las vesículas sinápticas que transportan los neurotransmisores (*J. Cell. Science*, 2009, 123: 595).

Toda la regulación externa de la fisiología celular depende de la cantidad y de la estabilidad de estos pequeños *clusters* de receptores específicos, que permiten que solo las células se comuniquen con el resto del organismo. El debilitamiento o la escasez de receptores provoca una disminución de las respuestas celulares a las señales que les envían las otras células, y particularmente las hormonas. Como se verá, algunas complicaciones neurológicas, psiquiátricas u hormonales de las estatinas podrían explicarse por la disminución del número de estos receptores (K. Simons, *JCI*, 2001, 110: 597). Las estatinas cortan el teléfono intercelular.

### Precursor hormonal y vitamínico

La cuarta función, y no por ello la menos importante, del colesterol es que es el precursor de múltiples hormonas y vitaminas:

> ➤ Hormonas corticosuprarrenales, cortisona y aldosterona.
> ➤ Progesterona y estrógenos.
> ➤ Testosterona.
> ➤ Vitamina $D_3$.

Todas se sintetizan mediante modificaciones menores en la molécula del colesterol, realizadas en las células suprarrenales, ováricas o testiculares. Cualitativamente de una gran importancia fisiológica, estas síntesis solo representan cuantitativamente una parte muy débil del colesterol. Es poco probable que la reducción del colesterol por las estatinas modifique sensiblemente estas síntesis hormonales. Si las estatinas son capaces de inducir realmente los déficits hormonales, lo que no se ha demostrado, es sobre todo por el hecho de que reducen el número de receptores membranosos, más que las concentraciones hormonales en sí.

Además, los cinco ácidos biliares derivados del colesterol facilitan la absorción digestiva de las grasas y actúan como «factores de transcripción» (FXR, RXR y LXR), que a su vez controlan la síntesis de los corticoesteroides y la síntesis de la COX-2 (*Med. SC.*, 1995, 15: 1472).

TRANSPORTE DEL COLESTEROL (CHO) Y DE OTROS LÍPIDOS: VLDL, LDL Y HDL

Necesario en todas partes, el colesterol, nacido en el hígado, debe ser transportado a todas ellas. Insoluble en el agua, donde forma microgotitas y agregados que pueden perturbar la microcirculación, las grasas solo circulan por la sangre transportadas y solubilizadas por proteínas.

Los ácidos grasos se unen a la albúmina. Las otras grasas (el colesterol, los triglicéridos y los fosfolípidos) son unidas y envueltas por proteínas específicas, las apoproteínas, todas principalmente sintetizadas por el hígado, y que las grasas transforman en apolipoproteínas.

Hay veinte variedades de apoproteínas, pero sobre todo tres familias, las pequeñas apoproteínas, $A_1$, C y E, y la enorme macroproteína ApoB100.

Las grasas alimentarias, separadas en ácidos grasos y diglicéridos por las lipasas pancreáticas y digestivas, son absorbidas por la mucosa intestinal gracias a transportadores membranosos específicos (los «casetes» ATP, conocidos como «casetes astringentes» ABC, de diferentes tipos, ABCA, G, etc.), que se transforman en triglicéridos dentro de las células intestinales antes de entrar en la sangre y la linfa, siempre gracias a otros transportadores ABC (no atraviesan las membranas sin ellos; ni el colesterol ni ninguna molécula son «pasamurallas»; necesitan la llave de las puertas giratorias que son las ABC). Cuando esto sucede, las grasas se unen al hígado formando grandes agregados de 0,1 a 0,5 mm, los quilomicrones, que le dan al plasma sanguíneo, después de las comidas, un aspecto lechoso y que unen las grasas en pequeñas apoproteínas, las ApoB48, C2 y E.

Los quilomicrones desaparecen en pocas horas, separados de nuevo por las lipasas vasculares en ácidos grasos libres y colesterol, que entran libremente, a través de las membranas, en las células hepáticas, musculares y adiposas.

Las grasas y el colesterol son luego reexportados por el hígado hacia los tejidos. Allí circulan en forma de nanopartículas, nombre que deriva de su contenido en grasas, que, más ligeras que las proteínas, determinan su densidad: las VLDL, con un 90% de grasas (lipoproteínas de muy baja densidad de 50 nm), principalmente intrahepáticas, las cuales sueltan muy rápidamente sus triglicéridos y se convierten en las LDL (lipoproteínas de baja densidad, con un 70% de grasas y un tamaño de 25 nm) y en las HDL (lipoproteínas de alta densidad, con un 50% solo grasas y un tamaño de 10 nm).

Es habitual decir que las LDL y las HDL contienen de un 5 a un 10% de triglicéridos, de un 20 a un 25% de fosfolípidos y un 45% de colesterol en el caso de las LDL y un 15% en el caso de las HDL, principalmente en forma de ésteres de colesterol, con mucho menos colesterol puro, no esterificado. Pero esto es parcialmente erróneo. No hay que olvidar que los triglicéridos son en un 90% ácidos grasos, y que los fosfolípidos y el colesterol esterificado lo son en un 45%. Así pues, las LDL transportan muchos más ácidos grasos, esencialmente saturados, que colesterol. Comparar las LDL y el colesterol no tiene ningún sentido. Las LDL son transportistas, cargueros, que contienen tres subtransportistas de ácidos grasos: el colesterol, el glicerol y la esfingosina.

Las VLDL y las LDL están principalmente compuestas por grasas, ApoB100 y en menor cantidad ApoE, y las HDL por ApoA1 y ApoC.

Así pues, esencialmente hay tres formas de transporte sanguíneo del colesterol y del colesterol esterificado: los quilomicrones, las LDL y las HDL.

### Los circuitos del colesterol, los receptores LDL (LDL-R) (ver imagen en la página 82)

El colesterol, transportado por las LDL, abandona el hígado, llega a los tejidos y vuelve al hígado por las HDL, en un circuito sanguíneo constante.

Así, el hígado es el órgano central de regulación del colesterol. Lo sintetiza, lo distribuye a los tejidos, lo recupera y lo recicla, sin destruirlo nunca, ya que es difícil de fabricar y precioso.

Órgano hiperactivo, recibe por la vena y transporta la sangre procedente del tubo digestivo; metaboliza los alimentos, los medicamentos y las sustancias tóxicas absorbidas; las activa o las inactiva, y las destruye o las utiliza para la síntesis de nuevas moléculas (glucosa, colesterol, aminoácidos), que redistribuye por medio de la circulación sanguínea a todos los tejidos. Al mismo tiempo elimina las moléculas inútiles o peligrosas por la bilis, que se une al intestino.

Hay dos circuitos del colesterol cerrados en bucle, de alguna manera de ida y vuelta.

Un circuito principal, el del tejido hepático, con un «transporte directo»: el hígado exporta por las LDL el colesterol sintetizado (70%) o que ha llegado desde el intestino (30%) hacia todos los tejidos del organismo, en particular, hacia los músculos, las arterias, etc., para asegurar el crecimiento y la multiplicación celulares y la renovación permanente de las membranas. Y también tiene lugar un «transporte inverso»: el colesterol que no se ha utilizado vuelve al hígado, transportado por las HDL. El sueño de quienes creen que el colesterol tiene una función importante en el ateroma, los infartos y los accidentes cardiovasculares es reducir el transporte directo por medio de las estatinas e incrementar el «transporte inverso» por medio de otros medicamentos.

El otro circuito es el hepatodigestivo: el hígado recibe el colesterol absorbido por el intestino, lo redistribuye a los tejidos y devuelve el exceso al tubo digestivo por la bilis, en forma de ácidos biliares, que luego serán reabsorbidos en gran parte y volverán obstinadamente al hígado, no sin haber emulsionado las grasas del intestino y facilitado su absorción digestiva.

Bioquímicamente, estos circuitos son de una gran complejidad e implican un gran número de moléculas, futuros objetivos potenciales de medicamentos y ellas mismas controladas por diversos factores de transcripción, que activan o reprimen sus genes (FXR, LXR...).

Vamos a adentrarnos un poco más en la complejidad de la biología molecular.

En general, se sabe que dos moléculas se encuentran y se fusionan sobre una enzima, que las moléculas atraviesan las membranas gracias a «transportadores membranosos» específicos y que actúan sobre las células al unirse a receptores implantados en las membranas. Pero es más complejo aún, puesto que todas estas moléculas, enzimas, transportadores y receptores se producen cuando sus genes de ADN se activan, y estos genes se activan solo cuando otras moléculas, conocidas como «factores de transcripción» (FT), activan (o inhiben) sus genes. Estos FT en sí son el producto de otros genes, conocidos como «reguladores» o «genes maestros», ya que controlan a los demás, simples genes, denominados «domésticos». ¡Toda una jerarquía que no facilita la lectura!

Sea como sea, las principales moléculas implicadas en la fisiología del colesterol son:

> ➤ Transportadores sanguíneos ApoB100 de las LDL y ApoA1 de las HDL.
> ➤ Transportadores transmembranosos que permiten la entrada y la salida del colesterol en las células (transportadores ATP, conocidos como «casetes ABC» de diversos tipos).
> ➤ Receptores de HDL (receptores barrenderos o SRB-1).
> ➤ Receptores específicos de LDL (LDL-R), el receptor esencial de la fisiología del colesterol, presente en la superficie de todas las células, el hígado, los adipocitos, los macrófagos, las células inflamatorias y las células endoteliales de los vasos sanguíneos, etc. En caso de mutación genética de las LDL-R, el colesterol se acumula en la sangre y aparece la hipercolesterolemia familiar. Este descubrimiento, que ha aclarado toda la fisiología del CHO, les otorgó el Nobel en 1985 a J. Goldstein y M. Brown.

Las **LDL-R** son el núcleo de la fisiología del colesterol. Son grandes moléculas implantadas en la membrana de todas las células, que se unen a las ApoB100 o E, las LDL circulantes, y se instalan en las células, donde las LDL se dislocan, las LDL-R vuelven a la membrana, la ApoB100 es detenida y el colesterol pasa al citoplasma, donde se convierte en gran medida en colesterol esterificado por las aciltransferasas (ACAT).

La cantidad de LDL-R está controlada y regulada por el propio colesterol; disminuye cuando el colesterol celular aumenta, y viceversa. Para ello, el colesterol actúa de dos maneras: inhibe el factor de transcripción genética SREBP *(sterol response element binding protein*, proteína de unión al elemento de respuesta a esteroles), que estimula la síntesis de las LDL-R, y activa la PCSK-9, enzima que destruye las LDL-R (no puedo resistirme a precisar el nombre, ya que las grandes empresas Pfizer, Sanofi, etc., nos anuncian que es el futuro del tratamiento del colesterol, puesto que sustituirá a las estatinas con un precio diez veces superior. Se trata de la proproteína convertasa subtilisina/kexina tipo 9).

El exceso de colesterol celular conduce, por lo tanto, a la inhibición de la síntesis de las LDL-R y a la activación de su destrucción, lo que lleva a un aumento de las LDL y del colesterol sanguíneo, que ya no se captan por las células, por falta de LDL-R.

En sentido inverso, los niveles bajos de colesterol celular conducen a multiplicar las LDL-R y a reducir el nivel de colesterol en sangre.

Esta contrarregulación de la expresión de las LDL-R por el colesterol explica cómo las estatinas disminuyen este en la sangre: por medio de la reducción de la síntesis del colesterol por parte del hígado, la reducción de su concentración celular, el aumento de las LDL-R, la captación hepática incrementada del colesterol en sangre y la reducción de su concentración en la sangre.

Factores de transcripción, a menudo los mismos, intervienen igualmente en el control de la síntesis y en la eliminación de los ácidos biliares derivados del colesterol.

El exceso de colesterol hepático se convierte en ácidos biliares por la acción de un citocromo hepático específico (CYP7A1), el cual es controlado por el factor de transcripción genético FXR.

El circuito, también en bucle, de los ácidos biliares (bilis, reabsorción parcial por parte del intestino, paso a la sangre y regreso al hígado) está regulado por dos factores de transcripción, el FXR y el LXR, que controlan una serie de transportadores membranosos de ácidos biliares, cuyos nombres importan poco aquí.

## Fuentes del colesterol alimentario

En las sociedades occidentales el colesterol de origen alimentario representa un 30% del colesterol del organismo, pero mucho menos en el África subsahariana.

Las concentraciones más elevadas en los alimentos se encuentran en el aceite de hígado de pescado (8%), la mantequilla (3%), los sesos, la yema de huevo (1,15%, es decir, 2,5 g para un huevo de 60 g), la carne de vacuno y la manteca de cerdo (0,1%) o la leche (0,02%, que son 0,2 g/l), y está ausente de todos los aceites vegetales y de la margarina.

La ingesta de colesterol en las sociedades occidentales se sitúa entre los 100 y los 400 mg/día. La síntesis varía de 800 a 1.400 mg/día y el total es de 1.000 a 1.800 mg/día, por término medio 1,5 g, que es eliminado por la bilis.

Las relaciones entre absorción de colesterol, absorción de ácidos grasos, síntesis del colesterol y niveles sanguíneos no están claras. Algunos describen una relación inversa (el aumento del colesterol alimentario reduciría su síntesis hepática), mientras que otros no identifican ninguna regulación de este tipo. La reducción extrema del colesterol alimentario no altera en absoluto el índice de colesterol en sangre (Apfelbaum, *Rev. Prat.,* 1992, 42: 1925); tampoco lo alteran las dietas ricas en colesterol. M. Apfelbaum cuenta la historia de un hombre de ochenta y ocho años que tomó veinte huevos diarios durante tres décadas, ¡sin que su colesterol aumentase!

M. de Lorgeril (*Brit. J. Nutrition*, 2001, 106: 6) ofrece un análisis detallado de la literatura sobre este punto complejo de un sistema de dos circuitos en bucle con dos entradas (absorción y síntesis) y con tres salidas (almacenamiento, utilización y verdadera y falsa salida biliar).

## VALORES NORMALES DE CHO, LDL Y HDL

Los valores medios del colesterol, las LDL y las HDL, en Francia, en hombres adultos, son respectivamente de 2,5, 1,5 y 0,50 g/l. Cuando se habla de LDL o HDL, se trata del colesterol y del colesterol esterificado transportado por estas partículas y no de las apoproteínas y otros lípidos que portan. Esta es la dosis de colesterol que se centrifuga él solo. Esta dosis precisa se reemplaza a menudo por una simple fórmula. A grandes rasgos, el LDL-CHO es el 70% del colesterol total. Así pues, es inútil dosificarlo... e incluso hablar de ello.

Los valores del colesterol son bastante variables y cambian mucho de un sujeto a otro (¡pero no más que las tallas!). Son:

➤ 55% de 1,9 a 2,4 g/l.
➤ 80% de 1,7 a 2,7 g/l.

> - 6% de 1 a 1,6 g/l.
> - 9% de 2,8 a 3,5 g/l.

Los valores en las mujeres son los mismos o superiores entre 0,05 y 0,10 g/l.

Estos valores son muy bajos al nacer (en esos momentos hay 0,6 g/l de LDL) y se incrementan progresivamente. Los propios de los adultos se alcanzan alrededor de los veinte años. Durante todo el crecimiento las células se multiplican, exigiendo mucho colesterol para estructurar las membranas de las nuevas células, y es por esto por lo que la yema de huevo, futuro embrión, es tan rica en colesterol.

Según la Fundación Bill y Melinda Gates (*L*, 2011, 377: 578), los valores del colesterol se han reducido en todos los países desde 1980 hasta 2010, pasando de:

> - 2,25 a 2 g/l en los países occidentales (Estados Unidos, Canadá, Australia y Europa occidental).
> - 2,10 a 1,85 g/l en Europa central y del Este y en América Latina.
> - 1,90 a 1,80 g/l en el norte de África y en Oriente Medio.
> - 1,75 a 1,70 g/l en el sudeste asiático y en Japón.
> - 1,65 a 1,55 g/l en el África negra, con las LDL a menudo inferiores a 1 g/l.

Así pues, el nivel de colesterol es un poco más elevado en los países donde la alimentación es rica y se sigue un estilo de vida occidental, y muy bajo en el Sahel, y no por razones genéticas, sino nutricionales. En los Estados Unidos o en el norte de Europa, los niveles de colesterol de los emigrantes sahelinos se occidentalizan. Estos niveles son mucho más elevados en el hombre que en los otros mamíferos.

Debe tenerse en cuenta que las concentraciones más elevadas se encuentran en el cerebro, que, con un 2% del peso corporal, contiene un 25% del colesterol total cristalizado, no esterificado.

## HIPERCOLESTEROLEMIAS GENÉTICAS

Consulta J. Goldstein y M. Brown (S, 2001, 292: 1310) y D. Rader (*JCI*, 2003, 111: 1995).

La más frecuente es la hipercolesterolemia familiar (HCHOF). Está unida a mutaciones inactivadoras en el gen de las LDL-R, de las cuales se han descrito más de novecientas desde el descubrimiento inicial de las LDL-R por parte de J. Goldstein y M. Brown en 1973.

La HCHOF es muy excepcional en forma homocigótica, donde los dos genes del padre y de la madre se ven afectados: alrededor de un nacimiento al año en Francia. La forma heterocigótica, donde un único gen se ve afectado, se observa en 1 de cada 500 nacimientos, es decir, se dan 1.600 casos anuales en Francia, y el número total de sujetos afectados es de aproximadamente 120.000.

La forma homocigótica se caracteriza por niveles de colesterol de 6 a 10 g/l, la presencia precoz de depósitos de grasa cutánea (xantomas) y la aparición, entre los diez y los veinte años, de lesiones de ateroma arterial de topografía muy diferente de la que se presenta en las hipercolesterolemias no familiares, con constricciones aórticas y una coronaritis muy particular, que afecta sobre todo al orificio de las coronarias en la aorta, más que a las propias ramificaciones, y que puede conducir a accidentes cardiacos mortales desde la infancia o la adolescencia.

En las formas homocigóticas, el régimen, las estatinas y la ezetimiba solo aportan resultados modestos sobre el colesterol y las LDL, y ninguno sobre la prevención de las lesiones y los accidentes coronarios.

El único tratamiento de la HCHOF homocigótica que podría ser eficaz es la sustracción de las LDL por circulación extracorpórea, que habría que repetir cada una o dos semanas, pero tiene sus limitaciones y un coste muy elevado, y solo se obtendría una ralentización modesta de la progresión de las lesiones.

Los primeros ensayos de inhibidores de la proteína de transferencia microsómica necesaria para la síntesis de las LDL permiten, en los conejos, reducir sensiblemente estas lipoproteínas en sangre, pero a costa de una esteatosis hepática, que parece condenarla.

La terapia génica dirigida al hígado está aún en fase de proyecto, por falta de vectores apropiados.

En la forma heterocigótica, los niveles de colesterol son de 3 a 5 g/l, lo que tiene que ver con el 5% de las muertes cardiacas antes de los sesenta años.

Las estatinas, las resinas antiabsorbentes de colesterol, la niacina, los estanoles alimentarios, un régimen libre de colesterol y la ezetimiba no consiguen reducir las complicaciones cardiacas provocadas por el colesterol en su forma heterocigótica en las hipercolesterolemias no genéticas.

Dos medidas por ultrasonidos del espesor de las paredes carotídeas y femorales después de dos años de tratamiento con estatinas en niños (240 sujetos de una media de trece años, ensayo STCH en 2004) y en adultos (720 sujetos de cuarenta y cinco años, ensayo ENHANCE, 2008, en asociación con la ezetimiba) no han mostrado más que resultados casi nulos: la reducción de 10 μ por término medio del espesor de la pared, es decir, solamente un 1,5%, frente a un aumento del 5% en el caso del placebo, diferencias minúsculas, que misteriosamente pretenden ser significativas (p= 0,002, mientras que la variante media era muchas veces superior a la diferencia media, es decir, ¡un solapamiento importante de los resultados experimentales!).

De las demás hipercolesterolemias genéticas, solo mencionaré aquí:

> El déficit de ApoB100, identificado en 1990. La forma heterocigótica afecta a una de cada mil personas, es decir, 60.000 en Francia, y se asemeja a la HCHOF heterocigótica, aunque menos marcada, con un colesterol en sangre de entre 2,7 y 3 g.

> La sitosterolemia, relacionada con las mutaciones de los genes de los transportadores ABC transmembranosos del colesterol y, más generalmente, con todos los esteroles. Estas mutaciones conducen a la acumulación de esteroles vegetales en las LDL. En la sangre, el sitosterol es cincuenta veces superior a lo normal, el colesterol se eleva y la totalidad de los esteroles alcanza de 4 a 5 g/l, de los cuales los esteroles vegetales representan alrededor del 15%. Estos niveles elevados están relacionados con un aumento significativo de la absorción digestiva de esteroles vegetales y

colesterol y con una reducción de la eliminación biliar. Clínicamente, la enfermedad se caracteriza por la presencia de xantomas y por la constricción de la aorta, con obstrucción coronaria por depósitos principalmente de colesterol, más que del sitosterol en sí. El diagnóstico se menciona en estas patologías arteriales y coronarias de los niños cuyos padres presentan un nivel de colesterol normal. Las estatinas no tienen aquí ninguna eficacia. Por el contrario, el régimen y las resinas que reducen la absorción intestinal de los esteroles son la base del tratamiento.

## MEDICAMENTOS Y TRANSPORTES DIRECTOS E INVERSOS DEL COLESTEROL

Para reducir la acumulación de colesterol en los tejidos, muchos medicamentos (ezetimiba, cetrapibes, ApoA1) tienen como objetivo las moléculas implicadas en la regulación del transporte directo o inverso del colesterol.

En el transporte directo a los tejidos, el colesterol sintetizado en el hígado o que viene del tubo digestivo es en gran parte esterificado por las aciltransferasas (ACAT) y se fija, dentro de las mismas células hepáticas, en ApoB100, que también es sintetizado en el hígado, formando, con este y otros lípidos, las VLDL, que pasan a la circulación, donde liberan una gran fracción de sus triglicéridos y se transforman en LDL circulantes, más densas y más pequeñas.

A continuación se unen a las numerosas LDL-R de todos los tejidos y, en particular, a las de las células del endotelio de las paredes arteriales y de los macrófagos de las placas fibroinflamatorias del ateroma.

Cargadas de LDL, las LDL-R se interiorizan y liberan el colesterol esterificado, que enseguida es almacenado en forma de microagrupaciones dentro de la célula (gotitas), mientras que el colesterol cristal se utiliza para reparar las membranas o, esterificado, para las ACAT celulares.

Es entonces cuando empieza el transporte inverso. El eventual exceso de colesterol y de colesterol esterificado vuelve a atravesar las membranas celulares, siempre a través de los transportadores específicos ABC, cuya cantidad está regulada por el factor de transcripción LXR e inhibida epigenéticamente por un mini-ARN, el mi-33R. Cuanto más numerosos sean los transportadores ABC, más importantes son los flujos de colesterol y de transporte inverso.

En la sangre, el colesterol y el colesterol esterificado se recubren de pequeñas moléculas de ApoA1 circulantes, que siguen llegando desde el hígado y que los solubilizan.

A continuación, una parte de las HDL vuelve directamente al hígado, captada por receptores poco específicos, conocidos como «barrenderos» (SRB1). Se trata, por lo tanto, de un transporte inverso. Pero... no todo es tan sencillo, ya que una gran parte de las HDL circulantes es atacada sin cesar, erosionada en la circulación por una enzima muy activa, la proteína de transferencia de ésteres de colesterol (*cholesteryl ester transfer protein [CETP]*), que transfiere el colesterol esterificado de la ApoA1 de las HDL a la ApoB100 de las VLDL y después a las LDL, una parte de las cuales vuelve sin duda al hígado, uniéndose a sus LDL-R en la superficie, pero otra parte cortocircuita el hígado, escapa al transporte inverso y vuelve a tomar, con las LDL, el camino de los tejidos, uniéndose a la línea del transporte directo.

Cuanto más numerosas son las LDL-R hepáticas, más importante es el transporte inverso del colesterol, pero cuanto más activa esté la CETP, más LDL fabrica a expensas de las HDL. Cuanto más transporte inverso se cortocircuita, más colesterol vuelve a los tejidos y a las paredes arteriales.

Por tanto, está claro que para disminuir el colesterol de los tejidos no basta con reducir las LDL, sino que también es necesario incrementar las LDL-R hepáticas y las HDL, por ejemplo inhibiendo la CETP, y es eso lo que tratan de hacer los últimos «cetrapibes» de Pfizer, MDS, etc. Y ha sido una catástrofe (ver el capítulo 12).

## LA FARSA DEL COLESTEROL BUENO Y MALO: EL NACIMIENTO DE UN MITO MUY RENTABLE

Mucho antes de que se conocieran los mecanismos bioquímicos sobre la posible función de la ApoA1 y de las HDL como depuradoras tisulares del colesterol, un nuevo dogma nació a partir de 1980.

No solo el colesterol y las LDL eran los enemigos a combatir, responsables del ateroma y de millones de muertes en el mundo, sino que surgió un segundo dogma, revelado y proclamado como una verdad demostrada prácticamente desde las ventanas del Vaticano por muchos cardiólogos, epidemiólogos, especialistas de la sanidad pública, editoriales de grandes periódicos y sociedades científicas e instancias nacionales e internacionales de la salud: las HDL protegen de los accidentes y muertes coronarias. Son el colesterol bueno. Hay que hacer cualquier cosa para elevar su concentración en sangre.

Nuevo dogma: estaba el colesterol malo, el de las LDL, que agobiaba a los macrófagos y las arterias, reduciendo los diámetros y aumentando la inflamación proliferante, y ahora aparecía un colesterol bueno, el de las HDL, que, por medio del transporte inverso, asegura el flujo tisular del colesterol y elimina las placas de ateroma, volviendo a llevar el colesterol al hígado, que lo expulsa por las vías biliares.

Concepto simple, por no decir simplista, que disfrutó muy pronto de una gran aceptación. En todas partes ha causado furor en casi todos los médicos, incluidos yo mismo, en el momento en el que era ajeno a estos asuntos. La prensa dominante y demás medios de comunicación lo han difundido explicándolo de una manera sencilla, para que fuera fácil de entender, y el público, siempre prendado del yin y del yang, de las ideas simples y selladas, se les adhirió muy pronto. Ya no se habla del colesterol de la pesona, sino de su «colesterol bueno o malo». Como el dios romano Jano, el colesterol tiene ahora dos caras. Dios y el diablo han regresado.

Durante este tiempo, la industria farmacéutica no ha dejado de ajustar su paso a esta novedad, ya que vela por ampliar aún más el mercado del colesterol, sabiendo que pronto le hará falta reemplazar las estatinas, cuyas patentes empiezan a entrar en fase terminal. Se vislumbraba una nueva bonanza. Detrás de las nubes, Dios siempre gobierna nuestros destinos, pero, antaño luciferino, el colesterol de las HDL es ahora su profeta.

## La fragilidad del mito

Nada se mantiene en esta visión maniquea. Los fallos y los accidentes graves se van a multiplicar. Hoy en día, el concepto de «colesterol bueno» es insostenible. Está en trance de desaparecer el tiempo en que el *establishment* médicofarmacéutico anunciaba como una verdad demostrada que cada elevación de 0,1 g/l de las HDL reducía en un 25% la mortalidad coronaria. Esto no es, desgraciadamente, más que una ilusión... un poco inventada.

¿De dónde venían, pues, estas certezas? Para saberlo, hemos rechazado los metaanálisis, siempre orientados y biselados, como el gran metaanálisis de 1989 del NHLBI de los NIH estadounidenses (*Circ.*, 1989, 79: 15), que se apoyaba en estudios muy antiguos (para los especialistas, los estudios NHLIB, 1975; LRCPMFS, 1977; CPPT y MRFIT, 1977 y 1982), que corresponden a condiciones de vida muy diferentes de las de hoy en día. No somos los estadounidenses de los años

**CONCENTRACIÓN SANGUÍNEA DEL COLESTEROL**
**(360.000 SUJETOS MASCULINOS, MRFIT, *LANCET*, 1986, 2: 933)1**

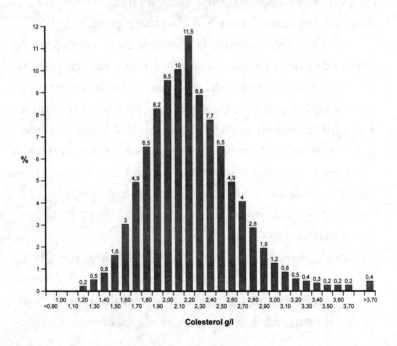

1945-1975. Sin embargo, este análisis ha sido el estudio fundador del concepto del colesterol bueno, puesto que concluía que cada aumento de 0,20 g/l de las HDL reducía en un 4% al año la mortalidad coronaria en los hombres y en un 5% la de las mujeres.

## Los datos epidemiológicos

He revisado uno a uno todos los grandes estudios epidemiológicos publicados desde la década de 1980, unos que comparan el valor de las HDL en sujetos normales y en los que desarrollan una coronaritis, y otros que siguen, durante un período que transcurre de uno a seis años, a miles de sujetos normales y miden la frecuencia de las coronaritis en función de los niveles de HDL, cuyos valores varían de 0,2 a 0,65 g/l. Y este es el resultado:

➤ 1975: primer estudio, NHLBI, el más antiguo; lo cito por ser el primero: los accidentes cardiacos no son frecuentes si las HDL son < 0,45 g/l.

➤ 1977: primer estudio, FRAMINGHAM, que funda el concepto de colesterol bueno: 2.800 sujetos monitorizados durante cuatro años, con el 6% de fallecimientos, pero el 10% de riesgo entre el 18% de los sujetos cuyas HDL son < 0,35 y solo con un 6% de riesgo por encima de este valor.

➤ 1980-1984: estudio de Oslo. ¡No sube el índice de mortalidad si los de HDL son bajos ni tampoco si son altos!

➤ 1986: estudio BHS o British Heart Study (*BMJ*, 1986, 292: 515); 7.400 sujetos de entre cuarenta y sesenta años, seguimiento durante cuatro años, con un 2,6% de mortalidad: no hay ninguna relación entre las HDL y la mortalidad (la conclusión concreta: «Un HDL bajo no es un gran factor de riesgo»).

➤ 1996: estudio alemán Münster PROCAM (*AS*, 1996, 124: supl. S. 11), llevado a cabo en 4.500 sujetos; el seguimiento tuvo lugar durante seis años: solo las HDL $<$ 0,35 g/l incrementan la mortalidad cardiaca, pero solo si el colesterol total es $>$ 2 g/l.

➤ 2007: estudio internacional TNMI (*NE*, 2007, 357: 1301), cuyos firmantes, todos, están estrechamente relacionados con las empresas productoras de estatinas (Pfizer, AZ, MSD). Concluye perfectamente en el sentido del dogma: la mortalidad cardiaca está inversamente correlacionada con las HDL. Pero si leemos el estudio y no solamente las conclusiones, el análisis de los datos muestra que este no es el caso: un 9,5% de accidentes para las HDL $<$ 0,38 g/l y de 0,38 a 0,45 g/l, pero igualmente el 9% de 0,48 a 0,55 g/l... Así pues, un ensayo muy difundido, muy escuchado, pero sin ningún fundamento, cuyas conclusiones son inversas a los resultados experimentales...

La conclusión es clara: los accidentes coronarios no son más frecuentes si las HDL son $<$ 0,35 g/l, es decir, solamente afecta del 8% al 10% de los sujetos excepto si, simultáneamente, el colesterol total es $>$ 2 g/l. No se deriva pues ningún beneficio de elevar las HDL por encima de 0,35 g/l.

A pesar de estos datos ineludibles, existen incontables editorialistas y cardiólogos que aún consideran que hay una relación inversa entre HDL y mortalidad cardiaca no solo establecida, sino que, escriben, es «muy fuerte».

El colesterol bueno es, pues, una leyenda, pero muchos de nuestros cardiólogos, demasiado crédulos, demasiado deseosos de creerlo o que no han leído atentamente todos estos estudios, lo aceptan. Ellos «creen».

## Los experimentos – La ApoA1 Milano y las ACAT

Ellos creen especialmente que estas bases epidemiológicas aparecieron por primera vez confirmadas por ensayos genéticos y biológicos *in vitro* e *in vivo*, en cultivos celulares o en animales.

Todo comenzó en 1980 con la historia de la ApoA1 Milano, que muy rápidamente «alcanzó proporciones míticas» (*JAMA*, 2003, 290: 2322).

Tres miembros de una familia de Limone Sul Garda, a la orilla este del lago Garda, cerca de Torri del Benaco, cuyas HDL ni siquiera llegaban a 0,15 g/l, no padecen, sin embargo, más enfermedades arteriales que la población general (*JCI*, 1980, 66: 892). Esto contradice el nuevo mito... pero en tres casos. Hay que ir más lejos.

Múltiples experimentos se publicaron en los años siguientes y parecen apoyar el dogma. Se refieren unas veces a la ApoA1, otras a los portadores ACAT, que permiten la salida del colesterol de las células hacia las HDL.

> ➤ La perfusión intravenosa de la HDL o de la ApoA1 en ratones, conejos, cerdos e incluso en seres humanos parece ralentizar la progresión o provocar la regresión de la aterosclerosis (*Circ.*, 2001, 104: 62;

*Arteioscl. Thromb. Vascul. Biol.,* 1995, 15: 1882 y 1996, 16: 1203; *AIM*, 2003, 35: 267).

➤ La sobreexpresión de ApoA1 por terapia génica por medio de vectores adenovirus recombinados que llevan el gen de la ApoA1 humano incrementa el transporte inverso y la regresión del ateroma (*Circ.,* 2003, 108: 661).

➤ La sobreexpresión del transportador ABC G1 en los macrófagos acrecienta el flujo de colesterol y su supresión por KO en el efecto contrario (*JCI*, 2007, 117: 2116).

➤ El KO de los transportadores ABC A1 y G1 en ratones reduce el transporte inverso del colesterol y aumenta las citocinas inflamatorias arteriales (*JCI*, 2007, 117: 3900).

➤ El mi-R33 (mini-ARN 33) inhibe la expresión de los ARN de los transportadores ABC G1. Los inhibidores del mi-R33 provocan por el contrario un aumento del transporte inverso y del regreso del colesterol al hígado.

➤ Se observa igualmente que los transportadores de ABC se sobreexpresan en las células madre hematopoyéticas, cuyo número se incrementa después de un infarto de miocardio, con producción de monocitos que penetran en las lesiones arteriales y aumentan la inflamación, favoreciendo las recidivas: el infarto de miocardio podría facilitar de nuevo el infarto de miocardio.

Los hechos clínicos

Los datos epidemiológicos interpretados a favor del dogma y de la experimentación en animales que parecían reforzarlo chocaron, de repente, con los primeros estudios clínicos en humanos:

> «Es hora de revisar la hipótesis del colesterol HDL» (D. J. Rader, 2012).
> «The not-so-simple HDL story» (*Editorial Nat. Med.,* 2012).
> S. Nissen (clínica de Cleveland, el templo de la cardiología mundial) informa (*JAMA,* 2003, 290: 2792) de un ensayo de perfusiones intravenosas de ApoA1 Milano en 45 sujetos comparados con 12 placebos, y tanto antes como cinco semanas después de las importantes lesiones arteriales que sufrieron a causa de una nueva técnica de ultrasonidos intracoronaria. Un fracaso. El volumen del ateroma coronario disminuye en 15 mm$^3$, es decir, un 1%, y el espesor de las paredes, en 40/780 $\mu$ (5%). Resultados exiguos, supuestamente significativos (y a menudo imposibles de creer, puesto que la variación media es muy superior a la diferencia media), pero, sobre todo, ¡los resultados del grupo de placebo son exactamente los mismos! La ApoA1 Milano no tuvo ningún efecto.

No obstante, esto no impide a los autores concluir: «La ApoA1 Milano produjo una remisión significativa de la arteriosclerosis coronaria». Incluso acostumbrado como estoy nosotros a estas desviaciones de las conclusiones en relación con el contenido de los artículos, hace falta aquí, llegados a este punto, ¡leerlo y releerlo para creerlo! Y, sin embargo, desde hace diez años el artículo se sigue citando para apoyar la hipótesis del transporte inverso del colesterol bueno y de las HDL, ¡exactamente como si hubiese sido un éxito!

Otros dos estudios más sencillos, pero igualmente negativos, utilizaron en seres humanos medicamentos que se supone que elevan el índice de HDL, y que de hecho lo elevan, pero sin que ello tenga ningún impacto en la frecuencia de los accidentes cardiacos:

> ➤ Ensayo AIM-HIGH (*NE*, 2001, 365: 2255), que utiliza la niacina.
> ➤ Ensayo OUTCOME (*AHJ*, 2009, 158: 896), que emplea el Dalcetrapib, inhibidor de la CETP, y que hay que interrumpir dado que los resultados son negativos.

## LA CAÍDA ESTREPITOSA DEL MITO. EL TORCETRAPIB Y EL ENSAYO ILLUMINATE

D. J. Rader, el principal especialista actual en el tema, escribe (*Nat. Med.*, 2012, 18: 1344): «La hipótesis de una protección contra el ateroma por las HDL basada en datos epidemiológicos dudosos y algunos datos animales se rechaza ahora sin ambigüedad» (*«no hay ningún efecto...»*), pero la testarudez de los defensores del dogma es tenaz. En el mismo número de *Nat. Med.*, J. W. Heinecke señala: «La discordancia entre los datos en humanos y animales debe conducir a nuevas medidas que mejoren las técnicas...». Los dogmas tienen más vidas que un gato.

Y es que las esperanzas eran inmensas. Cuando lanzó el Torcetrapib, Pfizer pensaba que había conseguido ganar la lotería. Al reducir la CETP, creía que había aumentado considerablemente el transporte inverso y el regreso del colesterol al hígado. «El desarrollo más importante de nuestra generación», escribía sin reírse su presidente, J. Kindler (2004). El Torcetrapib iba a reemplazar al Lipitor (Tahor en Francia). Se preparaba un premio gordo. Las HDL aumentaron de manera vertiginosa, un 71% (*NE*, 2004, 350: 1505), y el ensayo ILLUMINATE (15.000 pacientes reclutados en quince meses en doscientos sesenta centros), que tenía que iluminar a todo el universo, arrancaba para cuatro años y medio. Hubo que detener la catástrofe quinientos treinta días después, el 2 de diciembre de 2006. Aquello era un desastre. Las complicaciones cardiacas no se redujeron sino que, por el contrario, fueron dramáticamente más frecuentes: 93 muertes entre 15.000 pacientes, 1,6 veces más que en el grupo de control, por las mismas patologías que se querían evitar: infartos, accidentes cardiovasculares, hipertensión arterial grave (1.400 casos, el 9%), muerte súbita, etc., sin contar 1,7 veces más de cánceres. Las acciones de Pfizer perdieron el 12% en un día y Kindler tuvo que dimitir. El Torcetrapib no se comercializará nunca. Pero esto va a continuar, ya que Pfizer atribuye estas complicaciones no a sus efectos sobre la CETP ¡sino a otros efectos hipotéticos sobre la presión arterial! Así, la idea de reducir la CETP por medio de otras moléculas sigue en curso: «Nuestro estudio ni valida ni invalida [¡!] la hipótesis de que la inhibición de la CETP puede ser cardioprotectora y beneficiosa». De modo que ahora viene el Anacetrapib de MSD, aún en fase de prueba, y los primeros resultados del Dalcetrapib de Roche, todavía en fase II, desalentadores: ningún efecto cardiaco medible.

Pronto solamente los periódicos e Internet hablarán del colesterol bueno. «¿Podría el colesterol volverse malo?» (*N*, 2006, 444: 794).

**LOS DOS CIRCUITOS EN BUCLE DEL COLESTEROL
(HEPATODIGESTIVO Y HEPATOTISULAR)**

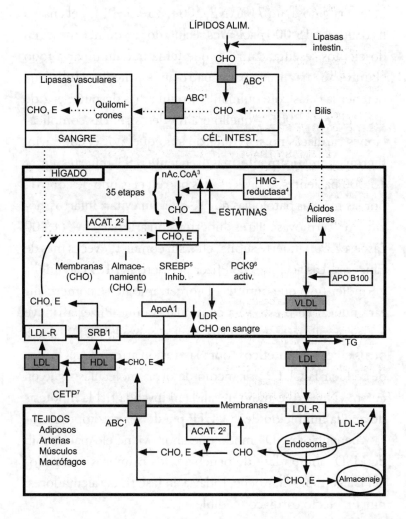

Arriba, circuito hepatodigestivo
Abajo, circuito hepatotisular

**ABREVIATURAS**
CHO: colesterol
CHO, E: éster de colesterol (CHO + ácido graso ligado a la función de alcohol)
ApoA1 y B100: apolipoproteínas A1 y B100
VDHL: *very low density lipoproteins* (lipoproteínas de muy baja densidad)

LDL: *low density lipoproteins* (lipoproteínas de baja densidad)
HDL: *high density lipoproteins* (lipoproteínas de alta densidad)

**ENZIMAS Y TRANSPORTADORES DE COLESTEROL**
1. ATP casetes de unión (A1 y G1), transportadores membranosos del colesterol.
2. ATP casetes de unión (A y G1), transportadores membranosos del colesterol.
3. Acetil-coenzima A (cuatro zonas de la coenzima A: mercapto-etilamina-panto-tenato difosfato-adenosín fosfato).
4. Hidroxi-metil-glutaril-reductasa, enzima clave de la síntesis del colesterol, hiperactivada por la insulina, inhibida en *feedback* por el propio colesterol, por el glucagón y las estatinas.
5. *Sterol regulatory element binding protein* (proteína de unión a elemento regulador de esteroles; factor de transcripción que activa el gen receptor de las LDL/LDL-R).
6. PCSK9, proteasa que destruye las LDL-R.
7. *Cholesteryl ester transfer protein* (proteína de transferencia de ésteres de colesterol): facilita el transporte de los ésteres del CHO, E de la ApoA1 de las HDL a la ApoB100 de las LDL (inhibido por el Torcetrapib).

**Nota:** además, las lipasas intestinales y pancreáticas –activas en el intestino–, vasculares –activas en la sangre– y los adipocitos –en los tejidos grasos– liberan los ácidos grasos de los triglicéridos.

# 2

## LAS ESTATINAS

¡Qué nombre tan bonito! Evoca estabilidad, sosiego, tranquilidad; algo calmante, reconfortante. Ausencia de riesgos.

Su descubrimiento es una bella historia. Proviene de la bacteriología más fundamental. Akira Endo (medalla Lasker, pre-Nobel 2008), bioquímico y bacteriólogo formado en Sendai, después en Tokio, doctor en filosofía en 1966, entró en Sankyo, después fue miembro del Albert Einstein College de Nueva York, de 1966 a 1968, y trabajó en los «antibióticos» que fabrican los hongos para destruir las bacterias (allá donde haya hongos, no habrá bacterias). Para formar sus paredes, las bacterias fabrican mevalonato, precursor de múltiples moléculas isoprénicas, pero que en los seres humanos es también el precursor del colesterol.

En Nueva York, Endo quedó sorprendido por la obesidad estadounidense, la cual creía, erróneamente, que estaba asociada con el colesterol. Pensó que un inhibidor fúngico de la síntesis del mevalonato por parte de las bacterias debería bloquear también la del colesterol. De vuelta a Sankyo, analizó, durante dos años, seis mil cepas de hongos y de bacterias, identificó algunos derivados que inhiben la síntesis de los isoprenos y de los esteroles, y finalmente aisló la compactina, derivada del hongo de una muestra de arroz de un vendedor ambulante de Kioto, contaminada por la *Penicillium citrinum*.

La compactina es una molécula multicíclica con una cadena lateral muy cercana al mevalonato, un ácido de seis carbonos que detiene por competencia la síntesis por la HMG-reductasa del mevalonato y de todos sus derivados, entre ellos el colesterol (ver el capítulo 1). El 95% de las estatinas son capturadas selectivamente por el hígado; solamente el 5% lo son por los otros tejidos (*Nat. Med.,* 2000, 6: 21). La entrada de las estatinas en el hígado está regulada por su transportador sanguíneo, un péptido transportador de ácidos orgánicos codificado por el gen SLCO-1B1, cuyas mutaciones favorecen las miopatías relacionadas con las estatinas (*NE*, 2004, 359: 789). Sin embargo, en los animales esto fue más que nada un fracaso. No funcionó con las ratas. Endo se empeñó, y tuvo éxito con las gallinas, los monos y los perros. Ganó la partida. En 1977, cinco hipercolesterolemias familiares vieron cómo se desplomaban sus tasas de colesterol a causa de la compactina. Pero la compactina también provocó linfomas en perros, lo que condujo a Sankyo a detener sus investigaciones.

Sin embargo, en 1978, e independientemente de lo anterior, Merck descubrió la lovastatina, extraída de la *Aspergillus terreus* y que es casi idéntica a la compactina. La Agencia Estadounidense de la Alimentación y los Medicamentos

(FDA) le dio luz verde en 1987, después de varios ensayos clínicos llevados a cabo en los Estados Unidos en cuanto a la hipercolesterolemia familiar. ¿Perdió Sankyo la partida? No. Sankyo derivó la pravastatina de la compactina; la lanzó en 1989 y después fue retomada por BMS (*Nat. Med.*, 2008, 14: 1050).

MSD, a su vez, reemplazó su lovastatina por la simvastatina, muy similar. Los cuatro compuestos, la compactina, la lovastatina, la simvastatina (el Zocor de MSD) y la pravastatina (el Elisor de BMS) son casi idénticos y los dos últimos compartieron el mercado desde 1988, pero con prescripciones aún limitadas. La eclosión tuvo lugar en 1994, a partir del gran ensayo sueco sobre la simvastatina, conocido como 4S, de MSD. Muchos laboratorios acudieron como una jauría, cada uno con su estatina bajo el brazo, para conquistar una parte de este enorme mercado: Bayer en 1990 con la cerivastatina (Baycol o Staltor), Novartis en 1995 con la fluvastatina (Lescol), Pfizer en 1997 con la atorvastatina (Tahor, o Lipitor en los Estados Unidos), que superó al Zocor gracias a un lanzamiento sin precedentes, pero con un archivo más inferior, y terminó por ganar él solo la mitad del mercado mundial de las estatinas. Por último, el más reciente: Astra-Zeneca llegó en 2003 con la rosuvastatina (Crestor), con una estrategia comercial tan acaparadora y un archivo tan ligero que recibió condena, primero por publicidad engañosa por el Tribunal de Versalles, después por su archivo científico insuficiente por *Lancet*, y poco después la Agencia Francesa de Seguridad Sanitaria de los Productos de Salud lanzó una advertencia en su contra, a causa de la frecuencia de las rabdomiólisis y las contraindicaciones de las dosis elevadas (¡al tiempo que afirmaba que los accidentes se habían observado en todas las dosis!). Llevamos la suma de ocho estatinas en nueve años, a las que hay que añadir tres asociaciones en el mercado francés (el Caduet de Pfizer con un inhibidor cálcico [?], el Pravadual de BMS con... la aspirina, e Inegy de MSD con la ezetimiba), sin contar ya con muchos genéricos de los primeros que llegaron. Y el gran laboratorio Bouchara-Recordati consiguió la AMM por novena vez. ¡En 2012! ¡Cuando todos los otros son genéricos! ¡El coche escoba! Los originales se venden al precio de entre 0,8 y 1,1 euros/día, los genéricos a 0,5 euros/día, el 50% menos (en los Estados Unidos, el genérico cuesta 4 dólares al mes frente a... 104 dólares el original. Es la razón por la que Pfizer perdió 15.000 millones de dólares en 2011 con el fin de la patente de la atorvastatina).

En cuanto a los laboratorios franceses, no inventaron ninguna, superados por las prisas como de costumbre; ni siquiera desarrollaron un «yo también», y se limitaron a vender bajo licencia el Sanofi, de Zocor, rebautizado como Ladolès en 1989, y el Elisor, rebautizado como Vasten, y Pierre Fabre en 1995, el Fractal, la fluvastatina de Novartis.

Los últimos, la atorvastatina, la fluvastatina y la rosuvastatina, son síntesis de triciclos o tetraciclos, mucho más pesados que los primeros, pero siempre con la cadena lateral de ácido de seis carbonos, análoga del mevalonato (nota que un hongo rojo de arroz, productor de muchas estatinas, se vende en China y en el Tercer Mundo con el nombre de «arroz rojo»).

La historia de las estatinas ha estado marcada dramáticamente por la cerivastatina de Bayer, la cual tuvo que retirar en 2001 a causa del número de rabdomiólisis (ruptura y hemorragias musculares, mioglobinuria e insuficiencia renal) sesenta veces más elevado que con las otras, sin duda un riesgo muy raro, pero del que Bayer era consciente y que solo reconoció con cuatro años de retraso y después de centenares de accidentes mortales (ver el capítulo 11).

La historia de las estatinas ilustra bien la competencia entre empresas y la «paradoja de Carl Furberg», el gran farmacólogo estadounidense. M. Angell lo explica del siguiente modo:

> Si un miembro de una clase de medicamentos está activo, todos lo están, y es inútil que las moléculas que llegan secundariamente al mercado hagan el esfuerzo de presentar a las autoridades archivos bien estudiados (de ahí la debilidad del archivo de Tahor, que apareció después del Zocor). Pero, al contrario, si un miembro de la misma clase es la causa de accidentes serios, como la cerivastatina de Bayer, todos los demás son de repente muy diferentes, y ¡esta diferencia se convierte en un argumento de marketing!

Según los datos de Celtipharm (2012), cinco estatinas, y sobre todo las dos primeras, dominan el mercado francés:

> ➤ En volumen en 2012:
>   - Atorvastatina (Tahor, Pfizer): 31%.
>   - Rosuvastatina (Crestor, A-Z): 27%.
>   - Pravastatina (Elisor, BMS): 18%.
>   - Simvastatina (Zocor, MSD): 17%.
>   - Fluvastatina (Lescol, Novartis): 3%.

> En valor en 2012:
>   - Atorvastatina: 27%... pero el 43% en 2011.
>   - Rosuvastatina: 36%... aunque el 27% en 2011.
>   - Pravastatina: 13%... y el 13% en 2011.
>   - Simvastatina: 12%... como en 2011.
>   - Fluvastatina: 2%... y el 3% en 2011.

En 2012, todas se convirtieron en genéricos, excepto la rosuvastatina, que lo hizo a mediados de 2013. ¿Y qué fue lo que se observó? Que la rosuvastatina, la única que aún no era un genérico, y que era la más cara, saltó del 27 al 36% desde el momento en que la líder, la atorvastatina, se convirtió en genérico, lo cual ¡la hundió de un 43 a un 27%! Así pues, ¡los médicos prescriben con preferencia la molécula más cara! Siempre, en todos los ámbitos, sin razón, porque son las más recientes y las más caras. Actúan como niños irresponsables. Hacen lo mismo con los anti-HTA, coxibs, antidiabéticos, píldoras de tercera y cuarta generación, etc. ¡Es exasperante! ¡Y lo hacen tan seguros de sí mismos! Es como si el precio de los medicamentos que prescriben aumentase su notoriedad. Golpe al tambor: «A las personas que pagan ocho francos por una consulta no les gusta demasiado que se les indique un remedio que cueste menos de cuatro, y el más tonto no necesita al médico para tomarse una manzanilla».

En cuanto a los genéricos, el mercado total ha pasado de 1.260 a 1.120 millones de euros, a pesar de un número mayor de pacientes, ¡que han ascendido de los 3,9 millones a los 4,5 millones entre 2008 y 2012!

El efecto de las estatinas es espectacular y es el mismo para todas. Biológicamente, constituye un gran descubrimiento (ver el capítulo 1) y, al contrario de lo que asegura cada empresa, sin ningún argumento científico que lo sostenga, la eficacia es exactamente la misma en el caso de las unas y las otras, cuyas cadenas laterales bloquean idénticamente la HMG-reductasa. La inhibición de esta molécula hunde el colesterol y las LDL del 20 al 60% según las dosis. Al reducir las LDL, también reducen los niveles de triglicéridos y de ácidos grasos (recordemos que las LDL contienen poco colesterol puro, pero sobre todo los tres «subtransportadores» de ácidos grasos (AG): colesterol en forma de colesterol esterificado, glicerol para los triglicéridos y esfingosina para los AG de los fosfolípidos).

El mecanismo de acción de las estatinas es sencillo: inhiben la HMG-reductasa y disminuyen el colesterol intracelular hepático. Esta reducción libera la SER-BP del citoplasma celular (la proteína de unión al elemento de respuesta a esteroles), que pasa al núcleo celular y se une a un punto específico del ADN, donde activa el gen de los receptores de las LDL, de ahí su aumento en la superficie de las células, seguido de la captación de las LDL circulantes, de la crecida del colesterol intracelular y de la bajada en sangre de las LDL y de los triglicéridos, los fosfolípidos y los ésteres del colesterol que transportan (Goodman y Gilman).

Pero lo que nos interesa y tratamos en este libro es el efecto de las estatinas en el ateroma.

# 3

## EL ATEROMA ARTERIAL:
## SUS CAUSAS Y SUS ALIADOS

### El efecto de los regímenes alimenticios

De entrada, mis conclusiones como hilo conductor:

1. El ateroma es la principal causa indirecta de los infartos de miocardio y de los accidentes cerebrovasculares, pero la hipertensión arterial, la diabetes y el tabaquismo activo desempeñan una función importante. La causa directa es la trombosis en las placas agrietadas.
2. El ateroma es ante todo una enfermedad inflamatoria, vinculada a los aumentos repentinos de la presión arterial, a la hiperoxigenación de las paredes y a los factores genéticos.
3. No existe ninguna relación experimentalmente demostrada de causalidad directa entre colesterol y ateroma.
4. Los depósitos de ácidos grasos y de colesterol que se hallan en el centro de las placas de ateroma fibroinflamatorias incrementan su volumen, pero no son, casi con seguridad, la primera causa.

5. Sin embargo, los ácidos grasos, pero no el colesterol, podrían (tal vez) oxidarse y mantener la inflamación de las placas, pero no hay ninguna prueba de ello.

6. Las lesiones se forman a los cincuenta años. Los regímenes y las estatinas no pueden hacer casi nada al respecto.

7. La ausencia de ateroma en los esquimales y los pescadores japoneses y cretenses, que se alimentan desde la infancia con ácidos grasos poliinsaturados, muestra que las grasas que desempeñan una función en la formación de las placas no son el colesterol, sino los ácidos grasos saturados de las grasas animales.

8. Es en la infancia y antes de los cincuenta años cuando hay que aplicar regímenes calóricamente razonables, sin excesos de grasas animales, mantequilla y ácidos grasos saturados, sino a base de pescados y aceites y margarinas vegetales, ricos en ácidos grasos poliinsaturados.

9. En cuanto a los regímenes o los tratamientos, después de los cincuenta años, la suerte está echada. Se pueden utilizar las estatinas, aunque no haya pruebas de sus ventajas, en beneficio de la duda y en el interés de los enfermos, si el colesterol es $\geq$ 3 g/l.

Según Alain Rey, la palabra «ateroma» (papilla de harina), se empleó en medicina para los quistes sebáceos (lupus) en el siglo XVII; después, a principios del XX, para las lesiones arteriales descubiertas en la autopsia, en forma de placas irregulares de unos pocos milímetros, después de unos pocos centímetros, dispuestas en la cara interna de las paredes de las aortas torácicas, más que de las abdominales, y de las arterias coronarias, carótidas, mesentéricas, renales, femorales y tibiales. Estas placas, a veces en parte calcificadas, endurecen las paredes arteriales, normalmente flexibles y elásticas, y se parecen ciertamente a una especie de papilla más o menos endurecida. Son resistentes en su periferia y más blandas en el centro, de color gris claro, violáceo y amarillento, lo que a primera vista sugiere la acumulación de grasas, y al corte muestran una cáscara fibrosa, dura, que rodea un núcleo central lleno de restos celulares necróticos, en mayor o menor medida hemorrágicos y grasos.

Estas placas no se extienden por todo el sistema arterial, sino que permanecen focalizadas. No se forman al azar, sino allá donde las oscilaciones de la presión arterial y los movimientos de la sangre son más intensos. Su lugar está, pues, hemodinámicamente determinado; se hallan por ejemplo en las bifurcaciones arteriales y en las curvaturas de los vasos sanguíneos, lugares donde la presión desempeña una función claramente determinante. Nunca hay placas de ateroma en las venas, donde las presiones son veinte veces más bajas.

Estas placas hacen perder la elasticidad a las arterias y las tensan (se dice que las endurecen como «las tuberías»), estrechan su calibre (estenosis) y reducen el flujo sanguíneo a los tejidos (isquemia).

En diversos grados, a veces en cantidades mínimas y en ocasiones monstruosas, están presentes en todos los sujetos. Aparecen muy pronto, a los diez años de edad en la aorta, y en las arterias coronarias entre los veinte y los treinta años, y, poco después, en las arterias cerebrales. El ateroma es una enfermedad precoz, que mata tardíamente después de cincuenta años de evolución. Tratarla tarde es un sinsentido.

Esto es exactamente lo que aseguran, con fuerza, J. Goldstein y M. Brown:

> El tratamiento preventivo de las complicaciones del atero-
> ma, siempre tardías, debe iniciarse, en los sujetos de riesgo,
> con antecedentes arteriales familiares, hipertensión, gran-
> des hipercolesterolemias, desde los treinta años. A los cin-
> cuenta, sesenta y setenta años, las lesiones están formadas,
> y las esperanzas de éxito terapéutico son mínimas (*Science*,
> 2006, 311: 1721).

El objetivo de los tratamientos eventuales son los sujetos de riesgo de entre treinta y cincuenta años, no el grueso de la población de entre sesenta y setenta y cinco años. Está claro.

## LA CAUSA DEL ATEROMA: SOBRECARGA DE GRASA Y DE COLESTEROL O ENFERMEDAD INFLAMATORIA... O LAS DOS

El ateroma solo afecta a las arterias bastante grandes, las que tienen más de 2 mm de diámetro. Sus paredes son triples: la exterior, una fina capa externa ricamente inervada por los nervios constrictores; en el centro, una pesada capa muscular y fibroconjuntiva, distensible y elástica, y, en el in-terior, una fina capa monocelular, el endotelio.

El diámetro interno es de 1 cm para las carótidas, de 2,5 a 3 mm para las coronarias y de 3 cm para la aorta, donde la sangre circula de 0,5 a 1 m/seg.

Las arterias constituyen un tejido muy particular por tres razones: en primer lugar son, junto con las células bron-quiales y pulmonares, las únicas que están sometidas a fuer-tes presiones de oxígeno (100 mm Hg en lugar de 10 a 20

## LOS TRES CANALES DE LAS ENFERMEDADES ARTERIALES
### (causas y mecanismo)

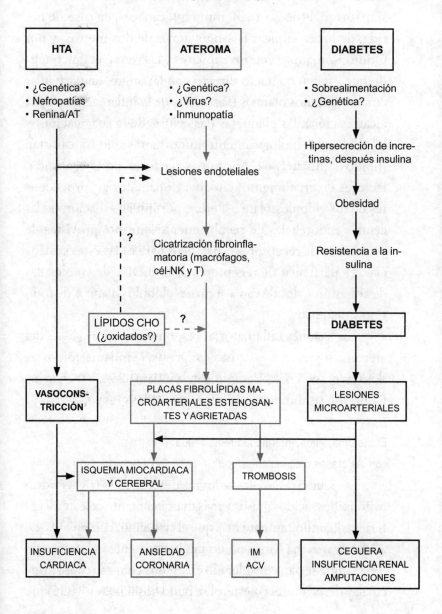

en el caso de los demás tejidos); en segundo lugar, son las únicas sometidas a fuertes oscilaciones de la presión (o tensión) arterial (de 70 a 130 mm Hg), capaces, en caso de herida, de hacer salpicar la sangre a más de dos metros, y por último, son, junto con los capilares y las venas, el único tejido que está en contacto directo con la sangre, en particular con los glóbulos blancos (las células de la inflamación y de la cicatrización), las plaquetas (las células de la coagulación) y las moléculas biológicamente importantes que transportan (lípidos, anticuerpos, hormonas, factores de coagulación, factores de crecimiento, citocinas inflamatorias, procedentes de los glóbulos blancos, etc.), por intermediación de las células endoteliales de recubrimiento interno, provistas de centenares de receptores específicos para todas estas sustancias, en particular de receptores de las LDL y de «moléculas de adhesión», donde van a «unirse» glóbulos blancos de todo tipo y plaquetas.

Las lesiones inflamatorias responsables de las grasas del ateroma sugieren tres causas: las grasas, la inflamación, o las dos (las grasas crean o amplifican la inflamación, o bien la inflamación se alimenta y se impregna de las grasas).

### El ateroma, ¿una enfermedad relacionada con las grasas o con el colesterol?

La riqueza de las placas de grasas, sobre todo triglicéridos, fosfolípidos, ácidos grasos y más marginalmente colesterol esterificado, infinitamente más que el cristalino, con un 50% de ácidos grasos, ha sorprendido tan fuertemente que las grasas de la sangre se han considerado enseguida como su causa principal, y desde que el colesterol se pudo dosificar (en 1936) fue designado como el culpable número uno. Un dogma intocable había nacido y, a partir de 1950, los regímenes hipolipídicos fueron promovidos activamente para combatirlo.

Desde 1960 hasta 1980, ningún médico, yo incluido, dudaba de la responsabilidad del colesterol en esta grave enfermedad generadora de infartos de miocardio, de accidentes cerebrovasculares, de gangrena en las extremidades inferiores, de infartos mesentéricos y de millones de muertes cada año en el mundo, aunque los factores étnicos y genéticos mal especificados también se podían aceptar, ya que la enfermedad era de frecuencia variable según el país y según los individuos de un mismo país, donde muchas personas viven ochenta años o más sin ninguna placa de ateroma arterial.

Sin embargo, es casi imposible provocar de manera experimental lesiones muy específicas de ateroma en animales de laboratorio: conejos (herbívoros cuyo organismo no está adaptado a las grasas ni al colesterol), ratas (omnívoros, pero sin el sistema de transporte de las LDL-HDL), ratones y primates, incluso con regímenes hiperlipídicos masivos, incluso caricaturales, y diversas manipulaciones genéticas, que solo permitían obtener una mejor sobrecarga de grasa tisular difusa, generalizada, que afectaba al conjunto del sistema arterial, el tejido adiposo y todos los órganos, con una esteatosis masiva del hígado, pero nada que se parezca a las placas arteriales selectivamente focalizadas por el régimen hemodinámico. Esto era evidente antes de 1914, desde los primeros ensayos del investigador ruso Nicolaï Anitschkow, citados por M. de Lorgeril.

A pesar de estos fracasos repetidos (¡leedlos!), los cardiólogos, convencidos de antemano, se convencieron aún más de la responsabilidad principal y directa de las grasas y del colesterol en la aparición de estas lesiones. A pesar de los fracasos experimentales, presentados como éxitos y pruebas, el colesterol era el primer responsable del ateroma y, por lo tanto, de los infartos de miocardio y de los accidentes cerebrovasculares. Ya se había establecido el dogma del colesterol como enemigo número uno. Casi todos los médicos se adhirieron a dicho dogma como borregos, y esto aún dura. Cincuenta años después.

Así pues, se tenía que intentar todo para reducir el colesterol y, hoy en día, no prescribir estatinas a los mayores de cincuenta años con riesgo de accidentes cardiovasculares aún se considera casi como un error profesional (B. Swynghedauw, 2012).

Sin embargo, clínicamente, ningún régimen que reduzca los niveles de colesterol ha disminuido nunca el número de accidentes cardiovasculares ni lo ha hecho significativamente con el volumen de placas de ateroma; tampoco experimentalmente, en conejos o monos, en los que las lesiones han disminuido poco (*AJC*, 1990, 65: 33F).

Clínicamente, se verá al final de este capítulo cómo los regímenes alimenticios destinados a reducir la velocidad o los depósitos de grasa, a la restricción lipídica, restricción de ácidos grasos saturados de grasas animales y restricción del colesterol, solo han dado resultados negativos, debido a que se han aplicado demasiado tarde, después de los cincuenta o los sesenta años, cuando el daño ya estaba hecho.

El ateroma, una enfermedad inflamatoria de causa misteriosa

En las décadas de 1980 y 1990, en una revolución paradigmática que dio un giro de ciento ochenta grados al paradigma dominante, el colesterol y las otras grasas dejaron de ser la causa directa del ateroma para pasar a convertirse en un marcador, un tatuaje, un fenómeno secundario, susceptible solamente, y sin certeza, de agravar las lesiones.

Desde entonces, el ateroma se considera como algo que no es una simple patología de sobrecarga grasa. Se trata de una enfermedad inmunoinflamatoria cuya causa principal se desconoce. Sin demostrarlo en realidad, esto es lo que parecen sugerir cientos de publicaciones de experimentos con animales, desde hace veinticinco años (consulta, por ejemplo, Russell Ross, *NE*, 1999, 340: 115; A. J. Lusis, *N*, 2000, 407: 233; G. K. Hansson, *NE*, 2005, 352: 1685, y *Nat. Rev. Imm.* 2006). Sin embargo, muchas cuestiones siguen siendo controvertidas, y es ahora imposible dar una descripción sencilla y exacta de la manera en la que se constituyen las placas de ateroma a lo largo de diez, veinte o cincuenta años, hasta que un día se agrietan, se rompen y conducen a la trombosis coronaria o cerebral, a los infartos de miocardio y a los accidentes cerebrovasculares.

Tan solo podemos esbozar el esquema, salpicado de «acasos» y de condicionales. La enfermedad sería, primero, endotelial, tal vez inicialmente limitada a un desorden funcional de causa desconocida, donde los defensores de los dogmas ateroma = enfermedad lipídica ven las LDL unirse a los receptores de las LDL (LDL-R) de las células endoteliales, introducirse, atravesar el endotelio, formar depósitos subendoteliales y ejercer efectos tóxicos, relacionados con los cristales del colesterol no esterificado o con las LDL, que estarían localmente oxidadas (¿por qué? ¿Es el oxígeno arterial o son las células inflamatorias los que liberan los hiperoxidantes?), y, una vez oxidadas, se convertirían en amplificadoras de la inflamación que las ha oxidado. Nada de esto está claro.

Este desorden funcional, si existe, estaría seguido muy rápidamente por microlesiones, con ruptura del endotelio y muestra al desnudo de la matriz conjuntiva de la media arterial, lesiones a las que se adhieren inmediatamente para cicatrizarlas, como después de cualquier arañazo en la piel, las plaquetas y los monocitos sanguíneos, rápidamente transformados de manera local en macrófagos (un macrófago es un pequeño monocito de sangre que ha aumentado de volumen, que se ha atiborrado de combustible, de grasas, y que devora todo lo que puede a base de diversos tóxicos e hiperoxidantes que produce, ya que son los hiperoxidantes los que provocan las llamas de la inflamación. No hay fuego sin oxígeno).

A continuación, las plaquetas liberan factores de coagulación y los macrófagos citocinas inflamatorias –TNF, IL-1, IL-6, MCSF y quimosinas–, atrayendo nuevos monocitos, que se convierten a su vez en nuevos macrófagos y liberan en espiral nuevas citocinas y enzimas proteolíticas, que atacan la matriz colágena de la media arterial y «remodelan», reestructuran, reconstruyen profundamente la pared de la arteria. Esta secuencia es la de todos los procesos de cicatrización tisular y de todos los procesos inflamatorios crónicos, sea donde sea que estén, donde se observa de manera idéntica que los macrófagos cargados de gotitas lipídicas terminan formando células espumosas, similares a las que se acumulan allí donde los macrófagos participan en el proceso de inflamación crónica o de cicatrización. No hay nada específico en las paredes arteriales (consulta las lesiones tuberculosas). Finalmente, las placas solo son cicatrices, construidas como tales.

En sus inicios, estas lesiones aparecen a simple vista como meros arañazos, finas estrías amarillentas. Permanecen pequeñas durante mucho tiempo y pueden experimentar una remisión completa, pero, a fuerza de repetirse en los mismos puntos, terminan por confluir y espesarse; el colágeno cicatrizal se acumula y las células musculares de la pared media proliferan. Las placas están en marcha. Una cáscara, una «capa» fibrosa periférica densa se constituye alrededor de un centro más blando, hecho con desperdicios celulares necróticos y hemorrágicos, donde se acumulan las grasas. Ha nacido la placa.

## El ateroma, una enfermedad mixta lipidoinflamatoria

Hoy en día siguen sin respuesta varias preguntas. ¿Por qué se producen estas lesiones iniciales y qué función desempeñan exactamente los cristales de colesterol, el colesterol esterificado, las LDL o las LDL eventualmente oxidadas por las células inflamatorias?

En cuanto al primer punto, se evoca a factores genéticos totalmente hipotéticos o a agresiones virales o bacterianas (*Chlamydia*) de la pared arterial, que nunca se han confirmado y siguen siendo hipótesis repetidas una y otra vez, pero que no se basan en nada sólido desde hace veinte años, el tiempo que llevan en circulación.

Con respecto al segundo punto, no se sabe si las grasas desempeñan una función iniciadora, determinante, desde los primeros ataques endoteliales (*NE*, 2005, 352, 1685) o si solo son el tatuaje de una lesión, depósitos secundarios, y, si estas grasas están realmente implicadas, ¿cuáles son entre ellas las que serían tóxicas? ¿Los cristales de colesterol no esterificado (*JCI*, 1984, 73, 1590) o bien el colesterol esterificado y los fosfolípifos, las LDL oxidadas o peroxidadas por los radicales libres emitidos por las células inflamatorias? Por otra parte, se desconoce qué componente de las LDL sería tóxico; no es necesariamente el colesterol que transportan, sino más bien los ácidos grasos o los fosfolípidos (J. Goldstein y M. Brown, *S*, 2006, 311: 1721). Sin embargo, la responsabilidad de las grasas es sugerida por la ausencia de ateroma en sujetos cuyas LDL son bajas durante toda la vida, a causa de una mutación inactivadora del gen PCSK-9 (ver el capítulo 7).

En cualquier caso, se ha creado un círculo vicioso: inflamación → depósitos de grasa intra y subendotelial → peroxidación de los depósitos grasos → estimulación de la inflamación por las grasas peroxidadas → agregación de LDL a los glicanos membranosos que forman factores de reacción inflamatoria inmunocomplejos. Se trata de un círculo vicioso, pero no se sabe cuál es su causa principal, el elemento detonador (ten en cuenta que, experimentalmente en animales, el desarrollo de las lesiones se ha ralentizado por la acción de los antioxidantes, la vitamina E o la niacina, pero en terapia estos recursos han fracasado totalmente).

Finalmente, después de entre diez y treinta años de evolución o más, las placas se calcifican, se agrietan, sangran y se rompen, y migran aguas abajo, con el flujo de sangre, en forma de coágulo, y sobre todo provocan trombos locales en las arterias, causando infartos de miocardio y accidentes cerebrovasculares (entre las citocinas, la IL-6, muy de moda, asunto de los macrófagos y de los adipocitos, podrían, nueva tontería, desempeñar una función detonadora y amplificadora importante [*L*, 2012, 375: 1214]).

## La proteína C reactiva: una ilusión mercantil

Voy a escribir unas palabras acerca de la proteína C reactiva (PCR), la proteína reactiva con el sistema del complemento, una cascada de reacciones en cadena destructoras de células diana, objetivo de ciertos anticuerpos y que intervienen en las reacciones inmunológicas. La PCR ha aparecido de repente en el campo del ateroma como un marcador de evaluación supuestamente imprescindible; se ha añadido a todos los archivos biológicos que implican al colesterol, y se estima necesaria para predecir el riesgo de infartos y seguir los correspondientes tratamientos con las estatinas. Se ha llegado a los límites comerciables tolerables.

Esto no ha ocurrido por casualidad, sino desde el momento en que el ingenioso y hábil comerciante P. M. Ridker desarrolló una técnica de dosificación precisa y la logró imponer a todos los patrocinadores de ensayos clínicos de estatinas, lo que la propulsó hasta la primera línea de ventas de biorreactivos del mundo. ¡Enhorabuena!

Sin embargo, ninguna molécula está tan completamente desprovista de especificidad como la PCR, que como he indicado, ahora figura en casi todos los archivos biológicos estándar impuestos a grandes costes a los pacientes para todo y para cualquier cosa, a pesar de que no aporta ninguna información útil, dado que aumenta en todas las patologías infecciosas, tumorales, inflamatorias y autoinmunes, con una capacidad para informar casi nula.

Segregada por el hígado, estimulado él mismo por los adipocitos y los macrófagos, es una especie de receptor que circula cerca de los receptores tipo Toll de la inmunidad innata. Reconoce, sin discriminación, la banal fosfocolina de las membranas de las células necróticas y de las paredes bacterianas y se une al mismo tiempo al complemento, de modo que a veces puede activar la cascada de reacciones. Se eleva inmediatamente en caso de patologías infecciosas, inflamatorias, tumorales o autoinmunes, hasta alcanzar en cuarenta y ocho horas concentraciones cincuenta mil veces más elevadas que en un estado de normalidad. Pero no es lo suficientemente específica para que podamos aprender algo acerca de los múltiples procesos en los que está implicada. Lanzada por Ridker, quien mantiene numerosos vínculos de interés con las empresas que comercializan las estatinas (consulta la lista anexa de los conflictos de intereses, por ejemplo en el estudio JÚPITER), se la utilizó como marcador de la inflamación en cinco ensayos, que se verán en el último capítulo, y no ha aportado, rigurosamente, ninguna información útil (REVERSAL, 2005; SPARCL, 2006; CORONA, 2007; ENHANCE, 2008, y JÚPITER, 2008). Un ensayo realizado con 3.300 sujetos a quienes se hizo seguimiento durante dos años fracasó a la hora de demostrar que los resultados de las estatinas eran significativamente mayores y que la PCR había disminuido (Ridker, ensayo PROVE-IT, *NE*, 2005, 352: 7). La PCR no está hoy menos integrada en el seguimiento de todos los ensayos relacionados con las estatinas y está aconsejada para el seguimiento de todos los pacientes con estatinas en el mundo, lo que le ha abierto un mercado que ha aumentado aún más el coste de los tratamientos. ¡Enhorabuena otra vez a Ridker, que ha vendido bien su ensalada y ha hecho una fortuna!

## Los aliados del ateroma: hipertensión arterial, diabetes y tabaco

El ateroma, por las trombosis que provoca, es la causa principal de los infartos de miocardio y de los accidentes cerebrovasculares. No hay infartos de miocardio ni accidentes cerebrovasculares sin ateroma. Pero el detonante de estos accidentes se ve favorecido en todo momento por tres factores importantes: la hipertensión arterial, la diabetes y el tabaquismo (consulta la figura de la página 97).

En primer lugar tenemos la hipertensión arterial, que en Francia afecta al menos a doce millones de personas y cuya gravedad es muy variable, según si se encuentra en la fase 1, 2 o 3, con presiones arteriales sistólicas (PAS) $> 14 > 16$ y $> 18$ (ver el capítulo 4). Se presenta en tres niveles:

➤ Favoreciendo las lesiones iniciales del endotelio arterial.
➤ Manteniendo un régimen de vasoconstricción arterial permanente.
➤ Provocando una sobrecarga a largo plazo, y después una insuficiencia del ventrículo derecho.

En segundo lugar, la diabetes, que aparece casi invariablemente después de diez o quince años de sobrealimentación, sobrepeso y obesidad. Opera a través de mecanismos poco conocidos, creando lesiones en las arterias medianas y pequeñas, ceguera, arteritis de los miembros inferiores que pueden conducir a la amputación (10.000/año) e insuficiencias renales, que están en el primer puesto de las causas de diálisis. Estas lesiones se añaden a las del ateroma y desempeñan una función importante en la aparición de los infartos de miocardio y los accidentes cerebrovasculares.

La prevención de estos accidentes se basa mucho más en los tratamientos hipotensores y antidiabéticos y en la lucha contra el tabaquismo, que han demostrado ser infinitamente más eficaces que las estatinas, que no tienen, como se verá más adelante, ninguna eficacia en el ateroma.

### EL EFECTO DE LOS REGÍMENES ALIMENTICIOS EN EL COLESTEROL Y EL ATEROMA

Para reducir el colesterol y las complicaciones cardio-vasculares del ateroma se han imaginado múltiples regímenes alimenticios: reducir las grasas (especialmente las grasas animales ricas en ácidos grasos saturados), rechazar la nata y los otros derivados de la leche y reemplazar las carnes grasas y la mantequilla por los pescados y los aceites y margarinas vegetales, ricos en ácidos grasos insaturados (consulta la tabla de la página 46) y particularmente en omega-3. En resumen: se trata de sustituir la cocina a la lionesa por la cocina mediterránea, conocida simbólicamente como «cretense».

Se han dirigido múltiples ensayos para validar este enfoque.

Los resultados de los siete más importantes figuran en la tabla del anexo 4. Globalmente, estos ensayos se han llevado a cabo con 29.000 pacientes en situación de riesgo o de alto riesgo, de sesenta años por término medio, con un colesterol en sangre de 2,3 $\pm$ 0,4 g/l. El colesterol solo se ha reducido en un 10 $\pm$ 3% y la mortalidad cardiaca, en comparación con el grupo de control (reducción relativa), en un 36% de media, lo que es notable en apariencia, pero en un 2,5% solamente en relación con la cantidad de sujetos tratados (reducción absoluta), lo que constituye un porcentaje mucho menor, y en dos de los siete ensayos, de manera estadísticamente no significativa (el resultado es aún más pequeño en el caso de las complicaciones cardiovasculares importantes, mortales o no, cuyos resultados son, cuatro veces de cada siete, no significativos).

Sin embargo, un estudio, conocido como «de Lyon», de Michel de Lorgeril, realizado en 1994, que engloba a 600 sujetos con riesgo cardiovascular, a quienes se hizo seguimiento durante 2,2 años, y que compara los efectos del régimen mediterráneo con omega-3 y los del régimen lionés, más graso, aporta resultados alentadores, con un 75% de reducción relativa y casi un 5% de reducción absoluta de los accidentes cardiacos. Estos resultados si se hubieran obtenido con las estatinas y apoyados por las grandes empresas farmacéuticas, ¿acaso no se habrían elevado a las nubes y se habrían inscrito en el frontón del templo anticolesterol? El estudio de Lyon, publicado en *Lancet*, fue, por el contrario, violentamente discutido, criticado o ignorado por los cardiólogos, obviamente porque había sido concebido y dirigido por M. de Lorgeril, su eterno adversario en lo que respecta al colesterol, que tiene el don, que yo aprecio, de ponerlos en aprietos.

Así pues, los cardiólogos echaron las campanas al vuelo en el momento en que apareció el reciente estudio ORIGIN, basado en el seguimiento de 12.000 enfermos de alto riesgo, con prediabetes o diabetes, durante seis años en los Estados Unidos, y que concluye que los omega-3 son un fracaso total.

Pero los dos estudios no son comparables. El estudio de Lyon estaba enriquecido por los omega-3 incluidos en una margarina que contenía un 50% de ácido oleico monoinsaturado, un 15% de ácidos grasos saturados, un 16% de ácido linoleico (omega-6) y un 5% de omega-3, el ácido alfa-linoleico (aproximadamente 1 g/día), mientras que el estudio ORIGIN se había centrado en un simple régimen de restricción lipídica, reforzada con omega-3 (1 g/día).

La interpretación de los resultados de ORIGIN es, por otro lado, difícil, puesto que la metodología empleada es discutible: los pacientes, divididos en dos grupos recibieron un promedio de cuatro –y hasta ocho– medicamentos (todos los tipos de hipotensores, antiagregantes, anticoagulantes y, la mitad de ellos, insulina lenta), tratamientos muy fuertes, que pudieron haber reducido el número de accidentes cardiacos, tanto en un grupo como en el otro, de manera que esto tal vez disminuyó la potencia estadística de la comparación, como sugieren los mismos autores. Una razón que puede explicar, igualmente, el fracaso del estudio AOTG, que rechaza los omega-3 en 4.800 infartos de miocardio, en personas de entre sesenta y ochenta años sometidas a seguimiento durante 3,3 años, pero demasiado mayores para tratarles el ateroma (consulta la tabla I en el anexo 4).

A pesar de los fracasos de ORIGIN y de AOTG, es difícil no tener en cuenta el estudio de Lyon, particularmente riguroso y metodológicamente irrefutable, sobre todo porque, en un menor grado, los estudios de Dayton y de Oslo no permiten rechazar de un manotazo el interés de los regímenes, y en particular el de los omega-3.

Para ilustrar las resistencias de los medios cardiológicos, observa lo que Bernard Swynghedauw escribe del estudio de Lyon, con su pertinencia habitual, en *Science et pseudo-sciences*: «Resultados sorprendentes, ya que la mortalidad se redujo en un 70%». Es cierto, pero esto no da, en comparación con el número de enfermos tratados, más que una reducción del 4 o el 5%, que sorprende mucho menos, aunque siga siendo interesante. Está claro que a Swynghedauw, aunque sea un investigador, no le gustan los resultados que «sorprenden»; prefiere aquellos que se ajustan más a las ideas que ha recibido. ¿Cómo un investigador puede rechazar resultados experimentales con el pretexto de que son «sorprendentes»? Para mí lo sorprendente es que un investigador se quede sorprendido ante resultados sorprendentes. La ciencia solo avanza a base de sorpresas, y «el interés de una investigación es exactamente proporcional al grado de sorpresa que provoca» (F. Jacob). Los investigadores que rechazan resultados con el pretexto de que los sorprenden, ¿son verdaderos investigadores? Swynghedauw critica a continuación «el gran número de sesgos metodológicos de la investigación de Lyon» (sin precisar cuáles son; yo, personalmente, no veo ninguno, más bien al contrario) y «el pequeño número de sujetos tratados, lo que puede hacer dudar de las conclusiones». Una vez más, como muchos otros, piensa que el valor de un ensayo se basa en el número de enfermos incluidos, cuando es exactamente al contrario. La cantidad de enfermos que participan en un ensayo solo se incrementa en caso de que existan diferencias puntuales entre los grupos tratados y no tratados, de manera que se pueda asegurar una potencia estadística suficiente para que dichas diferencias puedan aparecer. Cualquier ensayo que englobe a miles de enfermos es una confesión de impotencia terapéutica. Si un medicamento es muy eficaz, algunas decenas o algunos centenares de enfermos son suficientes para demostrarlo.

Por último, Swynghedauw añade: «Hay que dudar del estudio de Lyon, puesto que nunca se ha reproducido». Más adelante veremos que no dudaba del estudio 4S, que, elaborado sobre la base de solamente 32 sujetos, va en el sentido de las conclusiones que él parece predispuesto a aceptar. Por otra parte, para ser reproducido, habría hecho falta que nuevos estudios se hubiesen llevado a cabo, y es precisamente muy chocante el hecho de que decenas de ensayos clínicos, financiados por la industria farmacéutica, se hayan dedicado a las estatinas porque se inscriben en el dogma del colesterol («cuanto más bajo, mejor»); estos ensayos han impulsado las ventas, aunque solo hayan aportado resultados exiguos, aunque no se haya llevado a cabo ningún estudio serio sobre los omega-3 y la dieta mediterránea, a pesar de los resultados interesantes del estudio de Lyon. La obsesión por el colesterol y el peso de la industria, la única culpable de financiar grandes ensayos, ha bloqueado de alguna manera las investigaciones, y esto es aún menos aceptable desde el momento en que las mortalidades cardiacas más bajas del mundo se observan entre los inuit, en Creta y en Japón, cuyos regímenes son especialmente ricos en ácidos grasos insaturados. Sobre estas bases, la Asociación Americana del Corazón ha recomendado que los adultos consuman una vez por semana pescados grasos y regularmente ácidos grasos de origen vegetal que contengan omega-3, más un ración de al menos 1 g/día de DHA-EHA.

En realidad, la cuestión de los regímenes y de los omega-3 se ha planteado mal. Es desde la infancia y la adolescencia cuando hay que tratar de prevenir el ateroma, no a los cincuenta o sesenta años. Desde 1978, los daneses habían observado que los inuit de Groenlandia, que se alimentan desde muy temprana edad y durante toda la vida de pescados ricos en ácidos grasos insaturados, no sufrían enfermedades coronarias. Muchos mediterráneos, que se alimentan igualmente con grasas vegetales y pescado, por ejemplo con la dieta cretense (pero no la de Corfú, muy occidentalizada), rica en ácido linolénico y en frutas y verduras, sufren entre tres y cuatro veces menos estas patologías que los anglosajones o los nórdicos. Incluso dentro de la misma Francia su frecuencia es dos veces más elevada en Pas-de-Calais que en Var.

Estas observaciones habían levantado grandes esperanzas. Pero los estudios de los que he hablado han comparado durante un período de entre dos y cuatro años los efectos de los regímenes en sujetos de sesenta años. Casi podríamos decir que solo el estudio de Lyon, particularmente riguroso, fue alentador.

Sin embargo, en mi opinión, todos estos estudios violaban la sensatez. Estaban condenados desde el principio, porque la enfermedad arterial empieza a los treinta años y se agrava lentamente durante toda la vida, hasta que las lesiones son casi irreversibles. Después de los sesenta, la suerte está echada y ya ningún régimen puede cambiar nada. Es desde la infancia y antes de los treinta años cuando hay que evitar las grasas animales, recalcan los dos premios Nobel del colesterol, J. Goldstein y M. Brown. Es así como se protegen los inuit y los cretenses. Nuestros ancestros pescaban más peces y comían más verduras que carne. No mataban a un bisonte todos los días. Pan, judías, coles, leche y nabos eran la base de la alimentación. Hace cuatro siglos, el cocido de gallina se comía solo los domingos. Todos estos estudios negativos llegaron demasiado tarde y enmascararon la verdad. Es la observación de los resultados de los regímenes precoces y a largo plazo en los esquimales y japoneses lo que cuenta. Es la alimentación de los adultos de entre treinta y cincuenta años la que hay que controlar. Las cápsulas de omega-3 no sirven para nada una vez pasados los cincuenta. Sin embargo, la publicidad de estos complementos alimenticios sigue regularmente presente en las cadenas de televisión, y el Omacor de los laboratorios P. Fabre sigue una carrera de éxito, a 1 o 2 euros/día, reembolsado al 65%, cuyo precio es 1,5 veces superior al de las estatinas, a pesar de los esfuerzos de la revista *Prescrire* para desmitificar la ingesta de los omega-3 a esas edades.

# 4

## INFARTOS DE MIOCARDIO (IM) Y ACCIDENTES CEREBROVASCULARES (ACV)

➤ Un total de 75.000 muertes al año (40.000 por IM, 35.000 por ACV), con mayor frecuencia después de los 75 años, pero 1.000/año dramáticamente tempranas, entre los treinta y cinco y los cincuenta años.

➤ Dos tercios de quienes lo sufren son hombres, pero cada vez más mujeres.

➤ Un riesgo anual de muertes débil, un 0,2% de cuarenta y cinco a sesenta y cinco años, un 0,4% de sesenta y cinco a ochenta años y un 0,6% después, pero entre tres y cinco veces más elevado en los sujetos de riesgo.

➤ Mortalidad inmediata (letalidad) del primer accidente, del 5 al 50% según los casos, y sobre todo en función de la calidad y la rapidez del tratamiento. Hay que atender estas situaciones con suma urgencia.

➤ Los segundos y terceros accidentes son aún más graves, pero muchos se pueden evitar.

➤ Según las estadísticas, están estrechamente relacionados con la hipertensión arterial, la diabetes y el tabaquismo, sin que se conozcan los mecanismos.

➤ Estadísticamente, el colesterol solo desempeña una función secundaria.

## EL PESO EMOCIONAL DEL INFARTO DE MIOCARDIO

P... murió ayer a los cuarenta años, de repente, brutalmente, en una hora, durante su traslado al hospital. Nada lo hacía sospechar. Su familia se ha quedado sin su cabeza; su mujer, sus hijos, sus amigos más cercanos están consternados.

Como ocurre muy a menudo en el infarto de miocardio, tiene lugar una muerte súbita (definida como la muerte en menos de una hora). Ni siquiera hay tiempo para la hospitalización. Es un accidente casi tan brutal como un aterrizaje forzoso, pero que a veces se podría haber previsto teniendo en cuenta los antecedentes familiares, algunos dolores premonitorios, el tabaquismo extremo, una vida muy estresante y, digamos, un morfotipo particular: calvicie total, hiperpilosidad...

En total, 300 infartos de miocardio anuales antes de los cuarenta años, 2.000 o 3.000 antes de los cincuenta años. Terrible carga emocional por su brutalidad, por la juventud de sus víctimas. Humanamente, una prioridad de salud.

Sin embargo, para un experto en estadística o para un hombre del Tercer Mundo amenazado desde muy joven por muchas otras enfermedades mucho más frecuentes, la realidad de las cifras (¡!) es diferente y las prioridades, otras. El infarto de miocardio es una enfermedad de la vejez. Cerca del 90% de los infartos de miocardio se producen después de los sesenta y cinco años, de los cuales 20.000 (50%) afectan a los mayores de ochenta años, la edad media de muerte en Francia. El IM solo disminuye la duración de vida media de los franceses en seis meses (puesto que sesenta y cinco millones de franceses viven hasta los ochenta, retrasar más de quince años la muerte antes de esa edad de 20.000 de ellos sería solamente prolongar el capital de vida de todos seis meses).

Suprimir todos los infartos de miocardio no alargaría la duración de la vida más que unos pocos meses. El riesgo de muerte pasaría por los tres períodos de cuarenta y cinco a sesenta y cinco años, de sesenta y cinco a ochenta y más de ochenta; respectivamente de 5,6 a 5,3; de 1,9 a 1,7 y de 38 a 35, siempre por cada 1.000 habitantes.

Prioridad humana trascendental, pero no la más apremiante de las prioridades de la salud pública. Otras son más importantes: las enfermedades que dejan a la persona inválida durante decenas de años o durante toda su vida, o las que matan mucho antes a muchas más personas, como las 150.000 con cáncer que mueren por término medio a los sesenta y ocho años, de diez a doce años más pronto que en el caso de los infartos de miocardio, y sobre todo los cánceres que matan más pronto aún, como leucemias y tumores en los niños, algunas leucemias en adultos, cánceres de mama (sesenta y tres años de media), de pulmón y del cerebro (sesenta y ocho años de media); y, más aún, las infecciones graves, sobre todo en el Tercer Mundo; en la misma medida, las neumonías bacterianas y la tuberculosis, la falta de distribución de los antibióticos necesarios, las diarreas virales, la insuficiente vacunación, el paludismo subtratado, el sida (que sigue siendo insuficientemente previsto y tratado)... Millones de vidas se pierden así cada año, sobre todo vidas de niños. Ahí están las verdaderas prioridades de la salud pública mundial, que, desde este punto de vista, pesan más que prolongar un año la vida de los nonagenarios occidentales. Sin embargo, cada año, 15.000 franceses mueren prematuramente, o, a veces, muy prematuramente, y estos dramas individuales no pueden pesar menos que los dramas colectivos. Así pues, se tiene que hacer todo lo posible para prevenirlos. Con la condición de que los tratamientos demuestren su eficacia.

### EL MÚSCULO CARDIACO (MIOCARDIO)

El músculo cardiaco, o miocardio, es irrigado por dos arterias, conocidas como arterias del corazón o coronarias, que descienden de la aorta y le aportan cada minuto 300 ml de sangre (que se multiplican por cuatro cuando se hace ejercicio), es decir, un 5% del gasto cardiaco, del oxígeno, del que el corazón consume 40 ml/min, esto es, un 15% del consumo corporal o, si lo vemos en relación con su peso de 300 g, cuatro veces más que el resto del cuerpo, y el combustible (esencialmente ácidos grasos) necesarios para sus cien mil contracciones diarias, por medio de las cuales impulsa cada día diez toneladas de sangre mediante la circulación arterial hacia el cerebro, los músculos y todos los tejidos (en comparación con el corazón, el cerebro, objetivo de los accidentes cerebrovasculares, pesa seis veces más, recibe tres veces más sangre, quema glucosa y no ácidos grasos y consume 50 ml/min de oxígeno, esto es, cuatro veces menos que el corazón en comparación con su peso).

En reposo, cada contracción expulsa entre 80 y 90 ml de sangre, es decir, para setenta latidos por minuto, un caudal de alrededor de entre cinco y seis litros por minuto. Con cada contracción, el ventrículo izquierdo expulsa al menos un 60% de la sangre que contiene (lo que se conoce como «fracción de eyección», que es preocupante por debajo del 40 o 50% y puede descender al 25% en caso de grandes insuficiencias cardiacas).

En caso de esfuerzo, el ventrículo izquierdo puede expulsar 100 ml o más a una frecuencia elevada y el rendimiento del corazón puede alcanzar los 10 l/min y más aún en los atletas, duplicando o triplicando así el suministro de oxígeno a los tejidos.

Hay dos ventrículos, el derecho y el izquierdo. El derecho recibe la sangre venosa, que vuelve de los tejidos al corazón, y la expulsa a baja presión, sin esfuerzo, a los pulmones, donde se oxigena y vuelve al ventrículo izquierdo. Este envía la sangre reoxigenada a alta presión (la presión o tensión arterial) a la aorta, las coronarias, las arterias carótidas, el cerebro, los riñones, los músculos y todos los tejidos. De esta manera, realiza un esfuerzo mecánico muy importante.

Los dos ventrículos son irrigados por dos arterias coronarias, derecha e izquierda. Esta última, muy corta, da una arteria horizontal «circunfleja» que recorre la parte izquierda del corazón, y la otra es una arteria descendente interventricular. Planas en la sístole, solo se llenan en la diástole. La presión de perfusión de las coronarias es la mínima arterial, no la máxima. Las lesiones de las dos últimas son las más graves, ya que comprometen la función del ventrículo izquierdo. Cuando esta función se altera, se habla de «insuficiencia cardiaca izquierda» (ICI).

## El infarto de miocardio y la insuficiencia coronaria

Las placas de ateroma producen una o varias constricciones (o estenosis) de las arterias coronarias, que dan lugar a una «insuficiencia coronaria», con falta de oxígeno para el corazón y el cerebro (conocida como «isquemia») y una insuficiencia cardiaca izquierda (ICI) de grado variable (de I a

IV), pero siempre con una reducción de la capacidad de realizar esfuerzo físico y a veces con dolores torácicos (conocidos como «angina de pecho»).

La isquemia se traduce al electrocardiograma (ECG), en particular en caso de esfuerzo, por unas anomalías características: inversión frecuente de la onda T y sobreelevación inquietante del segmento ST.

La ecografía muestra una disminución local o global de la contractilidad y de la fracción de eyección.

La escintigrafía isotópica confirma estas anomalías, las mide y las localiza en la parte del músculo cardiaco.

Un día, una noche, en reposo o haciendo un esfuerzo, una placa se agrieta y se forma un coágulo que obstruye la arteria. Privado de sangre en el segmento afectado, el músculo cardiaco muere. Es lo que se conoce como «necrosis» y es el infarto o la necrosis de miocardio o cerebral (ACV, accidente cerebrovascular). El infarto de miocardio en el ECG es visible como una onda Q y a menudo como una sobreelevación del segmento ST.

El IM raramente es silencioso. Se anuncia con un dolor opresivo, constrictivo, ampliamente extendido por detrás del esternón, mínimo y solapado o brutal y aplastante, que irradia hacia la espalda, el brazo, el puño izquierdo más que el derecho, raramente transfixiante en la espalda pero, también a menudo, engañoso, tomado por dolores gástricos o cólicos, o problemas esofágicos, lo que supone una fuente de muchos retrasos y errores de diagnóstico muy peligrosos, ya que no hay tiempo que perder.

Paralelamente, el miocardio destruido libera en la circulación enzimas celulares cuya dosificación ayuda en el diagnóstico (troponina, creatinina, fosfoquinasa, péptido natriurético, etc.).

Sin embargo, los límites de lo que se llama infarto de miocardio son confusos. Detrás de esa expresión se esconden situaciones de gravedad muy diferentes y que no se basan siempre en elementos objetivos. ¿Qué quiere decir «infarto de miocardio probablemente silencioso», «sospecha de infarto de miocardio» e «infarto de miocardio sin onda Q ni sobreelevación del ST»?:

> Angina de pecho grave, permanente o «inestable».
> Infarto de miocardio limitado o ampliado.
> Infarto de miocardio sin sobreelevación del ST e incluso sin onda Q en el ECG.
> Infarto de miocardio grave, con sobreelevación del ST.
> Infarto de miocardio con trastornos del ritmo, fibrilación auricular, taquicardia ventricular.
> Insuficiencia cardiaca aguda.
> Muerte súbita (muerte durante la hora que sigue a los primeros síntomas; el 80% de las muertes súbitas son de origen coronario [*Circ.*, 2010, 122: 2335], relacionadas con infartos de miocardio mortales en el plazo de algunos segundos por fibrilación ventricular y parada cardiaca).

Estas diferencias, que determinan la evolución, a veces hacen difícil el análisis de los ensayos clínicos. El sintagma «infarto de miocardio» incluye situaciones de gravedad muy diferentes y a menudo voluntariamente mal precisadas a fin de llenar de humo a los lectores, para tratar de demostrar la eficacia de una molécula que no tiene un gran efecto beneficioso.

### CAUSAS PRIMARIAS Y SECUNDARIAS DE LOS IM Y DE LOS ACV, MORTALES O NO

El infarto de miocardio se debe a una trombosis arterial coronaria en una placa de ateroma agrietada (ver el capítulo 3).

La causa primaria del infarto de miocardio (y de los accidentes cerebrovasculares) es, pues, el ateroma arterial desarrollado durante décadas antes de que se produzca el IM. El colesterol solo desempeña, se ha visto y se volverá a ver, un papel bastante marginal.

Sin embargo, hay factores de riesgo secundarios: la hipertensión arterial y la diabetes son dos factores secundarios importantes. He analizado diecinueve ensayos clínicos de las estatinas en la prevención secundaria de las recidivas en 90.000 «coronarios» (hayan sufrido o no infartos de miocardio). El 50% de entre ellos estaba comprobado que eran hipertensos y que habían sido tratados repetidamente, tres veces más que la población de la misma edad (mayor de cincuenta años), y el 16% eran diabéticos tratados, también casi tres veces más que la población en general (6%).

Por el contrario, los infartos de miocardio o los accidentes cerebrovasculares no son inexorables. En 29.662 casos de hipertensión arterial (ensayos clínicos ALLHAT y ASCOT, a los que haré referencia) y 6.600 casos de diabetes (ensayos STENO, GDDSI y ASPEN), 1.320 (20%) padecían de coronaritis.

El amplio estudio PSC (Prospective Studies Collaboration de la CTSU de Oxford, *L*, 2002, 360: 1903) confirma el riesgo de infarto de miocardio (y de accidentes cerebrovasculares) en la hipertensión arterial, y más aún con la edad:

> Con 140 mm Hg de presión arterial sistólica (o máximo, PAS), el riesgo es, para todas las edades, de cuarenta a noventa años, el doble que con 120 mm Hg, y se triplica cada diez años desde los cuarenta y cinco hasta los setenta y cinco, para duplicarse una vez más a los ochenta y cinco.

> Con 160 mm Hg, el riesgo es, para todas las edades, el doble del expuesto para los 140 mm Hg.

> Con 180 mm Hg el riesgo es, para todas las edades, cuatro veces superior al observado con 140 y se dobla cada diez años, desde los cuarenta hasta los ochenta.

> Más allá de los ochenta años, el riesgo es aún más elevado, el doble que a los setenta y cinco, en todos los niveles de PAS (y de veinticinco a cincuenta veces superior al riesgo al que se está expuesto a los cuarenta y cinco años).

En total, el riesgo de una trombosis arterial de 180 mm Hg a los ochenta años es más de cien veces superior al de una trombosis arterial de 140 mm Hg a los cincuenta.

## EDAD, FRECUENCIA Y CAUSA DE LA MUERTE CORONARIA

Mortales o no, las causas de los infartos de miocardio y los accidentes cerebrovasculares son las mismas; son precipitados por la trombosis coronaria aguda.

El estudio PSC también muestra que de 100 muertes coronarias, en los países anglosajones, el 4% se observa entre los cuarenta y los cincuenta años, y respectivamente el 10, el 30, el 31, el 16 y el 8% en los períodos de diez años que siguen, hasta más allá de los noventa, un poco más precoces que las muertes por accidentes cerebrovasculares (en Francia es al contrario; los accidentes cerebrovasculares matan más pronto que los infartos de miocardio), que son, desde los treinta hasta más de noventa años, de 0,5, 3,5, 11, 25, 36, 18 y 1,7%. Claramente, las muertes por IM y ACV se producen, en un 90% de los casos entre los sesenta y cinco a los noventa años, y el 60% después de los ochenta.

Consecuencia importante: a causa del carácter sumamente tardío de los accidentes, los efectos del tratamiento preventivo aplicado a partir de los cincuenta años no se podrán apreciar hasta treinta años más tarde, y no en el plazo de cinco a diez años, duración de la mayoría de los ensayos de antihipertensivos o de estatinas (incluso si se hace el seguimiento a 10.000 o 20.000 enfermos, el número absoluto de accidentes graves en cinco años será demasiado débil y las diferencias entre los grupos tratados y no tratados demasiado reducidas; ver el capítulo 7).

Las principales causas de muerte coronaria son las hipertensiones arteriales verdaderas, iguales o superiores a 16, inestables y difíciles de tratar, pero no las prehipertensiones arteriales de 13 a 14 ni las hipertensiones arteriales bien equilibradas por los tratamientos e inferiores a 16. De hecho, los hipertensivos son eficaces, al contrario que las estatinas, en la prevención de los accidentes cerebrovasculares, que se reducen en un 30%, y además tiene lugar una mejora de la ICI (en el 42% de los casos), pero esto es cierto en una reducción relativa y menos en una reducción absoluta (ver el capítulo 7). Sin embargo, son dos veces menos eficaces en los accidentes coronarios (-19%).

Las lesiones de las pequeñas arterias causadas por la diabetes, de mecanismo desconocido, también son un factor importante en las enfermedades coronarias y en los accidentes cerebrovasculares, así como el tabaquismo activo, aunque los mecanismos están mal explicados (¿nicotina? ¿otra sustancia? ¿el estilo de vida diferente, más activo, más estresante de los grandes fumadores?). La proporción de fumadores para los 90.000 coronarios que he analizado es al menos el doble que la de la población general. La función de la contaminación atmosférica es mínima e incluso incierta (+5%).

Sin embargo, como se verá más adelante, el colesterol solo desempeña una función menor en el desarrollo de las coronaritis. Este punto de vista es tan opuesto al dogma dominante para los cardiólogos que se analizará en detalle, al final del capítulo.

## LETALIDAD DEL IM Y DE LOS ACV

La letalidad es la muerte en las primeras horas o días. La del infarto de miocardio era hace quince años aún evaluada en el 50% en los países occidentales (MONICA, *L*, 1999, 353: 1547) y la Federación Francesa de Cardiología anunciaba en 2012 una mortalidad del 40% (40.000 por 100.000 infartos de miocardio anuales).

La letalidad depende de la precocidad del tratamiento, que hay que llevar a cabo desde la primera hora. Se trata de una urgencia (casi tanto como en el caso de los accidentes cerebrovasculares).

Estos tratamientos incluyen, según el caso, la trombólisis medicamentosa y sobre todo la coronariografía inmediata, la dilatación de las estenosis y obstrucciones del catéter con balón (angioplastia), la puesta inmediata o no de una o varias endoprótesis metálicas o poliméricas –impregnadas o no con sustancias antiproliferantes– y, eventualmente, la realización o la programación de un *baipás* vascular, simple, doble, triple o cuádruple.

Estos tratamientos son de urgencia, para asegurar una reanimación cardiaca, y se llevan a cabo en los centros especializados. Su rapidez y su calidad condicionan los resultados y explican la diversidad de cifras de mortalidad publicadas, siempre inferiores en los centros más grandes que a escala nacional. En este segundo caso se incluyen en los resultados, además de las muertes súbitas, las ocurridas en el domicilio y durante el traslado al hospital.

Las muertes en el hospital en los primeros treinta días se evalúan ahora del 4 al 5% (Bonnefoy, *Ann. Card. Angiol.*, 2011, 60: 311, y estudio GRACE, *BMJ*, 2006, 333, 1091) o en un 17%, pero del 11% al 25% según los hospitales (Krumholz, *Circ. CVQ. Outcome,* 2009, 2: 407).

➤ A los seis meses, la mortalidad sería del 9%, pero el doble en caso de ST sobreelevado (GRACE).

➤ En un año, sería del 40% en caso de ICI, pero solamente del 7% en su ausencia.

➤ Además, y sobre todo (Bonnefoy), el índice de mortalidad en los hospitales y en los treinta primeros días sería:

• El doble para los pobres, ya afectados por la vida de mil maneras.

• El cuádruple en caso de ICI o si la angioplastia no restablece un flujo coronario normal.

- El triple si la sobreelevación del ST persiste durante más de treinta minutos después de la angioplastia.

Los mismos datos se dan en los Estados Unidos, donde la mortalidad hospitalaria se juzga del 21% en los sujetos de alto riesgo (hipertensión arterial, diabetes, tabaco, obesidad, infarto de miocardio anterior) y del 0,4%, cincuenta veces menos, cuando estos factores de riesgo son mínimos.

Además, las tres cuartas partes de los IM mortales se producen con el segundo o tercer infarto. El segundo tiene lugar, en el 54% de los casos, en el primer año (*N*, 2012, 487: 306).

## IM Y ACV: ENFERMEDADES DE LA VEJEZ

Las enfermedades coronarias se clasifican, por su frecuencia (4%), en el quinto puesto mundial, detrás de las neumonías, las diarreas, los cánceres y el sida, y delante de los accidentes cerebrovasculares (3,3%), el paludismo (3%) y la tuberculosis (2%), pero en términos de mortalidad, aunque tardía, se sitúan en el segundo puesto mundial (12,6%), detrás de los cánceres (30%) y delante de los accidentes cerebrovasculares (9,5%).

La eliminación de todos los factores de riesgo conocidos de todas estas patologías podría reducir su número en un 85%, y el de los accidentes cerebrovasculares y de los cánceres bronquiales en un 75%..., pero su supresión completa no prolongaría de todas maneras más que en 4,4 años la duración de la vida en los países occidentales (estudio CRALG, *Lancet*, 2003, 362: 271).

En Francia, la mortalidad total por las enfermedades cardiovasculares es de 147.000 (47% hombres), distribuida así: 33.000 muertes por accidentes cerebrovasculares, 40.000 por coronaritis y 73.000 por las demás enfermedades cardiovasculares (*BHE*, 2007), muchas de las cuales son enfermedades coronarias mal identificadas y mal censadas, porque el diagnóstico de los infartos de miocardio es a menudo bastante incierto, con criterios mal definidos y diferentes de un artículo a otro, y porque la parte de la insuficiencia coronaria en muchos ICI y muertes súbitas está mal especificada sobre el terreno, por falta de investigaciones.

A pesar de estas limitaciones, está claro que la frecuencia de las enfermedades coronarias se ha hundido un 70% desde 1950 en todos los países desarrollados (Estados Unidos, Gran Bretaña, Francia, Finlandia, Japón, etc.). El 45% de la reducción ha tenido lugar desde 1985, incluso en Europa del Este (Hungría, República Checa y Polonia), y el 20% desde 1995 (investigación de MRC, *Science*, 2012, 337: 1482, investigación de Liverpool, *Lancet*, 2011, 378: 752, etc.).

Estas cifras dejan poco espacio a las estatinas y a la caída del colesterol en la reducción de la mortalidad coronaria, en la medida en que solo se han utilizado masivamente a partir de 1998. Así pues, está claro que la disminución esencial de la mortalidad coronaria se debe a la reducción marcada del tabaquismo, a los tratamientos de la hipertensión arterial, de las ICI y de las enfermedades coronarias en sí, y sobre todo a los antiagregantes, a los ß-bloqueantes, a los prils y a la angioplastia, a las endoplastias y a los baipases.

Sin embargo, esta evolución se ve amenazada hoy en día en todos los países anglosajones por la pandemia galopante de la obesidad, y en su estela, quince años más tarde, de la diabetes: el 66% de los estadounidenses, canadienses, australianos e ingleses tienen hoy sobrepeso o son obesos, con un índice de masa corporal (IMC) de entre 28 y 40, es decir, con sobrecargas de entre doce y cincuenta kilos por término medio, mientras que el número de diabéticos se ha cuadruplicado en quince años, una doble pandemia que hace temer un aumento próximo de la mortalidad coronaria, que probablemente ya tiene que ver con la reducción actual de dos años de la duración de vida constatada en los Estados Unidos (setenta y ocho años en lugar de ochenta en 2010).

Dicho esto, es difícil ofrecer cifras muy precisas, dadas las metodologías y los modos de expresión muy diferentes de una investigación a otra (mortalidad por millones de habitantes o por millones de más de treinta y cinco años o clasificadas por la edad).

De estos datos resulta que los Estados Unidos, Gran Bretaña y Finlandia estaban muy por delante a la cabeza de la mortalidad coronaria por habitante en 2010, con tasas respectivamente 3,5, 2,5 y 1,8 veces más elevadas que en Francia, cuyas tasas son las más bajas de los grandes países, entre ellos Italia (1,7 veces superiores que en Francia), empatada con los Países Bajos, pero por delante de Japón, el país donde las coronaritis son menos frecuentes.

Como se ha visto, la mortalidad coronaria, y más generalmente cardiovascular, es tardía: la vida media de los coronarios es en la actualidad de ochenta años, es decir, la mitad de las muertes se produce después de esta edad, mientras que en el caso de los cánceres tiene lugar, por término medio, a los setenta y dos años.

Las tablas que se presentan en los anexos muestran que, en las tres franjas de edad –de cuarenta y cinco a sesenta y cinco años, de sesenta y cinco a ochenta, y mayores de ochenta– la mortalidad coronaria es respectivamente ocho, veinticinco y treinta y cinco veces superior a la que tiene lugar entre los treinta y los cuarenta y cinco años, y que el riesgo por habitante crece aún más rápidamente con la edad, siendo respectivamente ocho, cuarenta y ochenta veces superior al que existe entre los treinta y los cuarenta y cinco años (500 muertes anuales entre 40.000 y solamente 8 antes de los veinticinco años).

La situación es similar en el caso de los accidentes cerebrovasculares, con 34.000 muertes anuales entre 130.000 casos (26%) que se producen cinco años más pronto que los infartos de miocardio, es decir un 50% de entre sesenta y cinco y ochenta años, y un 35% después de los ochenta.

Las enfermedades arteriales son, pues, enfermedades de la vejez. Son la vejez en sí, y erradicarlas solo alargaría algunos meses la duración de vida de la población.

Hoy en día, el problema de la investigación biológica son los mecanismos génicos y metabólicos de los cánceres y del envejecimiento, la osteoporosis, el envejecimiento de la piel y de las arterias, la neurodegeneración, incluso la degeneración de los mecanismos generales. Es hora de hacer frente a esto más que de apostarlo todo al genoma, que no es más que un código inerte, encerrado en una caja fuerte. Lo que importa es lo que ocurre fuera de la caja, lo que es epigenético o, si se prefiere, posgenético, y más importante aún es el análisis, apenas empezado, de los grandes circuitos metabólicos de las células normales y de las cancerosas.

# 5

## EL CHO: NINGUNA FUNCIÓN EN EL IM Y LOS ACV

Correlación: ¿causalidad, coincidencia o concomitancia?

### CHO, IM Y ACV: NINGUNA RELACIÓN. TODO ES UN MITO

Este es uno de los debates más violentos que haya conocido la medicina. Para la mayoría de los cardiólogos, la causa está juzgada (¡más que entendida!). Se trata de una verdad revelada. Sin derecho a apelación. Casi todos se adhieren a ella con más o menos distanciamiento, o se callan.

¿En qué basan sus convicciones? ¿En la fe?

Las basan en datos anatómicos y en algunos estudios experimentales en animales que parecen, tal vez, relacionar el colesterol con el ateroma (ver el capítulo 3) y sobre todo en los estudios epidemiológicos que pretenden establecer una correlación entre el colesterol y la mortalidad cardiovascular.

Cinco o seis investigaciones son realmente informativas. Una, histórica y fundadora del concepto que estigmatiza al colesterol, es la investigación estadounidense FRAMINGHAM; la segunda, mucho más reciente y más escuchada, es la del

Instituto Wolfson de Londres. Las tres últimas, en general internacionales y gigantescas, llevadas a cabo casi con 1 millón de sujetos, es la investigación conocida como «la de los siete países» (1986), la investigación MRFIT (1986) y el metaanálisis recapitulativo PSC (2007).

Ninguna de estas investigaciones demuestra la relación entre mortalidad cardiaca y colesterol hasta los 2,7 g/l.

Por debajo, la relación entre los dos parámetros es horizontal. Así pues, no hay ninguna relación.

Más allá de 2,6-2,8 g/l, la mortalidad aumenta débilmente con el colesterol. Pero correlación no es causalidad, y este aumento puede ser tanto debido a la coincidencia o al azar como a la concomitancia. Los dos parámetros señalan una misma causa, lo que hace que los índices elevados de colesterol sean un simple marcador de otras patologías o desórdenes metabólicos, a los que estarían asociados. Como dice el profesor Gordon Cumming, mi jefe en el Midhurst Medical Research del Instituto Británico, «la importación de plátanos aumenta en invierno, como la gripe, pero no se contrae la gripe por comer plátanos». ¿Se ha atribuido, por otra parte, alguna vez la muerte a las arrugas, a los cabellos blancos, a la pérdida de la agudeza visual o a la pérdida de memoria?

## Los estudios FRAMINGHAM y WOLFSON

En la década de 1950 empieza en la pequeña ciudad de Framingham, cerca de Boston, una investigación financiada por los Institutos Nacionales de Salud estadounidenses que aún dura y que ha sido una referencia en el mundo entero. Consiste en hacer el seguimiento de algunos miles de habitantes, a lo largo de toda su vida, haciéndose cargo de su salud gratuitamente, para analizar sus enfermedades cardiovasculares y los factores que podrían determinarlas, con el fin de preverlas, prevenirlas y tratarlas. La hipertensión arterial, el infarto, los accidentes cerebrovasculares, la diabetes, el tabaquismo y el colesterol están en el centro de la investigación, que busca establecer una especie de puntuación de predicción que permita guiar las recomendaciones dietéticas y los tratamientos preventivos o curativos.

En cuanto al colesterol, los primeros resultados aparecieron al cabo de seis años (*AIM*, 1964, 55: 3). Dichos resultados sorprendieron y decepcionaron, porque mostraron que no había más que una relación muy débil entre el colesterol y las enfermedades arteriales y que esta relación solo existe en los hombres jóvenes de menos de cincuenta años, pero no en los demás. Esta constatación, que se contradice con el dogma, fue eliminada de la publicación (y, según M. de Lorgeril, exhumada años después por el periodista Gary Taubes, que consiguió obtener los documentos originales y escribió un libro que levantó un gran revuelo en los grandes medios de comunicación de los Estados Unidos). Otro estudio, llevado a cabo en otra ciudad estadounidense, en Roseto, también recordado por M. de Lorgeril (*JAMA*, 1964), concluye asimismo que no hay ninguna relación entre el colesterol y las enfermedades arteriales. Nadie habló nunca de ello.

Así pues, silencio rotundo en torno a los resultados molestos: «¡Circulen; no hay nada que ver!».

Esto no impidió que, muchos años más tarde, se publicase el Índice de Framingham, que predice los riesgos cardiovasculares a diez años vista y que asocia a algunas evidencias (edad, hipertensión arterial, diabetes, tabaquismo...) los niveles de LDL altos y de HDL bajos, sin aportar ninguna prueba. Sin embargo, este índice lo adoptaron, con los ojos cerrados y las orejas bien abiertas, todas las autoridades de salud pública del mundo y todas las sociedades de cardiología, nacionales e internacionales.

Ya había habido algunas disonancias recordadas por M. de Lorgeril, pero olvidadas rápidamente, por parte de J. Gofman de la Universidad de California y de Warren Sperry, que había inventado la técnica de la dosificación del colesterol en sangre en 1936, y expresó que «ni la incidencia, ni la gravedad del ateroma están relacionadas con el colesterol en sangre», mientras que el gran cirujano cardiaco M. De-Bakey, que operó en Houston 15.000 coronaritis arteriales y les hizo el seguimiento, también concluyó, en 1987, que no había ninguna relación entre el colesterol y las enfermedades cardiovasculares.

La investigación del Instituto Wolfson de San Barth, en Londres, es mucho más reciente (*BMJ*, 1999, 318: 1471). Se ha llevado a cabo en doce países. La mortalidad coronaria varía desde 1 en Japón, tomado como referencia, hasta 10 en Finlandia. Francia (2,2) se sitúa en el penúltimo lugar, justo por delante de Japón, detrás de España (3,1) e Italia (3,5) y muy por detrás de Inglaterra (8), los Estados Unidos (6), Suecia y Alemania (5,6). Pero, a pesar de estas enormes diferencias de mortalidad coronaria, los niveles de colesterol eran casi idénticos, de 2,3 ± 0,1 en todos los países, excepto en los Estados Unidos (2,5) y en Japón (2,0). Así pues, la investigación concluye que no hay ninguna relación entre el colesterol y la mortalidad por insuficiencia coronaria.

Tres de tres.

## La investigación de los siete países

La primera gran investigación internacional es la de los «siete países», dirigida por Arcel Keys en Chicago. Llevada a cabo entre 1970 y 1985, se sigue citando en la actualidad como una referencia absoluta (Goldstein y Brown, *Science*, 2006). Tuvo un inmenso éxito, ya que restablecía el dogma que afirmaba sin ambigüedades la responsabilidad principal del colesterol (y de los ácidos grasos saturados) en la mortalidad cardiovascular (*Am. L. Epid.*, 1986, 124: 903). Analizó, durante un período de entre diez y veinticinco años, dieciséis grupos (once rurales, tres de pescadores y dos del ferrocarril), compuestos por 11.579 hombres de edades comprendidas entre los cuarenta y los sesenta años. Este estudio acumuló en diez años una mortalidad cardiaca del 3,3%, y en veinticinco años, del 12%.

En general (ver el gráfico de la página 137), los hechos eran impresionantes (aunque se pueda lamentar la elección de los países, ya que se dejó de lado a toda Europa occidental, puesto que la investigación se concentró en Japón, Creta, Serbia, Yugoslavia y en los ferroviarios de Roma, Estados Unidos y Finlandia): la mortalidad cardiaca se eleva regularmente del 4 al 24% entre 1,3 y 3,3 g/l de colesterol, es decir, más de un 1% por 0,1 g/l de aumento del colesterol. Este es, por tanto, una causa principal de mortalidad cardiaca. El dogma está definitivamente establecido. La investigación de los siete países se convierte en el breviario de los cardiólogos.

Pero esto es un error, porque al mezclar siete países, tratándolos como uno solo, engloba los resultados sin tener en cuenta las enormes diferencias en cuanto al colesterol y la mortalidad entre ellos. En dos sitios de un mismo país con el mismo colesterol, ¡las mortalidades varían de dos a diez veces! Resumiendo (véase el gráfico de la página 137):

➤ En cinco de los siete países, excepto en los Estados Unidos y en Roma, las curvas de colesterol/mortalidad cardiaca son casi horizontales. No hay, en ellos, ninguna relación entre las dos variables (la pendiente de las curvas es de < 0,2% para 0,1 g/l de aumento del colesterol. Algo ridículo).

➤ Esta horizontalidad de las curvas permite calcular una mortalidad media, sea cual sea el colesterol, y esta mortalidad cardiaca en quince años es más débil en Japón (3%) y en Creta (4%), un poco más elevada en los Balcanes (8%), pero sobre todo entre cuatro y siete veces mayor en Finlandia (22%), lo que demuestra que muchos otros factores, además del colesterol, están implicados en la mortalidad coronaria.

➤ Los Estados Unidos, y en menor medida los ferroviarios romanos, están completamente aparte, con una relación fuerte entre mortalidad y niveles de colesterol, con una pendiente pronunciada de casi un 1% para 0,1 g/l de aumento del colesterol y una mortalidad elevada en todos los niveles, duplicándose desde el 10% con 1,8 g/l al 21% con 3 g/l.

➤ Sobre todo, como insiste M. de Lorgeril, los mismos niveles de colesterol –por ejemplo 1,75, 2 y 2,5 g/l– ven cómo las tasas de mortalidad varían entre países; respectivamente, del 2 al 12%, del 3 al 18% y del 7 al 21%, es decir, por factores de 6, 6 y 3.

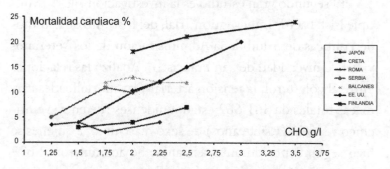

INVESTIGACIÓN DE LOS SIETE PAÍSES
(*AM. J. EPID.*, 1986, 124: 903)

Así pues, está claro que son los estilos de vida de los países, no el colesterol, los que causan las diferencias esenciales.

Esta gran heterogeneidad de países y de grupos (ferroviarios romanos, leñadores de Carelia y pescadores cretenses o japoneses, que obviamente no tienen nada en común) y la horizontalidad que toman las curvas en cada país individualmente, excepto en los Estados Unidos e Italia, muestran que el colesterol solo desempeña una función menor.

Sin embargo, A. Keys concluye afirmando la responsabilidad del colesterol, en la que creía desde 1950, pero la sitúa, sin embargo, detrás de la hipertensión arterial, la diabetes y el tabaco, y subraya sobre todo el papel nocivo de los ácidos grasos saturados.

A pesar de estas críticas importantes, el estudio de los siete países se seguía aún invocando un cuarto de siglo después de su publicación (Goldstein y Brown, S, 2006), a pesar de que muestra todo lo contrario de lo que se le atribuye: el colesterol no guarda una relación constante con la mortalidad cardiaca.

La investigación MRFIT

El segundo gran estudio es la investigación MRFIT (Multiple Risk Factor Intervention Trial, del Instituto de Estudios de Políticas de Salud de la Administración de los Veteranos y de la Universidad de San Francisco). Analizó las relaciones entre el colesterol, la tensión arterial y las mortalidades cardiacas totales de 361.662 estadounidenses (de entre veinticinco y sesenta y siete años) de sexo masculino, a quienes se hizo seguimiento durante seis años. Se acumularon 2.628 muertes cardiacas, en una decena de centros en todo el territorio de los Estados Unidos. Los resultados de esta investigación, seria y bien dirigida, que solo otorga una pequeña función al colesterol en la mortalidad cardiaca, son mucho más interesantes que los de los «siete países», ya que las poblaciones estudiadas son más homogéneas.

La relación entre la mortalidad acumulada en seis años y el colesterol es curvilínea, pero casi horizontal entre los 1,8 y los 2,4 g/l, es decir, en el 80% de la población monitorizada, y solo se eleva moderadamente después, en paralelo a la presión arterial. Es como sigue, por cada 20% de población:

> De 0,4% por debajo de 1,8 g/l (266 muertes).
> De 0,5% entre 1,8 y 2 g/l (316 muertes).
> De 0,6% entre 2 y 2,25 g/l (454 muertes).
> De 0,8% entre 2,25 y 2,45 g/l (576 muertes).
> De 1% entre 2,45 y 2,65 g/l (376 muertes).
> De 1,5% a partir de 2,65 g/l (540 muertes).

Hay, por tanto, una conexión real, pero bastante débil. Una vez más, el colesterol no es necesariamente un factor causal. La correlación no es causalidad y puede ser solo coincidencia o concomitancia.

Sin embargo, estas observaciones de 1986 fueron la fuente de las recomendaciones de los Institutos Nacionales de Salud, que preconizaron el descenso del colesterol mediante regímenes más enérgicos (esto fue antes de las estatinas).

Estas conclusiones moderadas ni siquiera se presentaron como una prueba irrefutable de los peligros del colesterol, en particular en Francia, donde, como recuerda M. de Lorgeril, uno de nuestros eminentes lipidólogos parisinos escribió: «Este y otros estudios en todos los países [?] muestran una conexión muy fuerte entre el colesterol y los riesgos cardiovasculares». Al mismo tiempo, redefine las curvas originales de la investigación MRFIT, modificando las escalas de forma que den la impresión de curvas fuertemente ascendentes desde 1,75 g/l y no a partir de 2,5 g/l (consulta el trucaje en la obra de M. de Lorgeril).

## La investigación PSC de la CTSU

La tercera y gigantesca investigación, conocida como PSC (Prospective Studies Collaboration) es en realidad el metaanálisis (es decir, el análisis a posteriori, seguido de una síntesis) de sesenta y un estudios ya publicados, dirigidos en veintiún países —entre ellos los Estados Unidos, Gran Bretaña, Suecia, Noruega, Dinamarca, Finlandia, Países Bajos, Bélgica, Italia, Grecia, Croacia, Israel, Australia, Honolulú, Puerto Rico, China... e incluso Francia (¡representada por un instituto parisino privado con fines lucrativos del 16.º distrito!)—, pero el 78% de los 892.000 sujetos sanos de entre cuarenta y noventa años que participaron eran europeos y el

20% estadounidenses, con una mortalidad total de 55.000, es decir, un 6%.

La duración del seguimiento varía de un estudio a otro, lo que conduce, como en todo metaanálisis, a algunas acrobacias estadísticas con el fin de ajustar los resultados (este metaanálisis engloba, entre otros, los estudios FRAMINGHAM y MRFIT).

Los resultados se presentan por franjas de edad de diez años —cada diez años, alrededor de los cuarenta y cinco, cincuenta y cinco, sesenta y cinco, setenta y cinco y más de ochenta años (gráfico de la página 141)–. Son exactamente los mismos resultados que los del MRFIT, con relaciones entre el colesterol y la mortalidad cardiaca curvilíneas, planas o casi planas, de 1,75 g/l a 2,25 g/l, y que enseguida se elevan ligeramente, de 2,25 a 2,5 g/l, y después mucho más allá. Estas relaciones curvilíneas, el lector no las verá. Han sido borradas; han desaparecido de los resultados. Nos ha hecho falta volver a hacer el cálculo punto por punto, ya que han sido «linearizadas», reemplazadas por líneas rectas; un poco más abajo se verá cómo. La conclusión más evidente del estudio está en otra parte. Las mortalidades relativas pasan por las cinco franjas de edad analizadas, de 1 a 2, después 6, 15 y 100, lo que todos los estudios epidemiológicos habían inventariado desde que existen: ¡así, el lector descubre que se muere del corazón cuando se es viejo! ¿Es realmente necesario volver a censar sesenta y un estudios basados en casi 900.000 personas para empujar una puerta abierta?

Lo que impresiona de la investigación PSC es sobre todo la amplitud de las manipulaciones estadísticas. La investigación fue dirigida por la CTSU de Oxford, que hay

**FALSIFICACIÓN DE LA REGRESIÓN LINEAL LOGARÍTMICA.**
**RELACIÓN MORTALIDAD CARDIOVASCULAR / COLESTEROL**
*(según la «Prospective Studies Collaboration [PSC]» [2007], en coordenadas*
*semilogarítmicas [trazado continuo y según los datos reales en coordenadas li-*
*neales estándar recalculadas por el autor])*

• Según los datos reales (línea de puntos), la mortalidad cardiaca aumenta de
  manera muy drástica con la edad, pero permanece casi constante hasta los
  2,5 g/l de colesterol.
• La regresión logarítmica del PSC, obra maestra de R. Peto, de la CTSU de
  Oxford, financiado por la MSD (lovastatina, simvastatina), falsifica los resultados, creando líneas de pendiente continua desde los valores más bajos del
  colesterol. Además, esta pendiente arbitraria está doblada por un «factor de
  dilución» también arbitrario (consulta el texto del PSC).

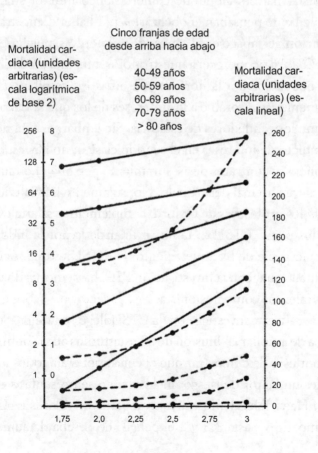

Mortalidad car-
diaca (unidades
arbitrarias) (es-
cala logarítmica
de base 2)

Cinco franjas de edad
desde arriba hacia abajo

40-49 años
50-59 años
60-69 años
70-79 años
> 80 años

Mortalidad car-
diaca (unidades
arbitrarias) (es-
cala lineal)

que conocer bien. Es un organismo que pretende ser de alto standing, estar ubicado por encima de toda sospecha, pero solo es una institución en parte financiada con fondos públicos (MRC, Medical Research Council y la Universidad de Oxford), pero sobre todo, a la vez, por grandes empresas inglesas, como Glaxo o Astra-Zeneca, y, contractualmente, por MSD (Merck Sharp and Dohme). Un equipo de estadísticos de elevado nivel, dirigidos por el brillantísimo Richard Peto, sucesor de sir Richard Doll, casi enterrado con las esposas por sus malversaciones descubiertas poco antes de su muerte, ¡cuando pensaban «nobelizarlo» por haber demostrado la función del tabaco en el cáncer de pulmón! Así pues la CTSU de Oxford no merece, a nuestros ojos, ninguna credibilidad, ya que es hábil a la hora de presentar los resultados de la manera más favorable a los intereses de los que la financian, como los vendedores de estatinas. Sin embargo, aquí no hay conflicto de intereses en el sentido clásico; no hay «subvenciones» ni contratos de asesoramiento personal. Los autores lo niegan al final del artículo. No; solamente hay salarios (o, para los profesores de Oxford, complementos salariales) pagados por la CTSU..., también financiada por la industria. Una especie de blanqueamiento. La CTSU es una sociedad pantalla que, con la investigación PSC, ha demostrado todos sus talentos como ilusionista.

Para esta investigación, la CTSU llegó muy lejos. Se trataba de ampliar la difusión de las estatinas a toda la población y, por eso, de demostrar que el colesterol era a todos los niveles un factor de riesgo, incluso si no se presentaba elevado. Hacía falta demostrar que, a partir de valores tan bajos como 1,3 y hasta 3,5 g/l, el peligro no cesaba de aumentar linealmente, con una pendiente inquietante, y que, por lo tanto, la relación curvilínea observada, casi horizontal con los valores bajos de colesterol, se tenía que corregir. De ahí el axioma «cuanto más bajo, mejor».

Para conseguir esto, la idea básica es simple, incluso simplista. Es suficiente con fabricar líneas rectas a partir de curvas experimentales. Esto se conoce como «la regresión lineal logarítmica» (ver el gráfico de la página 144). Se trata de una regresión. Los alumnos de segundo saben esto: los logaritmos linearizan todas las curvas que se tragan, exponenciales o de función de poder, todos lo saben. ¡Y listo! Obtenemos la figura de la página 141 de la investigación del PSC (en puntos, las curvas curvilíneas experimentales no publicadas y recalculadas por mí en líneas continuas, las magníficas rectas logarítmicas de la investigación, utilizando aquí logaritmos de base 2). Gracias a esta regresión lineal logarítmica, la mortalidad de los valores bajos del colesterol se sobreeleva y los valores bajos se comprimen (solo hay que mirar un módulo de papel semilogarítmico para que esto salte a la vista). Así es esta regresión lineal logarítmica, que es verdaderamente una regresión. Los logaritmos son republicanos: elevan los valores bajos y rebajan los valores elevados.

Por lo tanto, ¡milagro!: a todas las edades, la mortalidad cardiaca se incrementa linealmente con el colesterol, a partir de los valores más bajos.

Sin embargo, la CTSU aún lo hizo mejor. Como los valores del colesterol en los diferentes estudios reunidos en el PSC eran ampliamente dispersos, la CTSU decidió, de manera totalmente arbitraria, descartar un tercio de los valores, los que se alejaban demasiado de la media de las in-

### EL ENGAÑO DE LAS REGRESIONES LINEALES LOGARÍTMICAS

*La horizontal A-B se transforma en una pendiente A-C
que no tiene relación con la realidad*

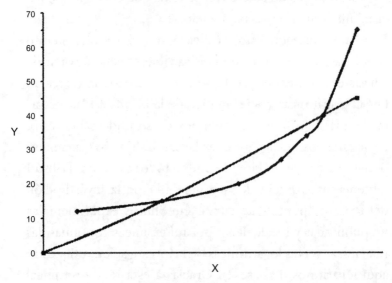

vestigaciones. Así pues, introdujo lo que se conoce como un «factor de contracción» y, deshaciéndose de una parte de los valores demasiado dispersos, los más elevados, inventó lo que se conoce como los «promedios flotantes». Esta manipulación estira todos los promedios del colesterol en relación con todos los niveles de mortalidad hacia valores más bajos de CHO y sobre todo hacia valores más elevados de mortalidad. Esta manipulación, muy hábil, endereza la línea recta que representa las relaciones que hay entre la mortalidad cardiaca y el colesterol, y duplica la pendiente, incrementando así los efectos del colesterol. Se trata, de hecho, de ilusionismo. Así, estas pendientes «apropiadamente» corregidas (*sic*), escriben nuestros distinguidos estadísticos, son más lisas que la realidad, y el colesterol, por tanto, tiene un peso dos veces superior en la mortalidad y cuatro veces más que en las curvas curvilíneas experimentales. Por tanto, hay un doble truco, primero por los logaritmos y después por el factor de contracción. Magnífico. Ten en cuenta que este doble arbitraje falsifica ipso facto nuestras curvas de puntos, calculadas sin disponer de los valores originales. Por tanto, tendrían que estar casi horizontales, incluso más allá de un colesterol de 2,7 g/l.

Tracemos líneas, que siempre quedará algo, ya que esta investigación engañosa que reivindica el análisis de 55.000 muertes entre casi 1 millón de sujetos tiene a partir de ahora fuerza de ley; es citada a cada instante, en todas las líneas de los informes y artículos, para señalar al colesterol como el adversario a batir a cualquier precio para salvar a la humanidad. El inmenso mercado de las estatinas se sigue extendiendo, y esto sin que nadie denuncie la falsedad radical de la investigación PSC.

Pero para denunciar primero hay que poner en duda, después leer y por último comprender las manipulaciones perversas de la CTSU. Nunca he leído un trabajo de estadísticas médicas tan tortuoso, presentado de manera tan oscura, prácticamente inaccesible a los no estadísticos. Admirable. R. Peto es un maestro. Ha formado una buena escuela.

Y nuestro B. Swynghedauw nacional, que es sin embargo un excelente investigador en cardiología, se muestra entusiasmado: «El estudio PSC ha revelado una relación lineal entre mortalidad cardiaca y colesterol». Pero ¿cómo podía no serlo con los logaritmos? Es el logaritmo de la mortalidad, que varía como el colesterol, y no la mortalidad en sí, y

B. Swynghedauw hace de la cardiología logarítmica lo mismo que M. Jourdain hacía de la prosa. Sin saberlo.

Conclusión: ningún estudio ha mostrado una conexión fuerte entre el colesterol y la mortalidad cardiaca, por lo menos por debajo de 2,6 g/l. Más allá, puede que haya una conexión tenue y sin una medida común con la importancia de los efectos de la hipertensión arterial, de la diabetes o del tabaco. Podrían haberse citado muchos otros estudios puntuales. Todos ellos llegan a la conclusión de que no existe una conexión entre el infarto de miocardio y el colesterol (por ejemplo, *Circ.*, 2002, 105; 2595, y 2003, 107: 2006).

Desde el punto de vista epidemiológico nada justifica, pues, el uso de las estatinas, que no pueden, a mi juicio, ser prescritas, en beneficio de la duda, más allá de los 2,9 g/l, lo que concierne ciertamente a menos de 200.000 personas entre los 4,5 millones que actualmente viven, en Francia, bajo el régimen de las estatinas.

# 6

## LAS ESTATINAS: HISTORIA FANTASIOSA
## Y ROBO DEL SIGLO

Opiniones contrastadas

Antes de presentar el análisis de los ensayos clínicos dedicados a las estatinas desde hace veinte años, es necesario contar la historia, bastante fantasiosa.

Descubiertas en 1980, su historia como medicamento de masas comienza en 1994 con el primer ensayo clínico, conocido como «Ensayo 4S, Scandinavian Simvastatine Survival Study» (*L*, 1994, 344: 1383), que provocó un delirio de entusiasmo cuando fue presentado ante miles de cardiólogos, que rieron o lloraron, aplaudiendo puestos en pie. El colesterol estaba pulverizado; el ateroma, vencido. ¡Hagan repicar las campanas, toquen los tambores; ha nacido el niño Dios! Un credo está en marcha. ¡Y lo que va a traer!

DITIRAMBOS, DIONISÍACAS, EPOPEYAS Y POEMAS
LÍRICOS. EL «DELIRIO DE LAS ESTATINAS»
Los cardiólogos estadounidenses y franceses

Un medicamento milagroso [¡!], un cambio radical en la prevención cardiovascular [¡!]. Los ataques cardiacos podrían muy pronto haber desaparecido [¡!] y, además, [las estatinas] también tienen múltiples efectos saludables en la esclerosis en placas, las neurodegeneraciones, el Alzheimer, la osteoporosis, todas las enfermedades cardiacas no coronarias, las enfermedades inflamatorias y algunos [?] cánceres. Un elixir para alargar la vida.

Así las describe, a raíz de su utilización en dosis elevadas, Eric Topol, uno de los cardiólogos estadounidenses más conocidos, antiguo jefe de la célebre clínica de Cleveland, hoy en día director del Instituto de Medicina Traslacional del prestigioso Scripps Research Institute de La Jolla, Universidad de California San Diego (*NE*, 2004, 350: 1562). ¡Un oráculo! Pero se verá más adelante que se le han bajado los humos.

B. M. Y. Cheung, de la Universidad de Birmingham y hoy en día afincado en Singapur, no es una excepción: «El triunfo más notable de la medicina moderna» (¡!) (*L*, 2010, 376: 1622). ¡Vaya! No se había hecho un elogio tan grande de los antibióticos o la cortisona, los antiinflamatorios y los anticoagulantes, que protegen o curan en el 80% de los casos, mientras que las estatinas son inútiles en el 99,6% de los casos (sí, en el 99,6% de los casos; lo has leído bien).

Y H. Krum delira:

Las estatinas tienen la propiedad de estabilizar las placas de ateroma [?] y de mejorar las funciones de las células endoteliales [??], de favorecer la revascularización [???], de frenar los receptores de la angiotensina [????], de inhibir las citocinas de la inflamación [?????] y de regular el sistema nervioso simpático [??????]. (*JACC*, 2002, 43: 642)

Y dice todo esto sin citar ni una sola referencia científica que lo apoye. Y con razón, puesto que no la hay.

Miles de artículos retoman todos los meses la misma cantinela en las revistas más importantes, firmados por cardiólogos conocidos en el mundo entero: en la Costa Este, en la Costa Oeste, en Texas, en Gran Bretaña, en Escandinavia..., por todas partes. Todos cantan a coro el mismo salmo, la *vox medica* unánime. La Iglesia de la Contrarreforma no era más monolítica, hasta el punto de que la excomunión y las hogueras amenazan a los recalcitrantes. Siempre los mismos sutras, la misma Vulgata repetida, recalcada. Un catecismo. Una fe.

El colesterol es la causa diabólica del ateroma, y las estatinas un regalo del cielo, que lo dinamitan; desobstruyen o dilatan las arterias y disminuyen drásticamente las complicaciones cardiacas y los ACV. Miles de artículos sobre ello. Imposible citarlos todos. Es una marejada. Más de cuarenta ensayos clínicos de envergadura en veinte años, que reúnen a 250.000 enfermos en las grandes revistas de medicina y de cardiología y, entre el pueblo, cientos y cientos de pequeños artículos puntuales. Cancioncitas. Paralelamente, centenares de investigadores tratan de resolver la cuadratura del círculo y de probar que las LDL o el colesterol podrían provocar o amplificar la inflamación de las placas de ateroma y cómo las estatinas podrían ralentizar su progresión, investigaciones llevadas a cabo sobre múltiples modelos animales, genéticamente modificados o no, y que no han resuelto nada desde hace treinta años, porque se intenta confirmar una idea preconcebida y no responder a la pregunta que plantea la incertidumbre del mecanismo de acción de las grasas en las arterias (ver el capítulo 3).

En este ditirambo permanente, en Francia se hace lo mismo, hacer bailar inútilmente el dinero de los franceses, dándose la dulce ilusión de servir a los enfermos y a la imagen de la cardiología, a la cual, sin embargo, no le faltan actuaciones magníficas. Resulta aún más sorprendente que ninguna estatina haya sido descubierta por laboratorios galos y que ningún francés haya dirigido ningún gran ensayo clínico. Solo seis comparsas aparecen entre los seiscientos cincuenta firmantes de los grandes ensayos clínicos sobre las estatinas, perdidos, ahogados en medio de los demás, solo para facilitar a las empresas la apertura del mercado francés a través de estos pequeños líderes de opinión. Francia ha sido, literalmente, colonizada por las estatinas... hasta consumir más que cualquier otro país, ¡hasta el punto de que dos estatinas figuran en la misma receta! Cuatro millones y medio de franceses de entre cincuenta y ochenta años –de los veinte millones que existen– tomando estatinas ¡son casi uno de cada cuatro!

Veamos ahora lo que afirman algunos de estos soldados de las estatinas, todos convencidos e íntegros, sin ninguna relación con las empresas que las producen; las defienden por pura ignorancia:

> Joël Ménard, profesor de salud pública, quien fue un excelente médico e investigador en el campo de la hipertensión arterial, pasó después cuatro años en Ciba-Geigy —hoy en día Novartis—, luego fue jefe de la Andem (el antepasado de la Alta Autoridad de la Salud), a continuación director general de la Salud y hoy en día es responsable del plan Alzheimer. Se trata de un «servidor del Estado» íntegro, algo inestable y un poco demasiado normativo, pero cuyas opiniones deberían tenerse en cuenta, y que estalla dolorosamente contra lo que decimos de las estatinas en nuestra *Guide des 4.000 medicaments*, porque viola su credo: «Es vergonzoso cuestionar las estatinas, que han hecho toda su evidencia indiscutible» (JDD, 19/09/2012). Evidencia, sí, pero de ineficacia.

> André Grimaldi, profesor y diabetólogo, que aconseja con entusiasmo, alzando los brazos al cielo, a todos los diabéticos sin excepción, tomar estatinas para «preservar su futuro», como si no hubiese leído —y todo hace pensar que no lo ha hecho— los ensayos clínicos que demuestran lo contrario (programa de televisión *Choisissez votre camp*, LCI).

> Bernard Swynghedauw (*Science et pseudo-sciences*, octubre de 2012), ya citado en este libro en relación con la función del colesterol en el ateroma, con esta perla: «Pero, en fin, si no es el colesterol, ¿qué es?». Cito extensamente a Swynghedauw, especialista en cardiología logarítmica (ver el capítulo 4), ya que es el arquetipo de muchos de sus compañeros cardiólogos. Pescarlo a él es pescarlos a casi todos:

• «El consenso científico sobre las estatinas [casi consenso, sí; científico, no] no se basa en ideas vagas y mercantiles

[?], sino sobre miles [¿los habrá leído?] de estudios reproducibles» (no; reproducidos, de manera idéntica, como se verá más adelante, después de que los haya diseccionado, solo muestran efectos exiguos o incluso ninguno sobre las complicaciones cardiovasculares).

- «Estudios que la industria farmacéutica ha financiado sobre miles de pacientes» (B. Swynghedauw aún cree que el número de pacientes es la fuerza de una evaluación, aunque es exactamente lo contrario. El número de pacientes incluidos está destinado a lograr una fuerza estadística suficiente para demostrar diferencias exiguas entre los enfermos tratados y los no tratados. Cuantos más enfermos necesite la evaluación de un medicamento, menor es su eficacia); «los ensayos que establecen sin ninguna duda posible [?] la eficacia de las estatinas»... (demuestran lo contrario. Claramente, ni siquiera los ha leído. Si lo hubiese hecho, es demasiado inteligente para no haber visto sus límites. Pero él cree, luego sabe).

- «Todos los tratados de cardiología y las revistas especializadas lo confirman» (los tratados solo son los depositarios de ideas tenidas por verdaderas en el instante en el que fueron publicadas y no confirman científicamente nada).

- «La no prescripción de estatinas después de un infarto de miocardio o de un accidente cerebrovascular es casi un fallo profesional» (aquí, B. Swynghedauw legisla).

### Las sociedades de cardiología

Todas estas opiniones individuales entre tantos cardiólogos que no citaré, porque los aprecio demasiado y me caen bien, se materializan en forma de recomendaciones por parte de sociedades de la cardiología mundial que presumen de sabias: American Heart Association, American College of Cardiology, Fédération des Sociétés Européennes de Cardiologie, Société Française de Cardiologie, Fédération Française de Cardiologie, y todas las equivalentes de los diferentes países europeos.

Pero si esto estuviese demostrado, si hubiese un consenso científico, ¿por qué esta apisonadora incesante de publicaciones pretende precisamente demostrarlo?

Porque todas estas sociedades dependen en gran medida de la financiación de la industria farmacéutica, y sus consejos de administración, sus oficinas y sus presidentes aún más; todos están a medio camino entre la connivencia y la complicidad interesada. De ahí este mensaje televisado de la Federación Francesa de Cardiología, que muestra el cadáver de alguien que ha sufrido un infarto, con este comentario, que va más allá del ridículo: «Una simple dosificación de su colesterol le habría podido evitar esto» (consulta *Books*, 31 de enero de 2012).

¿En qué se basan tales convicciones? Primero, en los cincuenta ensayos clínicos que analizaré en los capítulos 7 y 8, que abarcan a 230.000 sujetos y no demuestran otra cosa que un 99,8% de fracasos, lo que no impide a los autores concluir, siempre en la línea del dogma, que, aunque las diferencias observadas no sean significativas, no contradicen la utilidad del tratamiento con estatinas. Es para caerse de espaldas.

## Los metaanálisis de la CTSU de Oxford

Sin embargo, para establecer el dogma, convencer, obligar a quienes dudan y movilizarlos, *perinde ac cadaver*, llegan los metaanálisis de la CTTC (Cholesterol Treatment Trialists Collaboration), encargados y financiados por la industria. Son maravillas de la desinformación. La CTTC es una organización privada, filial de otra, la CTSU, de la que he hablado en relación con la falsificación de las curvas que vinculan el colesterol con la mortalidad cardiaca (ver el capítulo 4).

La CTSU es un organismo privado, que se dice independiente aunque está bajo la total dependencia de las grandes empresas farmacéuticas, especialmente las que comercializan las estatinas y los antihipertensores, es decir, los dos mercados mundiales más grandes de medicamentos. Se ha mencionado anteriormente cómo el estadístico Richard Peto, la CTSU y la CTTC habían conseguido la hazaña de demostrar que los riesgos de la hipertensión arterial empezaban en una presión sistólica de 10 y no de 14 a 16, y los del colesterol, a 1,3 y no a 2,5 g/l, lo que permite a la industria triplicar sus mercados, por medio de ampliar los tratamientos preventivos de los accidentes de la hipertensión arterial o atribuidos (erróneamente) al colesterol a todos los sujetos cuya tensión arterial es > 12,5 y, en el caso del colesterol, a todos los que tienen cincuenta años o más, sea cual sea el índice de su colesterol y de sus LDL, en nombre del principio «cuanto más bajo, mejor».

Todo esto gracias a la famosa «regresión lineal logarítmica» de las curvas reales, reforzada por la utilización de un misterioso «factor de contracción», totalmente arbitrario. Desde este trabajo epidemiológico, todos los cardiólogos, como Bernard Swynghedauw, creen ciegamente en los mitos acerca del peligro del colesterol y de las estatinas salvadoras.

De hecho, la industria ha otorgado a la CTSU la tarea de promocionar las estatinas. Para esto ha reagrupado los resultados de numerosos ensayos clínicos anteriores (esto se conoce como un «metaanálisis», un análisis a posteriori) y los ha «transformado», cocinado a su manera, a medida, para obtener los resultados deseados. Y así nos encontramos con tres metaanálisis, las tres perlas de Oxford, de 2005, 2008 y 2010. Prestidigitación pura. El resultado es aún mejor que el que MSD, Pfizer, BMS, A-Z y otras esperaban. No en balde han financiado a la CTSU, como veremos ahora:

> Conclusión del primer metaanálisis: es necesario tratar el colesterol y las LDL, sea cual sea el nivel que presenten, ya que el riesgo aumenta «linealmente» con su concentración, desde los valores más bajos (siempre la regresión lineal logarítmica), y las estatinas reducen este riesgo a todos los niveles (L, 2005, 366: 1267, metaanálisis de catorce ensayos clínicos anteriores llevados a cabo en 90.000 sujetos monitorizados durante cinco años). Pero es necesario leer el artículo, puesto que no tiene nada que ver con sus conclusiones. Las mortalidades cardiacas y por accidentes cerebrovasculares, así como las complicaciones cardiovasculares importantes, mortales o no, se reducen en un 13, un 21 y un 27%. Esto es cierto, pero en relación con la enorme cantidad de sujetos tratados, la reducción no es más que del 0,6, 1 y 1,2%. Estas variaciones son demasiado débiles para ser significativas en la mayoría de los ensayos, que solo hacían el seguimiento de 2.000 o 5.000 sujetos, pero se volvieron significativas en el metaanálisis, que agrupa veinte veces más personas. Pues es justamente para eso para lo que sirven los metaanálisis, para aumentar la potencia estadística. ¡Se meten salchichas y sale un

animal vivo! Y por eso la industria farmacéutica los financia. Así pues, el plomo se transforma en oro, ya que reducir en un 0,6% la mortalidad en cinco años, es decir, un
0,12% por año, requiere tratar a 830 enfermos, no para
evitar sino para retrasar un accidente cardiovascular. Es
decir, ¡un 99,8% de fracasos!

➤ El segundo metaanálisis de la CTSU concluye que es necesario tratar con estatinas a todos los diabéticos lo suficientemente susceptibles (?) de sufrir accidentes vasculares (L, 2008, 371: 177, ensayo que reagrupa a 18.000
diabéticos). El mismo comentario.

➤ El tercer metaanálisis de la CTSU es el más importante
(L, 2010, 376: 1610). Reagrupa veintiséis ensayos que
dan cuenta del seguimiento de 171.000 sujetos; cinco de
ellos se refieren al seguimiento de 39.000 sujetos sometidos a tratamientos intensivos de estatinas (se les suminis-
tró una dosis doble o triple): se trata de los ensayos TNT,
IDEAL, SEARCH, PROVE-IT y ATOR (consulta la tabla en el anexo 4). Conclusión: ahora es necesario duplicar, incluso
triplicar, las dosis de estatinas (y sus complicaciones...),
ya que permiten una reducción adicional de los accidentes cardiovasculares: «Toda reducción adicional de 0,4 g/l
de las LDL logra linealmente [siempre linealmente, con la
CTSU] una reducción adicional del 20% de los accidentes cardiacos y de los accidentes cerebrovasculares» (es
decir, un 0,2% por año, en valores absolutos).

Así pues, es necesario tratar a todo el mundo con las dosis máximas tolerables... que presentan diez veces más complicaciones. Delirante.

## Reacción: la verdad sale del pozo

Ante este tsunami, algunos han conservado la cabeza fría, ya que las estatinas no han alterado en nada, en quince años, la mortalidad cardiovascular, aunque se prescriban a 200 millones de personas, de las cuales 24 millones son estadounidenses y 4,5 millones franceses (récord mundial), en un país donde las siete especialidades de estatinas se sitúan en el segundo puesto del gasto de medicamentos, justo por detrás de las doscientas especialidades de antihipertensores pero por delante de todos los anticancerígenos (1.900 millones de euros), muy por delante de los analgésicos (1.200 millones), los antidepresivos o los ansiolíticos (1.200 millones). Las estatinas se situaron incluso en el primer o tercer lugar entre las moléculas individualmente más caras en Francia en 2011 (Tahor el número uno y Crestor el número tres), es decir, facturaron 2.000 millones de euros. ¿No hay otras prioridades en el campo de la salud?

### M. Apfelbaum, M. de Lorgeril y los demás

Los primeros en reaccionar en Francia fueron el profesor Marian Apfelbaum, desde 1997 —«El colesterol es una molécula indispensable e inocente. No presenta ningún peligro para las arterias» (*Vivre avec du cholésterol, op. cit.*)—, y, magnífico por su lucidez y coraje, Michel de Lorgeril, director de investigación en el CNRS en Grenoble, cardiólogo, formado en Suiza y en los Estados Unidos, con innumerables publicaciones internacionales y tres libros que le han puesto en contra a toda la «comunidad» de la cardiología, por una vez unida, contra este alborotador. Nosotros mismos hemos ironizado sobre las estatinas desde 2004 (*Savoirs et Pouvoir*, Le Cherche Midi).

Sin embargo, llegan otros, estadounidenses, ingleses y de otros europeos, empezando por el propio Eric Topol, que ha cambiado su posición delirante de 2004: «La idea de que una simple reducción del colesterol pueda mejorar la salud de los pacientes es demasiado simple» (2010).

Desde 1992, G. Davey-Smith había reaccionado vigorosamente contra la entrada masiva de las estatinas en el mercado, parodiando a Ivan Illitch: «La tarea de rebajar los niveles de colesterol amenaza la salud de la población» (*L*, 1992, 304: 431), y, más tarde, T. Christiaens, de la Universidad de Gante (*L*, 2004, 363: 1827): «Los efectos de las estatinas en la prevención de los accidentes cardiovasculares son tal vez estadísticamente significativos, pero no tienen ningún impacto clínico», e incluso P. Hayward, de la Universidad de Chicago: «Los fracasos de los ensayos con estatinas indican que tratar de prevenir los infartos de miocardio y los accidentes cerebrovasculares por medio de reducir el colesterol es probablemente un error» (*Businessweek*). A las mismas conclusiones llega la *Review of Clinical Trials* (2012, 7: 150): «El análisis de todos los ensayos clínicos publicados no justifica la utilización de las estatinas para reducir la mortalidad y las complicaciones vasculares en la diabetes [el profesor A. Grimaldi debería leer esta revisión]. Las recomendaciones oficiales deberían ser reexaminadas y reformuladas por expertos independientes de la industria farmacéutica». Citemos también la reciente y lapidaria editorial de *Lancet* (*L*, 2011, 377: 354): «La opinión dominante de que las estatinas son un elixir para alargar la vida es más que cuestionable», y aún a Allison Goldfine (*NE*, 2012, 366: 1752): «Es realmente hora de volver a evaluar los beneficios y los riesgos de las estatinas».

¿Qué espera la Sociedad Francesa de Cardiología, veinte años después de la introducción de las estatinas en el mercado, para examinar la cuestión, virar suavemente, precisar las condiciones de la utilización de las estatinas y salvar su honor, al menos científico? Aún hay tiempo, antes de que se convierta en el hazmerreír de la historia.

### Los metaanálisis en contra

Después de estos comentarios que me hacen sentir menos solo, después de que dos terceras partes de los ensayos clínicos sean negativos o no significativos y de que el tercio restante solo muestre efectos exiguos, también hay dos metaanálisis negativos que remiten la los mismos ensayos clínicos que habían sido juzgados como positivos por la célebre CTSU de Oxford! ¡Los mismos!

Así, K. K. Ray, de Cambridge (*Arch. Im.*, 2010, 170: 1024), revisa once ensayos, de los cuales cinco son de prevención primaria y seis de prevención secundaria, que dan cuenta del seguimiento de 65.000 pacientes. La conclusión es lapidaria: «Este metaanálisis, basado en la literatura científica, no ha encontrado ninguna evidencia del beneficio de las estatinas en ninguna causa de mortalidad en la configuración de los mecanismos de prevención primaria y de alto riesgo».

Por su parte, J. Abramson, de la Universidad de Harvard (*L*, 2007, 369: 168), revisa nueve ensayos, entre ellos cinco de prevención primaria, siempre los mismos, y echa el freno a las cuatro ruedas para protestar contra las nuevas recomendaciones estadounidenses de 2007 y contra los consejos de la CTSU, que conducirían, si se aplicaran, a tratar ya no a 24 millones sino a 36 millones de estadounidenses. La conclusión de Abramson es la siguiente:

> Estos ensayos clínicos muestran el fracaso completo de las estatinas en la reducción de la mortalidad total y de los accidentes cardiovasculares importantes y un éxito muy limitado en el resto de los acontecimientos cardiacos de todo tipo, así como un criterio de evaluación impreciso y subjetivo, con una reducción relativa de estos acontecimientos menor del 18%, que, en función del número de sujetos tratados, se resume en una reducción absoluta exigua del 0,3% por año, lo que obliga a tratar a 350 pacientes para un único accidente más o menos grave.

Es decir, nos hallamos ante un 99,71% de fracasos. Además, según Abramson, no se constata ningún efecto en los mayores de setenta años ni en las mujeres.

## Mi punto de vista

Para concluir esta revisión de los diferentes puntos de vista favorables o desfavorables a las estatinas, un comentario general: no hay ningún ejemplo de grandes medicamentos que hayan necesitado tantos esfuerzos para imponerse: cincuenta grandes ensayos desde 1994 hasta 2012, tres al año, realizados a partir del seguimiento de más de 200.000 pacientes. No ha hecho falta la décima parte para que se impongan las grandes moléculas (antibióticos, antihipertensores, diuréticos, metformina, corticosteroides, antiinflamatorios no esteroideos, etc.). La cantidad de ensayos y la cantidad de pacientes monitorizados en cada uno de ellos no apoyan la eficacia de las estatinas sino todo lo contrario. Puesto que se han necesitado muchos participantes, de 1.000 a 20.000 por ensayo, es evidente que la diferencia entre las estatinas y el placebo era exigua, si es que existía, por lo que hacía falta recurrir a una potencia estadística suficiente para desvelar lo imperceptible.

Una gran molécula se impone tras haberse realizado dos o tres ensayos, cada uno de los cuales incluye entre 200 y 500 pacientes. La eclosión del número de ensayos clínicos sobre las estatinas, sin embargo, también tiene otras dos causas, fáciles de adivinar:

> ➤ En primer lugar, la competencia entre las empresas que han invadido sucesivamente el mercado, cada una de ellas pretendiendo demostrar su superioridad sobre las demás.

> ➤ La segunda razón, la tentación de ampliar el mercado de las estatinas, por medio de tratar de imponer dosis lo más elevadas posibles y de conquistar los más amplios mercados posibles, intentando aplicar las estatinas, en la prevención primaria, a todos los sujetos mayores de cincuenta años, independientemente del valor de su colesterol o de sus LDL.

Por último, un 99,5% de fracasos por lo menos... frente a las complicaciones muy raramente mortales (0,2/100.000), agudas (0,1%) o graves (7%) que obligan a interrumpir los tratamientos en al menos entre el 5 y el 10% de los casos. Y el 20% de los pacientes detienen ellos mismos el tratamiento..., diez veces más a menudo de lo que son eficaces.

Y el 0,5% de casos de éxito, ¿son reales? Si lo fueran, puesto que 4,5 millones de franceses toman estatinas, se evitarían 22.000 accidentes cardiacos por año en Francia con 200 millones de tratamientos, ¡1 millón en el mundo! Pero, justamente, si las estatinas fueran tan eficaces, habrían reducido el número de infartos de miocardio y de accidentes cerebrovasculares desde hace quince años, ya que son ampliamente comercializadas. Ahora bien, como se ha visto en el capítulo 4, si la cantidad de casos mortales se ha reducido en un 70% desde 1950 y en un 50% desde 1985, la disminución no es más que del 15% desde 1995 y no es atribuible a las estatinas sino a los antihipertensores, a la reducción del tabaquismo y a unos progresos excepcionales llevados a cabo por los cardiólogos que están en pie, de noche y de día, junto a la cabecera de los enfermos (no los que, sentados detrás de sus escritorios, prescriben estatinas). Las *resucitaciones*, reanimaciones, trombólisis, angioplastias, endoprótesis vasculares, baipases, etc., son lo que ha disminuido significativamente, desde hace veinte años, no la mortalidad por infartos y accidentes cerebrovasculares sino su letalidad, su mortalidad inmediata. Sigue habiendo muchos infartos y accidentes cerebrovasculares (230.000/año), pero la mortalidad inmediata de los infartos en los grandes centros hospitalarios ha pasado del 50 al 5%, y las estatinas no han tenido nada que ver en ello.

La eficacia de las estatinas en la salud pública es, pues, hoy en día nula, a pesar de su coste prohibitivo.

# 7

## EVALUACIÓN DE LAS ESTATINAS

### Dificultad y falsificación de los ensayos

#### Breve historia de un patinazo médico e industrial

Recordemos brevemente la historia del colesterol y de las estatinas y cómo se ha llegado a la situación actual, cómo ha sido posible un patinazo de esta envergadura.

La historia comienza con un error médico que hizo del colesterol el principal responsable del ateroma, de los infartos de miocardio y de los accidentes cerebrovasculares (consulta esos capítulos). La industria farmacéutica enseguida percibió la amplitud del mercado que se abría. Después de haber fracasado con los fibratos, poco eficaces o peligrosos, tomó al vuelo el descubrimiento que hizo Akira Endo de las estatinas. Las empresas más grandes, MSD, BMS, Bayer, Novartis, Pfizer y Astra-Zeneca, se precipitaron por esa brecha y conquistaron un mercado gigantesco, que se convirtió en pocos años en el primer mercado mundial de medicamentos. Una vez más, la industria no ha favorecido el tratamiento de

163

los grandes problemas de salud pública que están sin resolver en los países occidentales, y *con más razón* los del Tercer Mundo, sino los principales mercados que aportan beneficios inmediatos, que son los de los países ricos en las enfermedades frecuentes y crónicas, que se tratan durante mucho tiempo, y sobre todo en los tratamientos preventivos, que se llevan a cabo durante decenas de años en personas perfectamente sanas para protegerlas de accidentes que la inmensa mayoría de ellas nunca habrían sufrido. De manera que 25 millones de estadounidenses, 4,5 millones de franceses y 200 millones de hombres y mujeres en todo el mundo se han colocado en el plazo de algunos años bajo el mandato de las estatinas. Todo ello para nada.

Para llegar hasta ahí, ha sido necesario demostrar o querer demostrar la eficacia, o al menos la apariencia de la eficacia de estas moléculas, en un contexto en el que se ha visto aliarse la fe de los cardiólogos, convencidos de los peligros del colesterol, con la habilidad comercial de la industria, que ha explotado este filón. Esta colusión del error y de la avidez ha conducido al lanzamiento de un cohete en cuatro etapas:

1. Presentando las estatinas como «el triunfo de la medicina moderna contra las complicaciones cardiacas de las hipercolesterolemias».
2. Tratando de extenderlas a los pacientes sin hipercolesterolemia, con la pretensión de que son muy eficaces (a decir verdad, son muy ineficaces).
3. Proponiendo aumentar las dosis para reducir aún más el colesterol, en el contexto del dogma «cuanto

más bajo, mejor», esperando una mayor reducción de las complicaciones cardiacas.

4. Tratando de ampliar el mercado de las estatinas a las enfermedades inflamatorias y autoinmunes, tales como la esclerosis en placas, la osteoporosis, los cánceres, etc., gracias a un burbujeo constante de centenares de publicaciones multidireccionales, hipotéticas y frágiles. Por eso, en 2008, las agencias de salud gubernamentales de los Estados Unidos declaran que vale la pena que 44 millones de estadounidenses tomen estatinas, y también por eso su consumo en Francia ha aumentado un 15% entre 2008 y 2012, y esto sin que exista ni la más mínima prueba de su eficacia, sino que, al contrario, hay múltiples evidencias de su ineficacia, a pesar de los ensayos clínicos constantemente falsificados.

## Ensayos clínicos de las estatinas: duración, número de pacientes y costes desorbitados

Llevar a cabo un ensayo clínico es tratar de evaluar el valor de un medicamento en una muestra de enfermos que aceptan prestarse a esta experiencia después de haber sido claramente informados de la finalidad y de los riesgos del ensayo. La mitad de ellos, seleccionados al azar (esto se conoce como «aleatorizar») serán efectivamente tratados, mientras que la otra mitad solo recibirán un placebo, es decir, un falso medicamento, sin que ni ellos ni los médicos que los controlan lo sepan (esto se conoce como «doble ciego»).

En una primera fase se trataba de demostrar que las estatinas no solamente reducían el colesterol y las LDL en un

20, 40 o 50%, según las dosis, lo que se estableció muy rápidamente, sino, sobre todo, que disminuían cada vez más la frecuencia de los ataques cardiacos y de los accidentes cerebrovasculares.

La dificultad era la escasez relativa y el carácter muy tardío de estas complicaciones, la gran mayoría de las cuales solo se manifiestan después de los setenta y cinco años.

Por lo tanto, fue necesario llevar a cabo largos ensayos e involucrar en ellos a miles de sujetos para observar un número estadísticamente significativo de accidentes cardiacos.

Sin embargo, aplicar el principio de precaución a los riesgos poco frecuentes y evaluar las acciones preventivas a largo plazo es casi tan difícil como leer el futuro en las bolas de cristal. Así ocurre, entre otras, con la evaluación de:

> La detección del cáncer de mama, de colon o de próstata.
> Los riesgos a largo plazo de los tratamientos hormonales de la menopausia o de la píldora.
> La eficacia de tratamientos preventivos, como las estatinas o la aspirina en la prevención de los cánceres.

En todas estas circunstancias, la evaluación solo es posible con una duración de la observación comparable al tiempo que tarden en aparecer los acontecimientos que se intenta prevenir. Los cánceres y las complicaciones cardiovasculares tienen en común el hecho de ser tardíos y de no afectar, en el plazo de entre diez y quince años, más que al 8 o al 10% de la población vigilada o tratada.

Se ha visto que las complicaciones del ateroma son muy tardías y muy poco frecuentes en Francia, a diferencia de lo que ocurre en los Estados Unidos, en Gran Bretaña o en Europa del Norte. Según los datos del Iserm en el *Boletín epidemiológico semanal*, los riesgos de muerte cardiovascular son hoy en día, en la población en general que tiene entre cincuenta y cinco y setenta y cinco años, de solamente un 0,1% anual por infarto de miocardio y casi lo mismo por accidente cerebrovascular, es decir, de alrededor de un 0,2% anual o, lo que es lo mismo, de un 1% en cinco años, la duración media de los ensayos clínicos. En definitiva: si 5.000 pacientes entraron en el ensayo, solamente 50 estarían en riesgo. Esto deja pocas esperanzas de encontrar una diferencia significativa entre los sujetos tratados y los no tratados.

Las muertes y los accidentes cardiovasculares son, sin embargo, más frecuentes en los sujetos «de riesgo», con antecedentes familiares, y *con más razón* personales, de enfermedades arteriales, o bien que padecen hipertensión o diabetes y que están expuestos al tabaquismo activo.

Para precisar su frecuencia en los sujetos de riesgo, he extraído los porcentajes anuales de accidentes cardiovasculares en los grupos no tratados de quince ensayos clínicos acerca de las estatinas de prevención secundaria, llevados a cabo con 46.000 pacientes de entre cincuenta y cinco y setenta y cinco años, monitorizados durante cinco años, y con 22.000 sujetos que no se consideraba que estuviesen bajo un riesgo vascular en particular en cinco ensayos de prevención primaria de edad similar.

En relación con la población general normal de la misma edad, los riesgos de mortalidad cardiovascular, coronaria y por accidentes cerebrovasculares son por término medio cinco veces más elevados. Por tanto, es razonable pensar que la mayoría de las complicaciones cardiovasculares se concentran, pues, en el 20% de los 18 millones de franceses que tienen entre cincuenta y cinco y setenta y cinco años, es decir, alrededor de entre 3 y 4 millones, con un riesgo aproximado cinco veces superior al del conjunto de la población, por tanto de un 1% por año y un 5% en cinco años, lo que significa alrededor de 250 casos sobre 5.000, esperando descubrir, en los ensayos de prevención secundaria, una diferencia significativa entre los sujetos tratados y los no tratados, por ejemplo 110 casos de complicaciones en lugar de 140, es decir, 30/140, o aproximadamente -20%, aunque los ensayos de prevención primaria en los sujetos sin riesgo cardiovascular estén casi condenados al fracaso.

Estas dificultades son muy grandes en el campo de las estatinas.

Si los ensayos son relativamente cortos, esto es, si abarcan entre dos y cinco años, se producen muy pocos accidentes cardiacos, de un 0,5 a un 2% por año, de manera que, para censarlos e identificar las eventuales diferencias entre el número de accidentes cardiacos del grupo tratado y del grupo no tratado, es necesario que participen miles de sujetos en los ensayos, a un coste evidentemente muy elevado.

Los ensayos clínicos no se pueden prolongar de diez a quince años, por cuatro razones:

1. Los costes se vuelven prohibitivos.
2. La duración de los ensayos choca con la duración de las patentes, hasta el punto de que puede ser que ya hayan caducado cuando finaliza el ensayo clínico.

3. Con el paso del tiempo se pierde la pista de un número creciente de sujetos, que a veces llega hasta el 30 o el 40%, lo que invalida el ensayo.

4. Por último, en ocasiones aparece un fenómeno conocido como «convergencia»: con el paso de los años, los dos grupos, el tratado y el no tratado, se encuentran, porque los enfermos tratados suspenden u olvidan su tratamiento sin comunicarlo o porque, por el contrario, a los enfermos no tratados su médico les prescribe un fármaco similar al que se está estudiando; también porque los contratiempos de la vida traen problemas de salud, en distinta cantidad en un grupo que en el otro. Así, se perdió la pista del 30% de los enfermos en uno de los ensayos clínicos con estatinas, y en otro la convergencia fue tal que los accidentes cardiacos ¡se volvieron más frecuentes en el grupo tratado que en el grupo no tratado al cabo de diez años!

## ENSAYOS SISTEMÁTICAMENTE FALSIFICADOS

A pesar de estas dificultades, para convencer, la industria farmacéutica, que organiza y financia todos los ensayos, tiene que presentar resultados brillantes y espectaculares. Su problema no era evaluar objetiva y científicamente el impacto clínico real de las estatinas, sino afirmar el dogma del peligro del colesterol y, por tanto, de la eficacia de los medicamentos anticolesterol. Así pues, no se trataba de una operación de promulgación de la verdad, sino de una operación de marketing.

Para tener éxito, es necesario tergiversar, biselar, falsificar los ensayos a todos los niveles, jugando con criterios de inclusión y exclusión, con criterios de evaluación, con manipulación de estadísticas y sobre todo con la presentación de los resultados. Y esto se hace con tal maestría que los lectores poco atentos y convencidos de antemano no se enteran de nada, ya que los ensayos les dicen exactamente lo que creen y quieren creer, lo que hace que, muy pronto, no lleguen ni siquiera a demostrar el efecto de las estatinas, convertido ya en un dogma, sino que intentan justificar el aumento de las dosis y ampliar las indicaciones.

### Criterios de inclusión y exclusión de los pacientes calibrados

Para conseguirlo, primero se trata de definir los criterios de inclusión, de calibrarlos bien, lo que permite seleccionar y reclutar a millones de pacientes que estén expuestos a suficiente riesgo para que aparezca un número estadísticamente apreciable de complicaciones cardiacas en cinco años, pero, al mismo tiempo, se trata también de reclutar a sujetos que estén expuestos a un riesgo lo suficientemente limitado para no encontrarse diezmado por las complicaciones durante la vigencia del ensayo; dicho de otra manera, los ensayos se llevan a cabo con pacientes ideales, que están bastante lejos de los reales. Para conseguir una selección «óptima», muchos ensayos parten de 30.000 a 60.000 pacientes, los filtran excluyendo a muchos (los criterios de exclusión son tan importantes como los de inclusión), los someten a preensayos de algunas semanas, conocidos como «períodos de rodaje», para cribarlos aún mejor, y finalmente mantienen al 10%, por ejemplo a 5.000, para el ensayo final.

Así se elimina a aquellos que toleran mal las estatinas, lo que permite enseguida alegar su buena tolerancia, que será evidentemente menos buena cuando se utilicen en el grueso de los pacientes. ¡Esto no es un «período de rodaje», sino un «período de lavado»!

## Criterios de evaluación a medida, múltiples, mal definidos y heterogéneamente combinados

Para tener éxito, fue necesario definir los criterios de evaluación, que debían ser lo bastante numerosos y flexibles y susceptibles de ser utilizados en función de los resultados deseados. Así pues, unas veces se tomarían uno a uno, aisladamente, como criterios secundarios, y otras se reunirían, para hacer bulto y esperar así el significado estadístico, en criterios compuestos. Los criterios compuestos reagrupaban conjuntos heterogéneos de criterios secundarios, que, asociando accidentes graves y poco frecuentes con los que eran tres, cinco y diez veces más frecuentes, pero menos graves o mucho menos graves –por ejemplo el número de hospitalizaciones, aunque estas solo fueran para realizar un simple chequeo–, permitían aumentar el número total de accidentes y esperar el significado estadístico, al precio de la pérdida completa de todo significado clínico.

En resumen, se trataba de convencer por medio de la presentación de resultados en su mejor versión, por no decir maquillados, con el fin de poner de relieve la eficacia de las estatinas, la cual se manifestaba sobre todo en los accidentes menos graves y los menos bien definidos, que eran también los más frecuentes, y en los criterios compuestos, que mezclan hábilmente la gravedad de algunos y la relativa benignidad de la mayoría. Una mezcla hábil de criterios objetivos y significativos, incuestionables y verificables, como la mortalidad, imposible de ocultar, y de marcadores secundarios, más o menos subjetivos, imaginados cuidadosamente, con los resultados brutos en mano, con el fin de engañar mejor. (En todos los tipos de ensayos clínicos, la industria farmacéutica es experta en el arte de utilizar los marcadores secundarios, que son fácilmente medibles y rápidos pero poco significativos. La cancerología, por ejemplo, ofrece innumerables ejemplos de ello).

Para convencerse, basta con examinar los resultados publicados, los cuales hablan por sí mismos, mejor que este largo discurso. A continuación te muestro la lista de los criterios de evaluación imaginados por los patrocinadores de los ensayos:

➤ Dieciséis criterios bien individualizados, ordenados aquí por orden de gravedad y objetividad decreciente:

- Mortalidad total, cardiaca o no.
- Mortalidad cardiovascular total (incluidos los accidentes cerebrovasculares).
- Mortalidad coronaria.
- Mortalidad por infarto de miocardio (se entiende mal la diferencia con el anterior).
- Mortalidad cardiaca no coronaria.
- Mortalidad por insuficiencia cardiaca sin precisar la causa, coronaria o no.
- Accidentes cerebrovasculares mortales.
- Infartos de miocardio no mortales.
- Accidentes cerebrovasculares no mortales.

- Isquemia cerebral transitoria (¿dónde está el límite con el criterio anterior?).
- Infarto de miocardio «sospechado»... «silencioso»... «probable» (?).
- Angina crónica... o angina inestable (?).
- Angioplastia, endoprótesis vasculares.
- Baipás coronario.
- Intervención en enfermedades arteriales periféricas.
- Número de hospitalizaciones.

➤ Una infinidad de indicadores compuestos, tallados a medida en función del resultado deseado, de gravedad decreciente, uniendo entre dos y cinco criterios anteriores (en cuanto a la utilización perversa e inadecuada de los criterios compuestos, consulta *JAMA*, 2003, 289: 2575):

- Complicaciones cardiovasculares importantes, el «principal criterio de valoración», el utilizado más a menudo, que une la mortalidad cardiovascular y el infarto de miocardio no mortales y a menudo los accidentes cerebrovasculares, mortales o no, y si es necesario, para incrementar el número de los accidentes y conseguir la significación estadística, la angina crónica o inestable, las *resucitaciones*, las admisiones hospitalarias de urgencia, etc.
- Complicaciones cardiovasculares sin importancia, como las anginas de diferentes tipos, intervenciones de revascularización coronaria y hospitalizaciones.
- Por último, en la cima de la confusión y de la imprecisión, los «acontecimientos cardiacos», expresión

que no significa nada, pero que tiene la ventaja de aumentar el número máximo de accidentes sometidos al análisis estadístico, que reúnen todo lo que de cerca o de lejos aparece como una manifestación cardiaca patológica, sin ir de todas maneras a analizar las palpitaciones y los latidos del corazón (en uno de los ensayos hubo 80 muertes coronarias mezcladas con 1.100 «hospitalizaciones» ¡para hacer bulto!).

Acostumbrado, como otros (entre los que visiblemente hay pocos cardiólogos y diabetólogos), a la lectura y el análisis de los ensayos clínicos, afirmo que nunca, en ninguna patología, en ningún tipo de ensayo, se ha observado tal cacofonía, tal proliferación de criterios de evaluación, multiplicados para obtener el mayor número posible de accidentes y esperar el famoso valor del factor estadístico de probabilidad $> 0,05$.

Se trata de una verdadera operación de maquillaje, y no se podría insistir demasiado en la subjetividad de las definiciones de muchos de estos criterios de evaluación, construidos a medida, bajo demanda, con el objetivo de llegar a unas conclusiones favorables para las estatinas. ¡Una operación de alta costura! Desgraciadamente, para darse cuenta hay que leer con mucha atención los datos de los ensayos clínicos; y estos ensayos, como veremos, no tienen muchos lectores atentos, que no estén convencidos de antemano.

### Presentación de los resultados engañosos

Para convencer, también era necesario presentar los resultados de forma atractiva y espectacular, ya que hay muchas maneras de contar la misma historia, y jugar con las cifras es un arte consumado para los estadísticos. Surgen cinco índices diferentes, de los cuales uno dará una imagen espectacular de máxima eficacia de las estatinas y se difundirá a toque de corneta, mientras que los otros constituyen la prueba de su casi completa ineficacia, y se guardará silencio sobre ellos.

Estos índices son la reducción relativa (RR) de los accidentes cardiacos (o su inversa, el «ratio al azar»; pero no nos compliquemos, que con esto ya es suficiente), la reducción absoluta (RA), el número de pacientes que se deben tratar por año para evitar o retrasar un accidente cardiaco (NAT), y el número y el porcentaje de tratamientos inútiles (NTI y PTI).

Concretémoslos con un ejemplo muy representativo de los resultados obtenidos en un ensayo clínico con 4.000 sujetos, monitorizados durante cinco años, con 2.000 sujetos tratados, de los cuales murieron 80, y 2.000 bajo placebo, de los cuales murieron 100; es decir, en el caso de los primeros, hay una diferencia de 20 en relación con las 100 muertes que se habrían podido experimentar si no hubiesen seguido el tratamiento (consulta la tabla VII en el anexo 4).

➤ Primera presentación espectacular, siempre favorecida por la industria, la reducción relativa; más precisamente relativa al número de muertes observadas con la ausencia de tratamiento. Prodigioso. Los cardiólogos solo verán esto: las estatinas reducen en un 20% la mortalidad cardiaca. Cornetas y tambores. Magnífico.

➤ Pero después viene la ducha de agua fría, la reducción conocida como absoluta: las 20 muertes evitadas son de hecho también relativas, pero relativas en relación con la cantidad de sujetos tratados, es decir, son 20 muertes entre 2.000 sujetos tratados, con lo que obtenemos la cifra de un 1% en cinco años, o, lo que es lo mismo, de un 0,2% por año: casi nada. ¡La impresión es ahora muy diferente! Por eso la mayoría de los ensayos la esquivan; se evita hablar de la RA anual. Pero todos los lectores atentos conocen este truco y todos los especialistas serios de análisis de ensayos lo estigmatizan. El impacto real del tratamiento es la RA; la RR es tan solo una fachada. «Presentar los resultados en términos de RR es una elección industrial destinada a maximizar los beneficios» (V. Vascarino, Atlanta, *Circ. Cardiovasc. Qual. Outcomes*, 2009, 2: 286).

Y, naturalmente, todos los artículos evitan hablar del tercer indicador, el NAT, el número de sujetos a tratar al año para evitar una complicación cardiaca por año, que es la reciprocidad de la reducción absoluta (una reducción absoluta del 1% son 100 sujetos que se han de tratar para evitar o retrasar un accidente, y un 0,2% son 500, así pues a un coste desorbitado).

Irónicamente, los investigadores de las universidades canadienses McGill y Laval han propuesto utilizar el NTI, el número de sujetos tratados inútilmente, en el ejemplo anterior, 499, ya que un solo tratamiento fue eficaz entre 500. Como consecuencia propongo aquí, y no sin malicia, incluir también el PTI, el cual resulta demoledor para las estatinas: el 99,8% en este ejemplo (*L*, 2005, 365: 1307).

Así nos encontramos con que un mismo ensayo puede pretender reducir en un 20% las muertes cardiacas... con un 99,8% de tratamientos inútiles, es decir, ¡con un 0,2% de éxito!

## Manipulaciones estadísticas

Ningún ensayo queda indemne. Las manipulaciones se analizan brevemente en el anexo, para no hacer muy pesado este capítulo, pero no te equivoques: son muy simples y muchas saltan a la vista, por poco que se las quiera buscar.

## Un 90% de fracasos a pesar de todas estas fantasías

La lectura atenta de estos ensayos sume inevitablemente a quienes se autoobligan a examinarlos línea por línea en una mezcla de perplejidad, molestia y a veces indignación, pero en ocasiones también de alegría, cuando los trucos son demasiado grandes. En cualquier caso, uno siempre tiene la muy desagradable impresión de que le están mareando. Claramente, el objetivo de estos ensayos no es el de informar, sino el de desinformar, enmascarar, mistificar, disfrazar la realidad. Todo con el fin de vender.

Para conseguir resultados más concluyentes, se habría necesitado aumentar cínicamente los accidentes cardiovasculares del grupo de testimonio y reducir los del grupo tratado. No tengo el derecho de afirmar sin pruebas que esto se haya hecho, pero no puedo evitar preguntármelo.

Y, sin embargo, como se verá más adelante, a pesar de estos adornos, la gran mayoría de estos ensayos han dado resultados negativos o no significativos.

### LAS CONSTANTES DERIVAS DE LA INDUSTRIA FARMACÉUTICA

Que el lector no crea que pienso mal sistemáticamente. Para convencerse, que sepa que, estos últimos veinte años, asociaciones de enfermos o el Gobierno federal de los Estados Unidos han interpuesto veintidós procesos contra la industria farmacéutica internacional, por los que fue obligada a abrir sus archivos secretos y desvelar sus resultados brutos, y, veintidós veces de veintidós, se aportaron pruebas de que había tenido lugar una falsificación de los resultados: se dejaron de lado los que molestaban, se «embellecieron» los que podían serles útiles, se negaron a publicar los estudios negativos y a pesar de ello, en todos los casos, la industria fue fuertemente condenada: GSK, Pfizer, MSD, Lilly, Abbott, A-Z, Johnson & Johnson y Amger tuvieron que pagar, solo por los años 2009 y 2010, 13.000 millones de dólares al Tesoro federal de los Estados Unidos, por graves engaños en relación con una serie de medicamentos: Vioxx, Deroxat, Prozac, Zoloft, Effexor, Bexa, Celebrex, Zyprexa, Depakote, Avandia, Actos y Opren de Lilly. Por altas que parezcan, estas sanciones son, sin embargo, bajas en relación con los beneficios anuales de las grandes empresas (al menos 8.000 millones cada una) y tan poco disuasivas que la Facultad de Derecho de Harvard propone condenar no solo a las empresas sino también personalmente a sus directivos (*N*, 2012, 487: 139). Además de las multas infligidas por el Gobierno, también hay indemnizaciones por pagar a las asociaciones de pacientes: 5.000 millones de dólares tuvo que pagar MSD por el caso Vioxx, y 15.000 millones Wyeth, que no se pudo recuperar del golpe y fue comprada por Pfizer (caso Isoméride). Todas las grandes empresas han sido, pues, condenadas en un momento u otro, con GSK a la cabeza, con sus 3.000 millones de multa, recientemente. Estos datos no son secretos; se publican en todas las grandes revistas médicas y financieras estadounidenses, y en particular en *New England Journal of Medicine* (*NE*, 2012, 367: 1082). Ningún periódico francés ha hablado de ello.

## LOS VÍNCULOS DE INTERÉS ENTRE LOS MÉDICOS Y LAS COMPAÑÍAS

Para conseguir manipular hasta este punto los datos objetivos, los datos brutos o «crudos», era necesario que la industria farmacéutica se asegurase, por medios financieros, la estrecha cooperación de los médicos «gestores» del ensayo y de los redactores del informe final y de los artículos publicados acto seguido para lanzar el nuevo medicamento en las revistas importantes, siempre preparadas para acoger estos ensayos clínicos, con tal de que se mantengan las apariencias formales de extrema seriedad científica, como *New England Journal of Medicine*, *JAMA* o *Lancet* y todas las revistas estadounidenses o europeas de cardiología, que solo pueden vivir con el dinero de la industria. Ante esta marea creciente, solo algunas revistas han mantenido su independencia de juicio, porque han conservado su antigua tradición de rigor, como *Ann. of Int. Med.* y *Arch. of Int. Med.*, las únicas que han mantenido la cabeza fría ante este tsunami de publicaciones de cincuenta grandes ensayos clínicos sobre las estatinas y al menos veinte metaanálisis y decenas de editoriales y comentarios.

Por lo tanto, he examinado cuidadosamente los vínculos de interés entre los firmantes y la industria farmacéutica, vínculos que los autores están, a partir de 2005, obligados a señalar en las grandes revistas por decisión de la Asociación de Editores de las nueve revistas internacionales importantes (*NE*, 2009, 361: 1896).

He clasificado los conflictos de interés de 0 a $++++$ (consulta las tablas de los ensayos clínicos en el anexo 4), 0 para los cuatro únicos ensayos, entre cuarenta y seis, que fueron patrocinados por un organismo público (ALLHAT, AFCAPS, WOSCOPS y SPCD), y $++++$ cuando todos los firmantes estaban vinculados con el patrocinador del ensayo y al menos con otras cuatro grandes empresas (en general, las que también comercializan las estatinas, ya que las diferentes empresas mantienen una guerra comercial sin piedad a la vez que caminan de la mano cuando se trata de defender el mercado de las estatinas cuando aparece algún problema). Ningún ensayo patrocinado por la industria (cuarenta y dos de cuarenta y seis) aparece como independiente. En última instancia, todos se reducen a lo que solo puede calificarse de publicidad.

## LOS DECRETOS DE TOURAINE

Ofrezco en el anexo 4 varias de estas listas de vínculos con la industria. Nada convence mejor que su lectura. Limitarse a decirlo no es suficiente para convencer; es necesario leerlo para creerlo. Y esta lectura no deja lugar a dudas. Leerlos es comprender la inutilidad de los decretos de aplicación de la ley Bertrand del 19 de diciembre de 2011, destinados a prevenir la corrupción, pero muy retrasados respecto a la ley, incluso respecto a la ley Kouchner de 2002 y sus decretos de 2005. Estos nuevos decretos se centran en las sumas recibidas procedentes de la industria, pero la gran pregunta es decidir si era a partir de 0 o de 60 euros (serán 310). El sexo de los ángeles. Porque las sumas en juego en los conflictos de interés de los ensayos clínicos o de los expertos llegan a decenas de miles y a veces a cientos de miles de euros (y, en los Estados Unidos, a millones de dólares).

Estas sumas debían declararse bilateralmente tanto por los médicos como por la industria y censarse en un espacio dedicado a ello, de libre acceso. Este no será el caso. Los expertos no estarán obligados a hacerlo (¡!) y las sumas pagadas por la industria solo estarán disponibles en el sitio de cada empresa, sin posibilidad de que un motor de búsqueda los agrupe, identifique los principales beneficiarios y descalifique a los expertos comprados y a las sociedades científicas implicadas en la promoción. El sistema será más opaco aún de lo que es. Se está muy lejos del espíritu de la ley Bertrand, de la Sunshine Act estadounidense o de la UK Bribery Act. Estos decretos «de Touraine», que convienen a la industria, pero contra los que se alzan en conjunto la revista *Prescrire*, el Formindep e incluso el *Conseil de l'Ordre* (¡!), son muy chocantes en términos de protección de los ciudadanos.

Nunca un gobierno de derechas se habría atrevido a proponerlos.

Dicho esto, se ve bien cuál es el dilema: el ministro del Presupuesto francés, antiguo consejero del ministro de Sanidad C. Évin, en 1993, y único responsable del presupuesto de la salud, que no depende de M. Touraine y que conoce bien estas cuestiones a través de su empresa de consultoría para la industria farmacéutica (Cahuzac Conseil, creada en 1993 y todavía activa), se ve obligado a tener en cuenta el contexto económico, de empleo y la balanza comercial. Ahora bien, con 22.000 millones de exportaciones en 2010 contra 17.000 millones de medicamentos importados, la industria farmacéutica es una de las pocas industrias francesas todavía fuertemente exportadoras (o más exactamente reexportadoras, ya que los medicamentos son fabricados por químicos de la India).

De hecho, al no haber inventado nada, solo exporta hacia Europa y los Estados Unidos las copias de las moléculas inventadas en otras partes, o, hacia Asia, África y Europa del Este, fármacos originales franceses de cuarto orden, pero sea como sea exporta, y para esto emplea entre diez mil y quince mil personas. Como el Gobierno va a imponerle una reducción de mil millones del precio de los medicamentos, es difícil molestarla además sobre la presión que ejerce sobre los médicos. Esto aún tendrá que esperar..., con lo que volvemos a subvencionar indirectamente la exportación de las empresas con las cotizaciones de los ciudadanos. Como de costumbre. Así va el mundo.

## LA CTSU DE OXFORD

La cima del sometimiento a la industria la alcanzan los ingleses de la CTSU, la Clinical Trial Service and Epidemiological Studies Unit de Oxford, que se ha mencionado anteriormente en relación con los datos epidemiológicos que buscan vincular el colesterol con la mortalidad cardiaca (ver el capítulo 5). La CTSU no es más que una sociedad pantalla, un organismo privado, unido contractualmente con la Universidad de Oxford, financiado en parte por los Consejos de Investigación Médica de Inglaterra y Australia y apoyado durante un tiempo por el programa Biomed de la Unión Europea, pero unido mediante estatutos con la empresa Merck Sharp and Dohme. También recibe múltiples financiaciones de la industria, especialmente de las empresas inglesas GSK y Astra-Zeneca, y ocasionalmente de la British Heart Foundation, también apoyada por la industria.

El alma de la CTSU es el estadístico Richard Peto, hijo espiritual de Richard Doll, al que he mencionado con anterioridad. Los miembros de la CTSU reivindican ruidosamente su ausencia de vínculos directos con la industria, precisando, con la mano en el corazón, que nunca han recibido honorarios, ni por consultoría ni siquiera por simples conferencias. Es decir, no reciben honorarios, sino salarios por parte de la CTSU; salarios cuando trabajan a tiempo completo y complementos salariales cuando son profesores de la universidad. Juegan con las palabras. Los miembros de la CTSU son empleados de la industria farmacéutica. Su finalidad es la de proporcionar, a petición de esta, metaanálisis de los ensayos clínicos que puedan servirle o publicar grandes estudios epidemiológicos, que tienden a ampliar sus mercados. Llevan a cabo amplificaciones de efectos positivos, eliminaciones de los efectos negativos y manipulaciones estadísticas que buscan los resultados más favorables al producto estudiado, creando una ilusión en la presentación de los resultados, utilizando en exceso la regresión lineal logarítmica o los «factores de contracción», de los que ya se ha hablado. No estamos en el campo de la ciencia, ni siquiera en el de la comunicación, ni tampoco en el de la publicidad, sino en el de la publicidad engañosa. En resumen, la CTSU solo es un organismo de gestión de los ensayos clínicos y de los estudios epidemiológicos que interesan a los grandes mercados de medicamentos. Está al servicio de la industria farmacéutica que la financia.

Pero esto no es todo: la CTSU controla igualmente la CTTC (Cholesterol Treatment Trialists Collaboration), también pilotada por Richard Peto, que ha multiplicado los metaanálisis triunfantes a favor de las estatinas, mencionados anteriormente. Cuando se habla de colesterol, la CTSU siempre está entre bastidores.

La planificación de los ensayos clínicos, la elección de los criterios de evaluación y de inclusión de los pacientes (respetados o no), la filtración y a veces la pura falsificación de los resultados brutos, los métodos estadísticos de tratamiento de datos, la presentación y la redacción de los artículos científicos por parte de autores estrechamente unidos a las empresas no son, quiero decirlo con fuerza, la tónica general. Muchos ensayos clínicos están bien construidos, son sinceros, están al servicio de los enfermos y son dignos de fe. Este es el caso de todos los ensayos clínicos patrocinados por los organismos públicos, e incluso de muchos de los patrocinados por la industria, cada vez que una molécula es realmente eficaz y cada vez que trata de responder a un verdadero problema de salud pública y no solo a la conquista de los mercados forjados paralelamente, pretendiendo que sean lo más grandes posible, con la ayuda eficaz de epidemiólogos como los de la CTSU.

La imagen muy oscura que he descrito concierne a las moléculas nada o poco eficaces, pero susceptibles de abrir inmensos mercados, que son creados y amplificados para venderlas. Tal es el caso de las estatinas y del mercado del colesterol.

COMO PUNTO FINAL, ENSAYOS CONDENADOS DE ANTEMANO

¿Por qué? La razón del fracaso de los regímenes y de las estatinas que reducen el colesterol y las LDL, sin modificar la frecuencia de las complicaciones cardiovasculares del ateroma en más del 1% como valor absoluto, está claramente precisado por J. Goldstein y M. Brown en un editorial de *Science* (2006, 311: 1721) titulado «Rebajar el colesterol y los LDL: no solo cuánto, sino ¿hasta cuándo?», que comenta un artículo de Helen Hobbs, de Dallas (*NE*, 2006, 354: 1264). Estos tratamientos llegan demasiado tarde, cuando el ateroma ya está constituido. Es antes cuando sería necesario reducir el colesterol si fuese el responsable de los accidentes cardiovasculares, o los ácidos grasos insaturados que probablemente sí lo son, y hacerlo precozmente durante toda la vida, como hacen los inuit. Los ensayos clínicos que tratan durante cinco años a personas de sesenta para prevenir las complicaciones poco frecuentes de lesiones con treinta años de antigüedad, la mayor parte de las cuales solo se manifiestan después de los setenta y cinco, no tiene ningún sentido.

Helen Hobbs lo ha demostrado por medio del seguimiento de 3.400 sujetos normales de cincuenta y cinco años, con las LDL a 1,4 g/l y que desarrollaban, en quince años, un 10% de complicaciones cardiovasculares, y, paralelamente, la monitorización de 85 sujetos que tenían una mutación que inactiva el gen PSK-9 (la enzima destructora de los LDL-R), lo cual incrementa la cantidad de LDL receptores y reduce los LDL en sangre a 1 g/l, ¡causando una disminución del 90% de las complicaciones cardiacas! ¡Del 90%! (¡como en los esquimales y los pescadores japoneses o cretenses!).

¿Por qué una reducción genética de las LDL a 1 g/l hunde la frecuencia de las complicaciones, aunque las estatinas, que son capaces de reducir las LDL hasta 0,7 g/l, tengan poco efecto? Para Goldstein y Brown, la respuesta es clara:

los portadores de la mutación viven toda su existencia con una tasa de LDL baja, mientras que las estatinas no intervienen más que durante algunos años, después de los cincuenta o sesenta años, cuando la suerte está echada y las placas de ateroma ya están desarrolladas.

Así pues, una vez instalado ,no hay ninguna esperanza de reducir el ateroma por medio de ningún régimen, sea cual sea, ni de ningún tratamiento. Es antes cuando hay que intervenir. Si el colesterol fuese el responsable del ateroma, es a los treinta años cuando sería necesario tratar a los sujetos de alto riesgo, no a toda la población de entre cincuenta y ochenta años.

En este sentido, tal vez sería necesario reescribir la historia natural del ateroma en la patología humana y comparada y precisar primero, tras realizar algunos centenares de autopsias cuidadosas, cuál es la frecuencia, la localización, la medida y la cinética del desarrollo de las placas de ateroma en las distintas franjas de edad: de los diez a los veinte años, de los veinte a los treinta, después en los cuadragenarios, quincuagenarios, sexagenarios, etc. Este estudio tal vez existe. Yo no lo he encontrado. Lectores, es el momento de que donéis vuestro cuerpo a la medicina.

## La quíntuple impostura de las publicaciones científicas
Mentiras en cascada, de los hechos a los artículos, después en los resúmenes, en las conclusiones y finalmente en el título

Todas las distorsiones, omisiones y falsificaciones que he señalado no son, sin embargo, más que la primera etapa del lanzamiento del cohete, que debe impactar en el gran mercado, constituido ni más ni menos que por las personas de más de cincuenta años, hombres o mujeres, puesto que las recomendaciones oficiales estadounidenses de 2008 consideraban ampliar el mercado de las estatinas de 24 a 44 millones de personas, es decir, a un 77% de los estadounidenses que han alcanzado esa edad.

¿Por qué solamente la primera etapa del lanzamiento del cohete? Porque, después, al cohete se le unen otros motores para distorsionar la verdad. Se trata de una cascada en seis etapas: los hechos, el artículo, el resumen, sus conclusiones, el título y la cobertura editorial.

Para empezar, el artículo está lejos de las observaciones brutas, concretas, recogidas en el terreno de unos pacientes ideales.

A continuación, el resumen, sea de veinte líneas o de quince páginas, a menudo está lejos de lo que dice el propio artículo. Selecciona y presenta, bajo los colores más favorables y más susceptibles de resultar convincentes, solamente una parte de las informaciones. Ensalza los efectos favorables RELATIVOS y a menudo no dice ni una palabra de los efectos ABSOLUTOS, ni relaciona nunca estos efectos con el número de casos que se ha necesitado tratar para obtenerlos. Los efectos absolutos, con las estatinas, son siempre entre diez y veinte veces más débiles que los relativos. No se aborda nunca la cuestión del NAT (la cantidad de enfermos que se deben tratar) para obtener un único efecto positivo, y se ha visto y se verá más adelante que, con las estatinas, se necesita tratar de 100 a 1.000 enfermos al año para evitar eventualmente, o más bien retrasar solo un año, una de las complicaciones cardiovasculares del ateroma. Se trata de una conducta terapéutica que, en sus posibilidades de éxito, se parece a la lotería −un ganador, millones de perdedores—. Jugar a las estatinas es jugar a la lotería, donde ni siquiera hay siempre un ganador.

Y esto no es todo. Al final del resumen vienen las «conclusiones», que ocupan entre dos y seis líneas, siempre «optimizadas», las cuales a veces están en contradicción frontal con el resumen, en sí bastante alejado del contenido del artículo. Más tarde daré algunos ejemplos.

Y eso aún no es todo, ya que, después de las conclusiones, está el título del artículo, más favorable aún a una mayor utilización de las estatinas, a dosis más elevadas. Nunca se habla de fracaso, aunque este haya sido total. Los ensayos, por más negativos que resulten, son bautizados ¡incluso antes de que se conozcan los resultados!: MIRACL, IDEAL, ILLUMINATE, REGRESS, REVERSAL, etc.

Finalmente, está la última etapa periodística, «el editorial» que los periódicos consagran a los grandes ensayos terapéuticos; editoriales que a menudo son confiados a los líderes de opinión impuestos en los medios de comunicación por la industria farmacéutica, quienes todavía adornan más los resultados publicados, abriendo nuevas y grandes perspectivas y amplificando el impacto potencial del medicamento. Hay innumerables editoriales de este tipo entusiastas de las estatinas, si bien algunos formulan algunas reservas, al menos en forma de preguntas, y sugieren el eterno «es necesario investigar más».

LOS CARDIÓLOGOS: DESINTERÉS, FE DEL CARBONERO Y RECETAS ASEGURADAS

Tanto si la fe del carbonero de muchos médicos es sincera (es decir, si están realmente convencidos de la extrema toxicidad del colesterol y de la eficacia de las estatinas) como si no lo es, estas acciones emprendidas para mejorar los resultados en todas las etapas no son inocentes. Los médicos, y más particularmente los cardiólogos, no leen los artículos demasiado largos, difíciles y en inglés, y están convencidos de antemano de la eficacia de las estatinas, mensaje que se les transmite incansablemente todo el tiempo. Algunos se limitan a recorrer con la vista perdida el resumen, o más bien a leer solamente las tres líneas de la conclusión o el título, o a echarle un rápido vistazo al editorial, que les reitera aquello de lo que están convencidos de antemano.

No digo esto sin argumentos. En primer lugar, porque lo observo, pero también porque, para no equivocarme, contacté por teléfono con una quincena de cardiólogos amigos y les pregunté para saber de dónde venía su convicción. La verdad obliga a decir que les viene del cielo y que todos prescribían estatinas en prevención secundaria, algunos incluso en prevención primaria, pero ninguno, absolutamente ninguno, había leído ni uno solo de los ensayos publicados en los últimos quince años y analizados aquí, y a menudo ni siquiera los resúmenes, bolígrafo y calculadora en mano, como hay que hacerlo.

Pero no todo es tan oscuro en el mundo de la cardiología. Muchos cardiólogos no son ingenuos, pero lo dejan correr, porque están ocupados en atender a enfermos reales, a menudo muy pesados, y en hacer progresar su especialidad. La historia de las estatinas les molesta ligeramente o les parece una vicisitud de la historia médica, sin riesgo para los enfermos que las vuelven a pedir, porque las estatinas no son tan peligrosas, después de todo. Revelan más escepticismo que fe y ninguno de ellos conoce el importe de la facturación

–2.000 millones de euros–; esto no es asunto suyo. Quedan algunos monjes soldados, cardiólogos, diabetólogos o internistas fanáticos y un tanto ridículos. Cabezotas sin mucha cabeza. Altavoces, megáfonos, preparados para manifestarse contra el colesterol y por las estatinas, para quejarse.

Pero después de lo escrito viene la parte oral: los congresos anuales y las sociedades cardiológicas, financiados por la industria, donde los líderes de opinión, pagados por las empresas –que también costean su viaje y manutención y que llenan vuelos chárter–, vienen a difundir la buena nueva entre el público. Después de esto, estas informaciones, que circulan por todos los pasillos de los palacios de congresos, reducen las evaluaciones, que deberían ser científicas y discutidas, a un simple boca a boca, de tal manera que los cardiólogos de todos los países se nutren finalmente de simples ecos; de «chismes», dice A. Crignon, sin cuestionar nunca la verdad revelada. El Sol gira alrededor de la Tierra, que permanece inmóvil y es el centro del universo (de Aristarco a Copérnico, esta concepción duró veinte siglos).

La historia de la medicina está llena de estos errores, que a veces tienen una larga vida: espíritus animales, flogística, rechazo de la circulación de la sangre y de los descubrimientos jennerianos y pasteurianos, tratamiento de la tuberculosis por medio de cientos de miles de neumotórax y toracoplastias mutiladoras e inútiles, bebés que tienen que acostarse sobre su vientre, prevención de cánceres por tratamiento hormonal de la menopausia (THM), riesgos cancerígenos de la píldora, utilidad de la mamografía en el diagnóstico precoz del cáncer de mama... Se han cometido muchos errores en cuanto al THM y la píldora (que protege del cáncer) o se han dicho medias verdades cuestionables en los demás casos; otras mil ilusiones. Y es que los médicos no soportan estar con las manos vacías. Psicológicamente tienen la necesidad de creer que son útiles para los enfermos; necesitan proponer algo, pero con las estatinas no están lejos de la fantasía.

Nunca se ha visto una colusión tal de un error inicial del pensamiento médico, sincero y comprensible en el momento (ver el capítulo 3), seguido de una explotación industrial tal de este error por parte de las grandes empresas farmacéuticas, facilitado por una convicción tan ingenua de los médicos, seguido de una explotación por parte de muchos cardiólogos, cuyos gabinetes de consulta viven en parte, sin excesivas fatigas, de la vigilancia y el tratamiento del colesterol de millones de personas, perfectamente normales, que pagan los medicamentos, las consultas, los exámenes biológicos, los electrocardiogramas y las ecografías asociadas, una o dos veces al año. De modo que podemos concluir que las estatinas son una renta; el error más rentable que nunca se haya cometido.

Algunos periodistas han entendido todo esto y hablan de «estafa» comercial. La palabra duele, pero ¿estamos tan lejos de esto?

## LOS ERRORES Y LAS MENTIRAS INSTITUCIONALIZADOS

Para coronar estas cascadas de mentiras y errores, vienen las instancias de salud pública de todos los países del mundo (Estados Unidos, Gran Bretaña, Francia...; las he citado anteriormente). Legislan y proponen recomendaciones de salud pública a los estados y a los médicos, directamente derivadas de esas desviaciones, y es por eso por lo que tantos lectores de este libro tienen un botiquín lleno de estatinas. No dejéis de tomarlas por vosotros mismos, pero discutidlo con vuestro médico, puesto que la tendencia está cambiando.

| TRES PUNTOS DE VISTA SOBRE LAS ESTATINAS<br>Ensayos clínicos, cálculos, observaciones | | |
|---|---|---|
| 1. Ensayos clínicos: un triunfo | Ensayos clínicos: 4.000 sujetos en cinco años | |
| | 2.000 placebos<br>↓<br>100 muertes | 2.000 estatinas<br>↓<br>80 muertes |
| | Las estatinas reducen la mortalidad cardiaca en un 20% | |
| 2. Cálculos: un fracaso | Cálculos | |
| | 20/2.000 = 1%/cinco años = 1/500 = 0,2%/año<br>• Sujetos que tratar por un éxito/año: 500 = 250.000 €/año<br>• Tratamientos inútiles: 499, es decir, 499/500 = 99,8% de fracasos<br>• 0,2% de éxito por 1,5% de complicaciones | |
| | Las estatinas son ineficaces en el 99,8% de los casos | |
| 3. Observación epidemiológica: fracaso confirmado | Observación directa: 4 millones de personas toman estatinas | |
| | ↓<br>X 500 €<br>↓<br>2.000 millones de € | ↓<br>= 500 tratados<br>↓<br>8.000 salvados |
| | Las estatinas podrían reducir los infartos de miocardio mortales en un 20%... pero ¡no se observa **ninguna reducción** desde hace quince años! | |

CONCLUSIÓN DE LA HISTORIA DE LAS ESTATINAS: LA TENDENCIA VA A CAMBIAR

La tendencia va a cambiar porque todas las estatinas serán pronto genéricas. Ya no aportarán nada a la industria, que perderá el interés en ellas y adoptará otro caballo de batalla, otro medio para reducir el inocente colesterol, y se verá a las empresas denigrar a las estatinas, para disuadir a los enfermos y castigar a los genéricos, que les habrán arrebatado su gallina de los huevos de oro, su mercado de 25.000 millones de dólares. Nos propondrán, en su lugar, nuevas maravillas contra el colesterol… Y es así como, después del fracaso de la ezetimiba y la catástrofe de los cetrapibes, se erigen los anticuerpos monoclonales anti-PSCK-9 (consulta los capítulos 1 y 12)… a 50 euros/día. Será suficiente con tratar cincuenta veces menos enfermos para ganar lo mismo. Sanofi-Regeneron y Pfizer ya han publicado los primeros ensayos de las fases I y II. Roche llega, Amgen se ha ido, etc. ¿Estamos ante el nuevo premio gordo? (ver el capítulo 12).

# 8

## ANÁLISIS DE LOS ENSAYOS CLÍNICOS DE LAS ESTATINAS: 10% DE ÉXITOS MINÚSCULOS, 99% DE FRACASOS

Cuando se han analizado los ensayos, se hace extraño escuchar a los cardiólogos elogiar los resultados y considerarlos como «pruebas irrefutables», «evidencias apremiantes» de la eficacia de las estatinas y hacer de ellas, en nombre de un pseudoconsenso que no tiene nada de científico, la piedra angular, la columna vertebral de una política de prevención muy costosa y casi completamente ineficaz. Nunca hemos vivido en medicina una brecha tal entre el sueño y la realidad.

Esto es así puesto que LOS RESULTADOS DE ESTOS ENSAYOS SON DESASTROSOS y demuestran lo contrario de lo que se suponía que tenían que demostrar. Sesgos, manipulaciones, circunvoluciones, falsificaciones..., nada ha podido salvarlos, como nos lo va a demostrar el análisis de los resultados en cada uno de los grandes criterios de eficacia.

### LOS ENSAYOS ANALIZADOS

He analizado cuarenta y seis ensayos prospectivos, aleatorizados, comparativos contra el placebo o dosis diferentes, en doble ciego, treinta y tres ensayos clínicos y trece ensayos mediante coronariografías o ultrasonidos, efectuados con 230.256 pacientes; es decir, el análisis más amplio de la literatura (pero consulta también *The Therapeutic Letter,* www.ti.ubc.ca).

### Treinta y tres ensayos clínicos desde 1994 hasta 2010

Basándose en 225.747 sujetos, monitorizados durante 4,7 años, se presentan en el anexo 4 en las tablas III y IV, en seis grupos:

**1. CINCO ENSAYOS DE PREVENCIÓN PRIMARIA CON SUJETOS:**

- Sin hipercolesterolemia importante.
- Sin accidentes cardiacos o cerebrales anteriores.
- Sin diabetes y, en general, sin hipertensión arterial. Pero tres de esos cinco ensayos han dado cabida, sin embargo, a entre un 15 y un 30% de sujetos hipertensos.

Estos cinco ensayos agrupan a 45.340 pacientes, monitorizados durante 5,8 años por término medio, con una edad media de sesenta años y un colesterol de 2,3 g/l.

**2. OCHO ENSAYOS DE PREVENCIÓN SECUNDARIA «GENERAL», BASADOS EN SUJETOS:**

- A menudo hipertensos.
- Diabéticos.

- Que en muchos casos han presentado previamente infartos de miocardio, accidentes coronarios o accidentes cerebrovasculares.

Estos ocho ensayos agrupan a 70.617 sujetos, monitorizados por término medio durante 5,1 años, de sesenta y un años y medio de edad, con un colesterol de 2,2 g/l.

3. **Ocho ensayos de prevención secundaria dirigidos a diferentes patologías:** hipertensión arterial (2 ensayos), postinfartos de miocardio, insuficiencias coronarias agudas, accidentes cerebrovasculares, estenosis aórtica, insuficiencia cardiaca, hemodiálisis, riesgo de trombosis venosa.

Agrupan a 41.228 pacientes, monitorizados por término medio durante 2,2 años, de sesenta y ocho años de edad, con un colesterol de 2,1 g/l.

4. **Seis ensayos de prevención secundaria de la diabetes.** Agrupan a 12.786 sujetos, monitorizados durante 4,5 años, de sesenta años por término medio, con un colesterol de 2 g/l.

5. **Cinco ensayos de prevención secundaria que comparan los efectos de las estatinas a dosis elevadas y a dosis normales.** Agrupan a 40.699 sujetos, monitorizados durante 5,1 años por término medio, de sesenta y dos años, con un colesterol de 2,1 g/l (de 1,6 a 2,5, según los ensayos).

**6. Tres ensayos (de los cuales hemos visto dos en el punto 3) que comparan las estatinas solas y asociadas con otro hipolipemiante.** Agrupan a 15.000 pacientes de sesenta y un años, durante 1,5 años (ensayo interrumpido).

### Trece ensayos de imaginería

Sobre la base de 4.509 pacientes, evalúan los efectos directos sobre las lesiones arteriales mediante coronariografía o ultrasonidos carotídeos o intracoronarios y miden el cambio producido por las estatinas, en un promedio de dos años, sobre el volumen del ateroma, el volumen de las calcificaciones, el diámetro de las coronarias y el espesor de sus paredes (consulta la tabla III del anexo 4).

La poca frecuencia de las complicaciones cardiovasculares, incluso en los sujetos de riesgo, explica que se haya hecho entrar a miles de participantes en los ensayos de prevención secundaria, y más aún en los de prevención primaria, con el fin de observar un número de accidentes suficiente para identificar eventualmente un efecto beneficioso de las estatinas. De modo que 6.800 sujetos, 3.400 tratados y 3.400 no tratados, participaron por término medio en los ensayos clínicos de prevención secundaria y 9.000 en los de prevención primaria. Han permitido observar, al cabo de cinco años, de 20 a 170 muertes cardiacas por ensayo; de 150 a 250 complicaciones cardiovasculares importantes, mortales o no; de 200 a 300 complicaciones más moderadas, y solamente de 50 a 100 accidentes cerebrovasculares en los grupos no tratados y entre un 10 y un 25% menos en los grupos que tomaban estatinas; es decir, diferencias mínimas, de entre 20 y 40 complicaciones.

En general (anexo 4, tabla VIII), las reducciones relativas oscilaron entre un 5 y un 25% en cinco años (alcanzaron el 42% en un único ensayo, que se verá) y, vinculadas con el número de sujetos tratados, las reducciones absolutas no sobrepasaron en cinco años el 0,7% en prevención secundaria y el 0,3% en prevención primaria en el caso de la mortalidad, y los porcentajes son entre dos y tres veces superiores en el caso de las complicaciones cardiovasculares importantes, mortales o no, reducciones que solo han sido, las unas y las otras, estadísticamente significativas menos de una de cada dos veces.

Estas reducciones, muy débiles, se muestran aún cinco veces inferiores si se las expresa por año; van del 0,15% al 0,6% anual, respectivamente en cuanto a la mortalidad y los accidentes cerebrovasculares por una parte y en cuanto a las complicaciones cardiovasculares importantes por otra. Estos efectos se aproximan a lo irrisorio.

Veremos aquí estos ensayos según sus respuestas a los cuatro criterios de eficacia de las estatinas sobre la mortalidad cardiaca, los accidentes cerebrovasculares, las complicaciones cardiovasculares importantes y las complicaciones sin importancia.

Me he negado a hacer un metaanálisis (literalmente, «análisis después»). Todo metaanálisis es para mí una ensalada mixta. Metaanalizar es reagrupar, mezclar y, así pues, metamorfosear ensayos clínicos realizados en condiciones muy diferentes, en personas muy diferentes, según criterios de evaluación muy diferentes. Esta mezcla conduce a múltiples ajustes y abre el camino a todas las licencias, desviaciones y falsificaciones, de las cuales los metaanálisis de la

CTSU de Oxford han dado numerosos ejemplos. Estos están con frecuencia dirigidos por falsificadores y manipuladores y van destinados a quienes son demasiado perezosos para leer atentamente los ensayos clínicos (esta crítica a los metaanálisis está muy extendida en la literatura médica; consulta por ejemplo *NE*, 1997, 336: 536 y 337: 559, *L*, 1997, 350: 675, 1998, 351: 47, 352: 590 y 1990: 354: 1896, e incluso *Nat. Med.*, 2010, 1616: 1051).

Así pues, he analizado los ensayos clínicos uno por uno, permitiendo que cada uno conservase su autonomía, su tipo de enfermos, sus criterios de evaluación, sus singularidades, su autenticidad, y los he clasificado en grupos con objetivos similares. También distingo entre los que conciernen a la prevención primaria (PP), integrados por personas sin riesgo cardiovascular identificado, y a la prevención secundaria (PS), integrados por sujetos que se hallan bajo riesgo o alto riesgo cardiaco (tienen antecedentes personales y familiares de accidentes vasculares coronarios o cerebrales, recientes o no, hipertensión arterial, diabetes, tabaquismo). Después he tratado de hacer la síntesis de los resultados, sin alterar nunca las propias conclusiones de cada ensayo.

Trataré aparte los ensayos clínicos (EC) que comparan las dosis débiles con las dosis elevadas de estatinas o de estatinas solas con las estatinas asociadas a otros hipolipemiantes.

También se verán aparte los ensayos de prevención primaria y de prevención secundaria y se examinarán separadamente el caso particular de los PS dirigidos a algunas enfermedades o situaciones de riesgo cardiaco: hipertensión arterial, diabetes, insuficiencia cardiaca izquierda (ICI), estenosis aórtica, hemodiálisis y prevención de trombosis venosas y embolias pulmonares por medio de las estatinas.

Los trece EC que no solo evalúan la prevención de las complicaciones cardiovasculares sino también la evolución anatómica de las placas coronarias o carotídeas bajo el efecto de las estatinas se analizarán en el capítulo 9.

Después, se comentarán las conclusiones y los títulos de los artículos, sistemáticamente optimizados o engañosos, destinados a engañar a los lectores superficiales, al servicio de los dos dogmas dominantes:

> El colesterol es uno de los factores importantes en los accidentes cardiovasculares.
> Las estatinas, que lo reducen al máximo («cuanto más bajo, mejor»), han disminuido significativamente la frecuencia de las complicaciones cardiacas y de los accidentes cerebrovasculares.

Por último, se analizará el coste de los tratamientos, y se terminará con el caso particular de la prevención primaria y el ensayo JÚPITER.

Mi única intervención personal se limita a hacer lo que los autores de los artículos sobre las estatinas habrían debido hacer si hubiesen tenido interés por la verdad, es decir, presentar los resultados no solamente como ellos lo hacen, en términos de eficacia relativa, siempre favorables a las estatinas, sino en términos de eficacia absoluta, que está relacionada con el número de pacientes tratados, y deducir el coste de los tratamientos para evitar un accidente cardiaco, así como contabilizar el número y el porcentaje de tratamientos inútiles.

Es así como llegamos a esta paradoja aparente de 0 a 25% de éxito en términos de RR de accidentes cardiacos (10% de media) y de 99,6% de fracasos de los tratamientos.

Los resultados conjuntos se presentan en las tres tablas siguientes:

| I. RESULTADOS PROMEDIO DE TREINTA Y DOS ENSAYOS CLÍNICOS QUE EVALÚAN LOS EFECTOS DE LAS ESTATINAS EN LOS ACCIDENTES CARDIACOS Y CEREBRALES | | | | |
|---|---|---|---|---|
| Criterio de evaluación | Mortalidad cardiovas-cular[1] | CCV importantes[2] (mortales o no) | CCV mode-radas[3] | ACV[4] morta-les o no |
| Número de ensayos | 31 | 32 | 32 | 31 |
| Agravación | 0 | 1 | 1 | 0 |
| Fracasos[5] | 8 | 2 | 3 | 2 |
| Resultados no propor-cionados (ND) | 4 | 1 | 2 | 6 |
| Resultados no signifi-cativos | 15 | 10 | 11 | 14 |
| Éxitos significativos | 3 | 18 | 15 | 8 |
| Reducción relativa RR (%)[6] | -13% (de 0 a -42%) | -20% (de 0 a -43%) | -21% (de 0 a -49%) | -21% (de 0 a -59%) |
| Reducción absoluta RA (%)[7] | -0,7% (de 0 a -3,5%) | -2,3% (de 0 a -7%) | -2,9% (de 0 a -9%) | -0,9% (de 0 a -2,6%) |
| Número medio de pa-cientes que se han de tratar para evitar un ac-cidente por año (NAT) | 770 (160-2700) | 240 (40-660) | 280 (15-860) | 590 (40-1670) |
| Coste anual de las es-tatinas para evitar un accidente por año[8] | 280.000 €[9] | 90.000 € | 100.000 € | 215.000 € |

## I. RESULTADOS PROMEDIO DE TREINTA Y DOS ENSAYOS CLÍNICOS QUE EVALÚAN LOS EFECTOS DE LAS ESTATINAS EN LOS ACCIDENTES CARDIACOS Y CEREBRALES

| Criterio de evaluación | Mortalidad cardiovascular[1] | CCV importantes[2] (mortales o no) | CCV moderadas[3] | ACV[4] mortales o no |
|---|---|---|---|---|

1. Coronaria o no coronaria (insuficiencia cardiaca, muerte súbita).
2. Complicaciones cardiovasculares: criterio de evaluación principal compuesto de la mayoría de los ensayos. Asocia la mortalidad cardiovascular y los infartos de miocardio no mortales y a veces los accidentes cerebrovasculares, mortales o no, los síndromes coronarios agudos (?) y la angina de pecho inestable (?).
3. Complicaciones cardiovasculares que asocian en general la necesidad de hospitalización, angioplastias, baipases, *resucitaciones* e isquemia cerebral transitoria.
4. Accidentes vasculares cerebrales isquémicos o hemorrágicos.
5. Según los propios autores.
6. Reducción media del número de complicaciones bajo las estatinas en relación con la cantidad de complicaciones que tienen lugar bajo el efecto placebo (en el conjunto de los treinta ensayos).
7. Reducción del número de complicaciones bajo las estatinas en relación con el número de pacientes tratados (en el conjunto de los treinta ensayos).
8. Esta cifra es por lo menos el doble debido al coste de las consultas y de los exámenes biológicos, los electrocardiogramas y las ecografías.
9. Es decir, para reducir en un 10% la mortalidad cardiovascular (147.000/año), 4.000 millones de euros, o para reducir en un 25% la mortalidad coronaria (40.000/año), 2.800 millones.

## II. REDUCCIONES RELATIVAS (RR)[1] Y ABSOLUTAS (RA)[2] DE LOS ACCIDENTES CARDIOVASCULARES POR ESTATINAS EN TREINTA Y DOS ENSAYOS

| | Reducción de la mortalidad cardiovascular | Reducción de los accidentes cardiacos importantes | Reducción de los accidentes cardiacos no importantes | Reducción de los accidentes cerebrovasculares[3] |
|---|---|---|---|---|
| Ensayos positivos | 4/32 (12%) | 15/32 (47%) | 17/32 (53%) | 8/32 (25%) |
| RR(%)[1] | -27 | -16 | -28 | -38 |
| RA(%)[2] | -2 | -3 | -5,4 | -1,7 |
| NAT[4] | 230 | 220 | 150 | 400 |
| Coste[5] | 85.000 € | 80.000 € | 50.000 € | 150.000 € |
| | | | | |
| Ensayos negativos[6] | 28/32 (88%) | 17/32 (53%) | 15/32 (47%) | 24/32 (9%) |
| RR(%)[1] | -8 | -9 | -13 | -15 |
| RA(%)[2] | -0,5 | -0,7 | -1,3 | -0,7 |
| NAT[4] | 1.180 | 320 | 420 | 740 |

## II. REDUCCIONES RELATIVAS (RR)[1] Y ABSOLUTAS (RA)[2] DE LOS ACCI-DENTES CARDIOVASCULARES POR ESTATINAS EN TREINTA Y DOS ENSAYOS

|  | Reducción de la mortalidad cardiovascular | Reducción de los accidentes cardiacos importantes | Reducción de los accidentes cardiacos no importantes | Reducción de los accidentes cerebrovasculares[3] |
|---|---|---|---|---|
| Coste[5] | 430.000 € | 120.000 € | 150.000 € | 270.000 € |

Cuando se trata de reducir la mortalidad cardiaca y los accidentes cerebrovasculares, los fracasos son ampliamente mayoritarios.

Incluso cuando el ensayo se presenta como positivo, los NAT, para solamente un éxito por año, son muy elevados (de 150 a 400).

1. Reducción del número de accidentes en relación con los de los sujetos no tratados.
2. Reducción del número de accidentes en relación con el número total de los sujetos tratados.
3. Mortales o no.
4. Número de sujetos que se han de tratar para evitar un accidente por año.
5. Por año y por éxito en medicamentos (excepto consultas y exámenes).
6. Ausencia de diferencia entre sujetos tratados y no tratados o diferencia no estadística-mente significativa (73%) o pruebas no realizadas (13%).

## III. EFECTOS POSITIVOS MÍNIMOS PERO SIGNIFICATIVOS (+) Y NO SIGNI-FICATIVOS O NEGATIVOS (-) DE LAS ESTATINAS EN CADA UNO DE LOS CUATRO CRITERIOS DE EVALUACIÓN Y EN GENERAL SOBRE EL CON-JUNTO DEL ENSAYO

| Ensayo | Mortalidad cardiaca | CCVI[1] | CCVM[2] | ACV | Evaluación global | |
|---|---|---|---|---|---|---|
|  |  |  |  |  | de los autores | de PE |
| PP[3] WOSCOPS-1 | + | + | + | – | + | + |
| WOSCOPS-2 | - | + | - | + | + | + |
| AFCAPS | - | + | - | - | + | - |
| MEGA | - | + | - | - | + | - |
| JÚPITER | - | + | + | + | + | - |
| PS[4] 4S | + | - | + | + | + | + |
| CARE | - | + | + | + | + | + |
| LIPID | + | + | + | + | + | + |
| ARTI | - | - | - | - | + | - |
| HPS | + | + | + | + | + | + |

| III. EFECTOS POSITIVOS MÍNIMOS PERO SIGNIFICATIVOS (+) Y NO SIGNIFICATIVOS O NEGATIVOS (-) DE LAS ESTATINAS EN CADA UNO DE LOS CUATRO CRITERIOS DE EVALUACIÓN Y EN GENERAL SOBRE EL CONJUNTO DEL ENSAYO | | | | | | |
|---|---|---|---|---|---|---|
| Ensayo | Mortalidad cardiaca | CCVI[1] | CCVM[2] | ACV | Evaluación global | |
| | | | | | de los autores | de PE |
| ALLIANCE | - | + | - | - | + | - |
| ALLHAT | - | + | + | - | - | - |
| ASCOT | - | + | - | - | + | - |
| MIRACL | - | - | + | - | + | - |
| PROSPER | - | - | - | - | + | - |
| CORONA | - | - | - | - | + | - |
| SALTIRE | - | - | - | - | + | - |
| SEAS | - | - | + | - | + | - |
| AURORA | - | - | - | - | - | - |
| ROVET | - | - | - | - | + | - |
| SPARCL | - | + | + | + | + | + |
| HPS (diabetes) | - | + | + | + | + | + |
| CARDS | - | + | - | - | + | - |
| GDDSI | - | - | - | - | - | - |
| ASPEN | - | - | - | - | - | - |
| PROVE-IT | - | + | - | - | + | - |
| IDEAL | - | - | + | - | + | - |
| STENO-1 | - | + | + | - | + | + |
| STENO-2 | - | + | + | - | + | + |
| SEARCH | - | - | - | - | + | - |
| TOTAL + | 4 | 17 | 14 | 8 | 26 (87%) | 10 (33%) |
| 1. Complicaciones cardiovasculares importantes. 2. Complicaciones cardiovasculares menores. 3. Prevención primaria. 4. Prevención secundaria. | | | | | | |

PRIMER CRITERIO: LA MORTALIDAD CARDIOVASCULAR

Solamente tres o cuatro electrocardiogramas de treinta y uno dan un resultado positivo... ¡del 10 al 14%! Y casi el

90% son, por el contrario, negativos (26%), no ofrecidos, pues evidentemente son negativos, ya que no se habla de ellos (13%) o no son significativos (48%), e, incluso cuando son positivos, solo muestran variaciones exiguas. En prevención primaria, cuatro de cinco ensayos son negativos, y veintidós de veinticinco (el 88%) lo son igualmente en prevención secundaria. Y esto según los propios firmantes de estos ensayos... ¡con la condición de leer el artículo entero y no solamente sus conclusiones!

Los tres ensayos de prevención secundaria positivos y significativos, los ensayos 4S, LIPID y HPS (consulta las tablas del anexo 4), anuncian reducciones relativas en apariencia espectaculares del 42, el 24 y el 25%, con las cuales se deleitan los cardiólogos, pero las reducciones absolutas relacionadas con el número de sujetos tratados son exiguas, del 1,4 al 3,5% en cinco años, es decir, del 0,3 al 0,7% por año, o, lo que es lo mismo, de un 99,3 a un 99,7% de fracasos.

En cuanto a los otros dieciséis ensayos del PS, en los cuales —ninguno significativo— se precisa la reducción de la mortalidad cardiaca, la reducción relativa es del 11% (de 0 al 32% y cinco veces cero) y la reducción absoluta del 0,7% (de 0 al 1,5%) en cinco años, es decir, del 0,14% por año por término medio, lo que es lo mismo que hablar de un accidente mortal cardiaco evitado por 714 enfermos tratados, lo que implica, pues, suministrar estatinas a 714 sujetos para evitar o retrasar una muerte cardiaca por año. Así pues, estamos hablando de 713 tratamientos inútiles de 714, esto es, de ¡un 99,86% de tratamientos inútiles!

Si se reagruparan los veintiséis electrocardiogramas positivos y negativos, se llegaría a una reducción absoluta de la mortalidad del 0,9% en cinco años, es decir, a un 0,18% por año, lo que permite eliminar una muerte cardiaca por cada 555 sujetos tratados. Como al menos 4 millones de franceses están tomando estatinas, tendría que haber 4 millones/555, lo que significa 7.200 vidas salvadas por año, por lo tanto una reducción del 18% de la mortalidad por infartos de miocardio, que es de 40.000 muertes/año, una reducción que los datos epidemiológicos no confirman (-8% de 1998 a 2007 según el Inserm, es decir, un 0,7% por año).

Los resultados mediocres de los ensayos clínicos sobre la mortalidad cardiaca son muy superiores a la realidad epidemiológica. Los ensayos, pues, han sido necesariamente «adornados» o falseados. Las estatinas no alteran en absoluto los índices de mortalidad por infartos de miocardio y por accidentes cerebrovasculares.

Sin embargo, desde 1994 hasta 2002, el resultado de la investigación escandinava 4S de 1994 desencadenó el entusiasmo de los cardiólogos, que, según Michel de Lorgeril, aplaudieron de pie, con lágrimas en los ojos, los primeros resultados de esta investigación financiada por MSD para lanzar la simvastatina (Zocor), con su 42% de reducción relativa de la mortalidad cardiaca, la única cifra que estos especialistas médicos han retenido.

La investigación 4S sigue siendo hoy en día el ensayo más citado. De un solo golpe puso a las estatinas en la cumbre de las terapias preventivas de las enfermedades cardiovasculares. Es el ensayo que ha suscitado las esperanzas más salvajes, aquel del que todos los cardiólogos se acuerdan y al que se siguen aferrando desesperadamente, un talismán, a pesar de todos los fracasos que le siguieron. Poco importan sus

limitaciones (4.444 sujetos de entre treinta y cinco y setenta
años con infartos de miocardio o anginas de pecho y colesterol a 2,6 g/l, de un 20% de los cuales se perdió la pista); poco
importa que nunca haya sido confirmado por otros treinta y
un ensayos. Pronunciar, aún hoy en día, delante de los cardiólogos el nombre «4S» implica desencadenar instantáneamente una descarga eléctrica, una ola de placer que parte desde el
hipotálamo, en lugar de partir de la corteza frontal, y criticar-
lo está prohibido. M. de Lorgeril conoce el precio de hacerlo.

Segundo criterio de evaluación: los accidentes cerebrovasculares

El cuadro es un poco menos negro en el caso de los accidentes cerebrovasculares. Dos ensayos clínicos positivos de
cinco de prevención primaria, con una reducción relativa del
43%, lo que sin embargo se reduce en valor absoluto a solamente un 0,8% en cinco años, es decir, un 0,16% por año,
lo que implica tratar a 625 pacientes anuales para evitar un
único accidente cerebrovascular. En definitiva, un 99,84%
de tratamientos inútiles.

En prevención secundaria, de veintidós ensayos, seis
éxitos (27%) con una reducción relativa media del 24%,
pero con una reducción absoluta también muy minúscula.

En total, en los treinta y un ensayos clínicos, un 25% de
fracasos o de resultados no revelados, un 50% de resultados
no significativos y solamente un 25% (ocho ensayos) de exiguos éxitos significativos.

Tercer criterio: las complicaciones cardiovasculares importantes

Hay mejores resultados para las complicaciones cardiovasculares importantes: un criterio compuesto, híbrido, un

trastero, un bazar que siempre reúne la mortalidad cardiaca o no y los infartos de miocardio mortales, pero que añade, en algunos ensayos, los accidentes cerebrovasculares mortales o no y algunos criterios de menor gravedad –infartos de miocardio inciertos, anginas de pecho crónicas o inestables, incluso decisiones de hospitalización e intervenciones de revascularización coronaria, o el tratamiento global de «eventos cardiacos» no precisados.

Esta vez, «solamente» el 53% de los ensayos reflejan fracaso o empeoramientos, o bien resultados no significativos, aunque positivos, y el 47%, éxitos estadísticamente significativos, pero exiguos.

En otras palabras: cuanto menos grave es un accidente cardiovascular, más oportunidades tiene de ser prevenido por medio de las estatinas, y viceversa (o, mejor dicho, cuanto más reúne un criterio accidentes más o menos graves, más se alcanza un significado estadístico, a pesar de los ínfimos resultados).

Pero ni tan siquiera en esta ocasión podemos echar las campanas al vuelo, ya que si, en la PP, la reducción relativa es del 33%, cae a un 1,1% por la reducción absoluta en cinco años, es decir, un 0,22% por año, y en la PS, en veintidós ensayos explotables, la reducción relativa es del 18% (del 24% en los once ensayos significativos y del 12% en los once ensayos que no lo son), pero la reducción absoluta solamente es de un promedio de 3,1% (de 0 a 7%), es decir, un 0,6% por año, lo que implica tratar a 170 enfermos anualmente para evitar una única complicación cardiovascular importante; así pues, estamos hablando de un 99,41% de tratamientos inútiles.

CUARTO CRITERIO: LOS ACCIDENTES CARDIOVASCULARES NO IMPORTANTES

Este criterio incluye anginas de pecho crónicas o inestables, hospitalizaciones, angioplastias, eventuales baipases, accidentes que son más numerosos, pero también menos graves y menos objetivos, ya que revelan las decisiones médicas y no directamente las complicaciones identificadas.

A pesar de esto, el éxito no acude realmente al encuentro: el 19% de fracasos, de agravaciones o de resultados no proporcionados y el 31% de resultados no significativos, para solamente un 47% de éxitos significativos, con una reducción relativa del 34% de estas complicaciones en tres de los cinco ensayos clínicos en las PP explotables para este criterio, con una reducción absoluta del 1,9%, es decir, un 0,4% por año y, en la PS, una reducción relativa del 17% (26% en los once ensayos significativos y 13% en los diez ensayos que no lo son), con una reducción absoluta muy débil del 3%, es decir, un 0,6% por año, lo que implica aquí tratar a 170 pacientes para evitar una complicación moderada en PS y 250 en PP. Así pues, nos hallamos de nuevo frente a un 99,41-99,60% de tratamientos ineficaces.

EFECTOS DE LAS ESTATINAS EN EL CONJUNTO DE LOS CUATRO
CRITERIOS EN LOS TREINTA ENSAYOS: UN DESASTRE

Según los autores de los ensayos clínicos, se han obtenido un 87% de éxitos y solamente un 13% de fracasos, ya que es suficiente, para estos autores de mirada nítida, objetivos e independientes, con que un único criterio entre cuatro sea positivo, e incluso en dos ocasiones ninguno, para concluir que el ensayo es positivo, a pesar de que tres criterios de cuatro resulten negativos, aunque ni la mortalidad ni los accidentes cerebrovasculares sean positivos (de los cuales cuatro veces para el cajón de sastre de los accidentes cardiovasculares importantes y ¡tres veces con solamente una reducción de los accidentes menos graves!).

Yo he llevado a cabo una lectura un poco más exigente (tabla de la página 204) y he considerado solo como positivo una reducción de la mortalidad cardiaca, es decir, una mejora por medio de las estatinas en al menos dos criterios de cuatro. Al hacer esto, no encuentro más que un 33% de ensayos positivos, en vez del 87%; así pues, dos tercios de los ensayos resultan negativos, y no el 17% (y si hubiese exigido al menos tres criterios positivos, los porcentajes de fracasos habrían pasado al 97% de ensayos negativos).

Pero estas divergencias entre los autores y yo no tienen mucha importancia, ya que el punto clave, el único que hay que retener, es que los ensayos «positivos» solo aportan reducciones exiguas de la frecuencia de accidentes, y que el número de enfermos a tratar durante un año para evitarlos o retrasarlos un año (NAT) va, según los casos, de 100 a 1.000, lo que, dicho de manera brusca, significa que ¡las estatinas están fracasando en más del 99% de los casos tratados!

Incluso la homeopatía, la fitoterapia y la acupuntura obtienen mejores resultados. ¡Con menos complicaciones y siendo menos caras! Si las estatinas, que son tratamientos preventivos, fueran vacunas, ¿podemos creer que se las autorizaría con niveles de protección tan débiles?

LOS ENSAYOS DE PREVENCIÓN SECUNDARIA OBJETIVA

Algunos ensayos clínicos se han dirigido a determinadas patologías y no hacia el conjunto, muy variado, de pacientes en riesgo. Sus resultados son igualmente desastrosos:

> Fracaso completo en el tratamiento de las constricciones aórticas, cuya progresión no se ha ralentizado (SALTIRE, SEAS).

> Fracaso absoluto en la prevención de complicaciones cardiacas de las hipertensiones arteriales (ALLHAT-LLT y ASCOT-LLA).

> Fracaso en la insuficiencia cardiaca izquierda (CO-RONA y otros ensayos no integrados en mi estudio, ya que solamente se llevaron a cabo con 110, 550 y 1.300 enfermos monitorizados durante un tiempo demasiado breve, entre uno y dos años [GISSI-HF, *L*, 2008, 372: 1231; *JAMA*, 2004, 43: 642 y 2005, 47: 332], son igualmente negativos).

> Fracaso en los sujetos de más de setenta años (PROSPER).

> Fracaso en la hemodiálisis (AURORA).

> Fracaso en la prevención de las embolias pulmonares (ROVET).

> Fracaso en la diabetes:

• Éxito proclamado de HPS, en 2003, pero sospechoso en la medida en que ha sido gestionado por la CTSU de Oxford. De todas maneras, no da más que resultados exiguos: las reducciones absolutas de las complicaciones cardiacas van del 1,5 al 4,5%, lo que exige tratar de 100 a 300 pacientes para evitar un accidente por año, es decir, un porcentaje de tratamientos inútiles del 99 al 99,7%.

- Fracaso de los tres ensayos CARDS, GDDSI y ASPEN, que no muestran casi ningún efecto protector significativo.

- Éxito, en cambio, del ensayo STENO-2, pero las estatinas no desempeñan ninguna función, ya que se trataba de comparar los efectos de un tratamiento antidiabético clásico con los de un tratamiento intensivo de antidiabéticos orales con o sin insulina, apuntando a bajar la HbA1C por debajo del 6%, tratamiento en el que las estatinas solamente estaban adjuntas a título de apoyo puntual.

En este sentido, la superioridad de los tratamientos intensivos de la diabetes propuestos por STENO en 2003 ha sido cuestionada seriamente por el gran ensayo ACCORD, que ha demostrado lo contrario, con un aumento del riesgo de complicaciones cardiovasculares en los tratamientos intensivos. Los resultados de ACCORD llevaron a tomar por objetivo más bien una HbA1C de 6,5 a 7% y no inferior al 6,5 o incluso al 6%. El propio ensayo ACCORD ha consagrado una rama a la adición de estatinas, sin demostrar nada que justifique su utilización (*NE*, 2011, 365: 481). El profesor A. Grimaldi se equivoca al promover las estatinas entre todos los diabéticos.

## Conclusiones falsificadas

La totalidad de los ensayos analizados a continuación han dado resultados negativos. Indico en detalle estos resultados, a veces positivos en algunos criterios y negativos en los demás. Los expondré utilizando los signos + y -, que corresponden, en este orden, a los cuatro criterios de mortalidad, accidentes cardiovasculares importantes, accidentes no importantes y accidentes cerebrovasculares.

> ARTI (- - - -): en los cuatro criterios, ningún efecto significativo de las estatinas, pero la conclusión dice: «A pesar de nuestros resultados no significativos, las estatinas se muestran al menos tan eficaces como la angioplastia».

> PROSPER (en sujetos de setenta y cinco años) (- - - -): ningún efecto significativo, pero la conclusión afirma que «las estatinas reducen los riesgos cardiovasculares en las personas mayores».

> MIRACL (ensayo de cuatro meses llevado a cabo inmediatamente después de un infarto) (- - + -): solo se redujeron los accidentes menores, pero la conclusión es: «La atorvastatina a dosis elevadas reduce el número de recidivas a cuatro meses».

> SALTIRE (sobre las constricciones aórticas) (- - - -): «Las estatinas no detienen la progresión de las constricciones aórticas, pero no se puede descartar un pequeño beneficio y una reducción significativa de las complicaciones cardiovasculares».

> SEAS (también sobre las constricciones aórticas) (- - + -): «No hay ningún efecto en la evolución de las constricciones aórticas, pero sí una reducción de los accidentes vasculares no relacionados con las constricciones aórticas» (aunque solo se reducen significativamente los accidentes menores).

> CORONA (sobre la insuficiencia cardiaca) (- - - -): «No se observa una reducción de las complicaciones cardiacas, pero el número de hospitalizaciones se reduce».

> CARDS (sobre la diabetes) (- + - -): «Las estatinas reducen el riesgo de accidentes importantes y de accidentes cerebrovasculares [¡que justamente no se han visto reducidos!], lo que justifica tratar a todos los diabéticos». Como el profesor Grimaldi.

> ASPEN (- - - -): «Nuestros resultados no confirman el interés de las estatinas, pero no contradicen que la mayoría de los diabéticos merecen ser tratados con ellas». La fe clavada al cuerpo. Me parece oír al profesor Grimaldi.

> SEARCH (ensayo de tratamiento intensivo totalmente negativo) (- - - -): «La reducción de los accidentes importantes por medio de las estatinas está de acuerdo con los ensayos anteriores». Pero esta reducción no es significativa y las miopatías son mucho más frecuentes en dosis elevadas.

## Títulos ambiguos y acrónimos triunfalistas

Cuatro ensayos, de los cuales tres son negativos, proclaman, sin embargo, la eficacia de las estatinas en sus títulos: LIPID (+ + + +), ASPEN (- - - -), MIRACL (- - + -) y JÚPITER. Hemos visto las múltiples falsificaciones presentes en estos ensayos, pero muchos otros más pequeños, y por eso no incluidos en este análisis, hacen lo mismo (FONAROW y SOLA, por ejemplo).

Pero ninguno de los otros veintiséis ensayos anuncia su fracaso en el título; todos juegan con la ambigüedad, asociando las palabras «estatinas» y «prevención cardiaca», con lo que se sobreentiende así su interés terapéutico: «Prevención de las enfermedades coronarias por medio de las estatinas», «Estudio de las estatinas como protectoras del corazón», «Tratamiento intensivo con estatinas», etc.

En cuanto a los acrónimos de los ensayos, elegidos incluso antes de haberlos empezado, traducen bien, no sin caer en el ridículo, la ilusión o la voluntad de engañar: MIRACL, IDEAL, JÚPITER, MARS, REVERSAL, REGRESS, ENHANCE, PROPER, ILLUMINATE, MEGA, AURORA, CORONA, etc. Nombres victoriosos; por supuesto, ninguno ha sido bautizado como WATERLOO o PEARL HARBOR.

¿Cómo podrían revisar su opinión los lectores superficiales que se mostraron convencidos de antemano?

### El coste y la utilidad de los tratamientos

Hay dos maneras de interpretar los ensayos: desde un punto de vista optimista y desde un punto de vista pesimista. Veámoslos con más detalle.

#### Una perspectiva optimista: la utilidad de las estatinas

Si se cree en su honestidad (que no es mi caso) y si nos basamos en la minoría de los ensayos que han mostrado un beneficio clínico estadísticamente significativo de las estatinas, es decir, de un total de treinta y dos ensayos, tres para la mortalidad cardiaca, ocho para los accidentes cerebrovasculares y catorce para las complicaciones cardiovasculares importantes o menores, se llega a la obligación de tratar de

150 a 400 enfermos para evitar, al menos durante un tiempo, un accidente por año, con un coste de 500 euros/año por paciente, para el tratamiento, las consultas y el seguimiento biológico; un total de 75.000 a 200.000 euros/año por accidente evitado.

Sobre estas bases, y solo tratando en prevención secundaria a nuestros 3,5 millones de sujetos con riesgo cardiovascular de menos de setenta y cinco años, el coste anual sería de 1.750 millones de euros, de los cuales 1 millón corresponde a los medicamentos, y se podrían evitar 14.000 accidentes por año (3,5 millones/250) por 1.750 millones/14.000 = 125.000 euros por accidente evitado. A pesar de este coste tan elevado, no se puede renunciar al tratamiento, ya que millones de vidas humanas estarían en juego, al menos si los datos de estos ensayos más favorables a las estatinas fueran fiables.

## Una perspectiva pesimista y realista

Pero hay razones para ser mucho más pesimistas.

Si se calcula el número de enfermos que se van a tratar no solo a partir de los ensayos positivos y significativos sino, lo que debería ser la norma, a partir del conjunto de todos ellos, ya no son 250 pacientes los que se necesitarían tratar para evitar un accidente cardiaco, sino entre 400 y 800, con un número de accidentes anuales evitado añadido a los 3,5 millones de sujetos mucho más débil, de 4.000 a 8.000, y los costes por accidente evitado serían de 200.000 a 400.000 euros.

Además, estos cálculos sobre los valores medios no son necesariamente representativos de toda la realidad, ya que en algunos ensayos el número de sujetos que se tratan es mucho más elevado aún: desde los 900 hasta los 2.700, lo que conduciría a costes de entre 450.000 euros y 1,3 millones de euros para evitar un accidente.

Resultado final: con un NAT de, digamos, 400, nos hallamos con la relación 399/400, es decir, con ¡un 99,75% de fracasos!

Datos para comparar con todos los demás productos terapéuticos activos, tanto destinados a curar como a aliviar (antibióticos, antiinflamatorios, diuréticos, antiulcerosos, antidiabéticos, antihistamínicos, anti-VIH, tratamientos hormonales, anticancerígenos, tratamientos psiquiátricos) como a prevenir los accidentes graves (vacunas, antihipertensores, anticoagulantes, antiagregantes): todos alcanzan del 50 al 95% de eficacia apreciable o importante, mientras que las estatinas no consiguen mejoras más que en el 0,5% de los casos, apenas por delante de los venotónicos u otros polvos mágicos, con un gasto de 2.000 millones de euros por año. Las estatinas no son medicamentos. Son un engaño.

Sin embargo, D. J. Rader, de la Universidad de Pensilvania, defiende una posición diametralmente opuesta: «Las complicaciones cardiacas del ateroma aumentan con la edad, hasta alcanzar al 30% de los sujetos. El coste de los tratamientos no debe reducir la prescripción de las estatinas... Después de todo, millones de personas toman aspirinas todos los días». (Cierto, pero la aspirina funciona, y es diez veces más barata).

### La prueba de la verdad: la epidemiología contradice los ensayos clínicos

Todos los datos de los ensayos clínicos deben inclinarse ante la realidad brutal de los datos epidemiológicos, perfectamente objetivos.

Si desde los diez o quince años que hace que las estatinas se comercializan masivamente hubiésemos salvado a miles de pacientes por año, la mortalidad por enfermedades cardiovasculares coronarias o por accidentes cerebrovasculares habría experimentado un enorme descenso. Ahora bien, solo ha disminuido, en doce años, en un 10%, desde 1998 hasta 2010. Los infartos de miocardio y los accidentes cerebrovasculares han pasado de 82.000 a 75.000, es decir, ha habido 7.000 menos (Inserm, 1999 y 2011). La reducción es de 600 por año, no 6.000, y se debe sobre todo a la disminución de la letalidad inmediata de estos accidentes, que no resulta de las estatinas, sino de los notables progresos llevados a cabo por la cardiología de urgencia.

Así pues, los ensayos clínicos patrocinados por las empresas han disfrazado claramente la verdad. Millones de tratamientos basados en las estatinas han sido rigurosamente ineficaces.

## LOS RESULTADOS SON AÚN PEORES EN PREVENCIÓN PRIMARIA

Si este es el caso en prevención secundaria en sujetos de riesgo, en prevención primaria la situación no puede ser peor. En este caso, un único ensayo clínico entre cinco, el WOSCOPS, informa de una reducción significativa de la mortalidad cardiaca; y otro único ensayo informa de lo mismo en relación con los accidentes cerebrovasculares.

En general, según los ensayos, el número de enfermos que se deben tratar en prevención primaria para evitar un accidente es aproximadamente 1,3 veces más elevado que en prevención secundaria, lo que da lugar a incrementos de los costes en las mismas proporciones. Si hubiese que extender la prescripción de estatinas a los 18 millones de franceses con más de cincuenta años, el coste total sería de alrededor de 9.000 millones de euros/año, e incluso con los genéricos, de precios muy reducidos, que no es actualmente el caso, estaríamos hablando de 3.000 millones o 4.000 millones de euros, lo que evidentemente no es posible consentir, porque iría en detrimento de las auténticas prioridades de la salud pública. Este es el punto de vista de Eric Topol, *Scripps Res. Inst.* (2010): «Es necesario concentrarse en los pacientes de alto riesgo; de otro modo, el número de sujetos que tratar se vuelve demasiado elevado y demasiado caro», y el del Comité de la Seguridad de los Medicamentos inglés, que en 2004 toma la decisión de no costear más las estatinas, excepto a los sujetos de alto riesgo cardiaco, y de ponerlas en los demás casos en venta libre, por razones obvias de economía para el Servicio Nacional de Salud (*L*, 2004, 363: 1660), con este comentario: «Si a partir de ahora la prescripción reembolsada se reserva a los pacientes que realmente necesitan las estatinas, por presentar un riesgo cardiovascular igual o superior al 30% en diez años, habrá 25 millones de personas tomando estatinas en el mundo y no 200 millones».

Entre los cinco grandes ensayos de prevención primaria, no diré nada del ensayo AFCAPS de la armada estadounidense de Texas, patrocinado por el gobierno del país y no por las empresas, el cual, qué casualidad, da negativo (1998), ni del WOSCOPS de 1995, ensayo escocés positivo y significativo, pero con el 99,8% de los tratamientos inútiles; además, el 30% de los participantes de cada grupo tratado o no tratado desaparecieron antes del final del ensayo sin que se diese ninguna razón, lo que invalida, a nuestros ojos, las conclusiones del ensayo. Finalmente, tampoco me referiré al japonés MEGA de 2006, totalmente negativo en todos los criterios, excepto en cuanto a las complicaciones cardiovasculares importantes, y con un 99,85% de tratamientos inútiles, es decir, un 0,15% de protección.

## EL ENSAYO JÚPITER DE A-Z, EL MÁS FALSIFICADO DE TODOS

En 2008 surgió de bajo el mar *el gigantesco ensayo JÚPITER* (un nombre prestigioso destinado a impresionar. Esto no podría ser más que un golpe de efecto, aunque el acrónimo signifique, bastante elaboradamente: «Justification for the use of statins in primary prevention: an intervention trial evaluating Rosuvastatin» [«Justificación del uso de las estatinas en la prevención primaria: un ensayo de intervención para evaluar la rosuvastatina»], *NE*, 2008, 359: 2195).

Un golpe de gong mundial. Un trueno que desencadenó el entusiasmo de los cardiólogos durante un congreso de la Sociedad Estadounidense de Cardiología, cuando se presentaron los resultados en 2008. El mercado de las estatinas iba a eclosionar, a extenderse a toda la población de más de cincuenta años, a 300 millones de personas en todo el mundo. Estatinas para todos. El ateroma está condenado; los comprimidos de rosuvastatina estarán en todas las mesitas de noche. La gran prensa estadounidense solo hablaba de esto.

Sin embargo, dos años después, se reveló como el fracaso más estrepitoso de toda la historia de los medicamentos. El sentido común se impuso de nuevo. A-Z había ido demasiado lejos. En la primera línea de las críticas, Michel de Lorgeril, el proscrito de los cardiólogos, asociado con J. Abramson, de Harvard, L. Green y S. Kaul (*Arch. Int. Med.,*

2010, 170: 1007, 1032 y 1073), V. Vascarino (*Circ. Cardiovasc. Qual. Outcomes*, 2009, 2: 286) y M. A. Hlatky (Standford, *NE*, 2010, 359: 2280). «Por Dios, ¿qué puede hacer un clínico con el JÚPITER?, se preguntaba S. Kaul. Nada, olvidarlo.

JÚPITER estaba patrocinado por A-Z, la más incisiva, la más agitada y la más mentirosa de las empresas. A su lado, las demás parecen monaguillos y un dechado de virtudes. No hay límites para A-Z. El ensayo agrupaba a 17.802 sujetos de más de cincuenta años en el caso de los hombres y de más de sesenta en el caso de las mujeres, de sesenta y seis años por término medio, reclutados en mil trescientos centros de veintiséis países, todos sin riesgo cardiovascular identificado, con valores bajos de colesterol y de LDL (1,8 y 1 g/l). No era el colesterol lo que aquí se contemplaba, sino la elevación de la PCR, esta tontería absoluta que desaparece con un dolor de muelas, porque P. M. Ridker, autor principal del estudio, había inventado y comercializado la técnica de la dosificación de la PCR y tratado de hacer una prueba indispensable para monitorizar a los centenares de millones de sujetos que toman estatinas en el mundo (y lo consiguió; consulta el capítulo 3). Los sujetos de JÚPITER no estaban, sin embargo, estrictamente sin riesgo cardiovascular; un 16% eran fumadores, un 30% tenían una hipertensión arterial menor, un 40% presentaban un síndrome metabólico y un 16% estaban tomando aspirinas, probablemente como antiagregante plaquetario.

JÚPITER reunió casi todas las falsificaciones de las que la industria es capaz y, como tal, es ejemplar y debería leerse:

➤ Los once firmantes están bajo contrato con A-Z (veintidós contratos) y tres o cuatro con las otras empresas productoras de estatinas; es decir, una media de diez contratos por autor, de los cuales cincuenta son de consultoría, treinta y ocho de honorarios por conferencias y veinticuatro son contratos de investigación. La lista, con los detalles de estos vínculos de interés, se muestra en un anexo de cuarenta y cinco líneas al final del artículo, y aquí la ofrezco en el anexo. Es necesario leerla para creerlo. Además, millones de royalties han sido percibidos por el autor principal, P. M. Ridker, copropietario de la sociedad que comercializa la técnica de la dosificación de la PCR, que en el capítulo 3 hemos visto que no sirve para nada (L. A. Green). La lista de estos vínculos con la industria, al final del artículo que relaciona los resultados de JÚPITER, termina con una frase muy significativa: «No se ha informado de otros potenciales conflictos de intereses relevantes para este artículo». (¡) ¿Humor o cinismo?

➤ El ensayo, con una duración prevista de cuatro años, se interrumpió al cabo de menos de dos, en contra del plan previsto, y sigue detenido, no por decisión de los investigadores sino de un comité externo, supuestamente independiente, pero presidido por un representante de la famosa CTSU de Oxford, la cual hemos visto que está totalmente sometida por la industria.

➤ La razón esgrimida para detener el ensayo prematuramente es, como de costumbre, ética: el medicamento parece tan eficaz (¡!) que no se puede privar de él durante más tiempo a los pacientes que están bajo el placebo. La realidad es muy diferente. Primero se trata de reducir los costes astronómicos de un ensayo de esta envergadura y, después, de publicar a partir de que surjan unos resultados

que puedan presentarse como positivos, por miedo a verlos atenuados a lo largo de los meses, como suele ser el
caso cuando los dos grupos «convergen», como se ha
mencionado anteriormente (en cuanto a los ensayos de-
tenidos prematuramente, consulta *Ann. Int. Med.,* 2007,
146: 878 y *JAMA*, 2003, 203: 1.180).

➤ En un tiempo tan breve, las complicaciones cardiovasculares han sido necesariamente muy poco frecuentes: quince
infartos de miocardio mortales entre 17.000 sujetos (¡seis
bajo el placebo y nueve bajo las estatinas!), nueve accidentes cerebrovasculares mortales (seis bajo el placebo,
tres bajo las estatinas) y ninguna diferencia con respecto
a las complicaciones cardiovasculares mortales, doce *ver-
sus* doce... sobre una base de 17.000 sujetos. Así pues, los
accidentes graves fueron tan poco frecuentes que habría
sido mejor ¡buscar una aguja en un pajar! Así pues, era necesario reunir todos los tipos de accidentes en un criterio
compuesto, que apenas abarcó al 1,4% de los sujetos, y
que reúne los accidentes graves y las decisiones médicas
más o menos fundadas (hospitalizaciones, angioplastias,
baipases, etc.). Así, JÚPITER ha sido detenido después de
doscientos cuarenta accidentes cardiovasculares, ochenta
y tres bajo las estatinas y ciento cincuenta y siete bajo el
placebo, proclamándose alto y claro una reducción relativa espectacular del 47% de los accidentes. Todos los cardiólogos lo creyeron; cantaron y saltaron de alegría. Sin
embargo, en relación con el número de sujetos tratados,
la reducción absoluta es del 0,83%, lo que obliga a tratar a
230 pacientes para evitar un accidente por año –incluidos
los accidentes menos graves–, a 610 sujetos para reducir

la mortalidad y a 360 para disminuir los accidentes cerebrovasculares. Por lo tanto, entre un 99,72 y un 99,84% de los tratamientos son inactivos.

> Para paliar la brevedad del ensayo, los resultados no se presentan en pacientes, sino en «pacientes X años», como si seguir a 17.000 sujetos durante 1,9 años fuese idéntico a seguir a 6.500 durante cinco años o a 4.000 durante ocho años (y ¡por qué no a 400.000 durante 1 mes!).

> La relación del número de infartos mortales entre el conjunto de infartos es del 9% bajo el placebo y del 29% bajo las estatinas, lo que sugiere, irónicamente, una reducción de la cantidad de infartos pero una agravación del pronóstico bajo las estatinas («Es difícil tragárselo», escribe M. de Lorgeril).

> Las causas de la mortalidad cardiaca no están claras: veinticuatro por infartos y por accidentes cerebrovasculares entre sesenta y ocho muertes. Interrogados, los autores hablan de «accidentes arteriales» (¿cuáles?) y de rupturas de aneurismas... ¡que habrían sido más frecuentes que los infartos de miocardio! Nada de esto se sabe.

JÚPITER ha sido, durante dos años, presentado como «un gran avance», «preconizador de un gran beneficio público», hasta tal punto que, a partir de ese momento, «las estatinas deberían ser prescritas a todo el mundo, independientemente de sus niveles de colesterol o LDL», comentarios revelados por la gran prensa estadounidense, *Time* (16 de abril de 2010) y *New York Times* (21 de marzo de 2010).

## Contra JÚPITER: Abramson y Lorgeril

Sin embargo, la rueda giró muy rápidamente contra este «esfuerzo demasiado entusiasta» para ampliar la rosuvastatina a toda la población sana; una parte de la comunidad de cardiólogos tomó conciencia, de modo que dicha comunidad «se polarizó en dos campos» (S. Kaul). Las calculadoras empezaron a medir la poca importancia de unos resultados que habían sido publicados prematuramente.

La finalidad de JÚPITER era ampliar aún más el mercado del Crestor, pero fracasó en parte. La última revisión de las recomendaciones oficiales de 2001 de los Estados Unidos (US Guidelines) había aumentado el número de estadounidenses susceptibles de ser tratados con estatinas de 13 a 36 millones y había extendido la prescripción a la prevención primaria, en la práctica a todos los sujetos que tuvieran entre treinta y ochenta años. J. Abramson, de Harvard, había criticado muy fuertemente esta medida, justo antes de la publicación de JÚPITER, ya que se basaba en «dieciséis ensayos clínicos, de los cuales ninguno apoyaba esta decisión», y él mismo publicó su propio análisis de todos los ensayos realizados sobre la prevención primaria. Concluyó que la mortalidad total no se reducía ni un ápice, las complicaciones cardiovasculares importantes tampoco, y que solo los accidentes menores se habían reducido en un 1,5%, lo que requiere, para evitar un accidente de este tipo por año, tratar a 350 pacientes (*L*, 2007, 369: 168). Asimismo, cuando se publicó JÚPITER, Abramson lo criticó casi tan virulentamente como M. de Lorgeril.

Había en 2008, en el momento en el que JÚPITER vio la luz, 24 millones de estadounidenses que tomaban estatinas.

Las recomendaciones oficiales (US Guidelines, 2001 y 2003, National Cholesterol Education Program –NCEP– 2001, Joint Task Force of the European Society, 2003, *JAMA*, 2001, 285: 2486, *Eur. Heart. J.*, 2003, 24: 1601) aconsejaban elevar este número a 36 millones y llevar las dosis a un nivel que permitiese reducir las LDL por debajo de 0,7 g/l en el caso de los pacientes de alto riesgo; siempre «cuanto más bajo, mejor» (NCEP, Am. Heart Association, Am. College of Cardiology). Si, en 2008, se hubiese seguido a JÚPITER, 8 millones de estadounidenses más habrían podido tomar estatinas, es decir, 41 millones, y si hubieran sido 11 millones más, 44 millones, lo que significa el 77% de los estadounidenses comprendidos entre esas edades (E. Spatz, *Circ. Cardiovas. Qual. Outcomes*, 2009, 2: 41).

JÚPITER, que buscaba «ampliar la órbita de la prevención primaria más allá de todos los límites» (M. Hlatky), se convirtió después en el ejemplo paradigmático del ensayo clínico falsificado por sus patrocinadores. Finalmente JÚPITER perjudicó a A-Z, dejó un recuerdo terrible y, por último, debilitó la idea de distribuir las estatinas a chorros entre toda la población mundial de más de cincuenta años. Fue el primer viraje hacia una toma de conciencia y hacia un poco más de realismo y de sentido común. Por esta razón, es un ensayo histórico, pero las recomendaciones no han cambiado: «¡Estatinas a dosis elevadas para todo el mundo!». De manera que el número de franceses que toman estatinas aumentó en un 16% desde 2008 hasta 2012; esto es, las estatinas consiguieron 700.000 clientes franceses más (Celtipharm).

INDUSTRIA FARMACÉUTICA, PRESIONES Y CONFLICTOS DE INTERESES

Todos mis análisis de los ensayos parecerán críticas severas, en primer lugar dirigidas a la industria farmacéutica, que es la que los ha decidido, planificado, explotado, financiado y publicado, y después a los médicos que los han firmado, comprometiendo su nombre y una reputación que ya no tienen. Solo parecerán excesivas a quienes no quieran ver la realidad tal como es. Sin embargo, si he conseguido hacerte dudar y si quieres saber lo que hay detrás de los cantos de las sirenas, infórmate acudiendo a las fuentes. Por ejemplo, sobre los conflictos de intereses en los ensayos clínicos lee, en particular, el *British Med. Journal*, 2002, 325: 325 y 2003, 326: 1167; el NEJM, 2004, 351: 1885 y 1891, 2007, 355: 2021, 2007, 356: 1742 y 357: 1796, 2009, 361: 1466, 2010, 362, 669; el JAMA, 2003, 289: 454, y las referencias citadas en las páginas 115-117 de nuestra *Guide des 4.000 médicaments*, y para Francia, los anexos de nuestra obra sobre *Les Leçons du Mediator* y los de varios libros, entre ellos los de nuestros amigos de Boston los profesores J. P. Kassier y M. Angell, miembros de la Academia Estadounidense de Ciencias y editores jefe que renunciaron sucesivamente al NEJM, traducidos tanto el uno como el otro en 2007 al francés, el primero con el título *La Main dans le sac* y el segundo, traducido por mí mismo, con el título *La Vérité sur les compagnies pharmaceutiques*, ambos publicados por la editorial Éditions du Mieux-Être de Canadá.

También recomiendo la lectura de *Our Daily Meds*, obra de la muy dinámica y espiritual periodista estadounidense Melody Petersen, publicado por Farrar et Giroux en 2008. No leer estas obras es aceptar no entender nada del funcionamiento y de las desviaciones de muchos ensayos clínicos ni entender a la industria farmacéutica en general. Es querer ser médico negándose a conocer el medicamento. Estos libros tendrían que formar parte del programa de nuestras facultades obligatoriamente, y ser leídos, analizados y comentados. Sobre todo esto, no hay nada más esclarecedor que los grandes informes que se dedicaron a la industria farmacéutica. Evidentemente, no me refiero al informe emitido por la Academia de Medicina francesa en 2004, que constituye una antología para relajarse, entre amigos, con un vaso de güisqui en la mano, sino al informe de la ONU (*Nat. Med.,* 2010, 16: 133), al de la Cámara de los Comunes inglesa (*L,* 2006, 367: 97) o al del Instituto de Medicina de la Academia Estadounidense de Ciencias (*NE,* 2009, 360, 2102).

Si prefieres echarte a dormir, puedes hacerlo, pero nosotros, después de seis libros y tres informes sobre este tema, pasaremos el relevo con el sentimiento del deber cumplido, por lo menos después de haber saldado cuentas con los patinazos de los diabetólogos, los ginecólogos y los que se llaman alergólogos.

# 9

## EL NULO EFECTO DE LAS ESTATINAS
## EN EL ATEROMA ARTERIAL

S i te gustaron las falsificaciones de los ensayos clínicos, te encantarán las de los estudios sobre los efectos de las estatinas en las placas de ateroma coronarias o carotídeas y sobre los diámetros de las arterias. Están aún más falseados. O manoseados; como prefieras expresarlo.

En sus títulos y conclusiones, los autores proclaman doce veces de cada trece la eficacia de las estatinas en las lesiones anatómicas del ateroma... pero, en una cuarta parte de los casos, estos efectos no son significativos y, en TODOS los casos, los resultados son exiguos; cambian en diez placas de entre dos mil, o los diámetros arteriales en mil quinientas, ya reducidos en un 60% por la enfermedad, es decir, un 2% de recuperación, esto es, NADA.

Se trata de medir el grosor de las paredes arteriales, el volumen de las placas, el volumen de calcio depositado en algunas placas, los diámetros medios y mínimos de las arterias coronarias estudiadas (lo normal: de 2,5 a 3,1 mm) y sus variaciones, espontáneas y bajo el efecto de las estatinas, después de dos años de tratamiento.

## TÉCNICAS DE ESTUDIO

Para esto se emplearon cuatro técnicas que se proclamó que eran cuantitativas, pero muy aproximativas, basadas en muchas digitalizaciones, selecciones y reconstrucciones tridimensionales, confiadas a los centros especializados en el tratamiento de imágenes (ASTEROID y ENHANCE), todas experimentales, sin fiabilidad establecida, sin reproducibilidad demostrada y que tienen que ser leídas por muchos observadores, ya que no es posible fiarse de uno solo. Aquí estamos claramente en el terreno del «casi», al límite de lo que pueden hacer las tecnologías, a la caza de las agujas en pajares, ya que las modificaciones observadas se revelarán no minúsculas, sino nanominúsculas. Es del grosor del cabello de lo que se hablará aquí.

- ➤ El primer método, aún clásico, es la banal coronariografía, pero digitalizada, reconstruida y cuantificada, palabra mágica, «en los ordenadores».
- ➤ El segundo método, también banal, es la ecografía por ultrasonidos, digitalizada, imagen por imagen, un procedimiento «desafiante» según los propios autores y aplicado a las arterias gruesas, las únicas explorables, carótidas comunes o internas y femorales (ensayos STCH, 2004 y ENHANCE, 2008).
- ➤ El tercer método, rústico, consiste en un TAC, bautizado como tomografía de haz de electrones, el cual solo puede medir el volumen de calcio depositado (SCDCTS, 1998).

> El cuarto método, hipersofisticado, fue inventado por la ultrasonografía intracoronaria. Se empuja una sonda coronaria hasta las lesiones, después de proceder a la dilatación intracoronaria con nitroglicerina, la cual es retirada a la velocidad regular y motorizada de 0,5 mm/seg, y se trata mediante la selección de una imagen de sección transversal de todos los milímetros, lo que permite medir los orificios y el grosor de las paredes y reconstruir los volúmenes de las lesiones, un método declarado reproducible y fiable por el único equipo que lo ha utilizado.

## Resultados

¿Resultado? Una casi unanimidad conmovedora en los trece ensayos llevados a cabo entre 1993 y 2008 a partir del seguimiento de 4.509 pacientes, monitorizados durante dos años, de media 347 por ensayo. Veamos primero lo que proclaman:

> Un ensayo reconoce el fracaso de la lovastatina (LRSTG, 1994).

> Dos proclaman claramente el éxito: las estatinas son eficaces (STCH, 2004) y reducen la progresión de las placas de ateroma (PLAC, 1995).

> Otros dos lo dicen de una manera hipócrita y alusiva, a través de la elección de su acrónimo: REGRESS, 1995, y REVERSAL, 2005.

> Los otros ocho (consultar las tablas en el anexo 4) siguen procediendo por alusión; se titulan «Efectos [no eficacia] de las estatinas en las lesiones coronarias», y dejan suponer que estos efectos han sido evidentemente beneficiosos.

Las conclusiones de los artículos también están sesgadas, por no decir falsificadas:

> MARS (MSD, 1993) (Monitored Atherosclerosis Regression Study): «La lovastatina disminuye la progresión y aumenta la regresión de las placas coronarias».
> CCAIT (1994): exactamente la misma conclusión.
> MAAS (MSD, 1994): «La simvastatina disminuye la progresión de la aterosclerosis coronaria».
> PLAC (BMS, 1995): «La pravastatina reduce la progresión de la aterosclerosis coronaria».
> REGRESS (BMS. 1995): ídem.
> LCAS (Novartis, 1997): «La fluvastatina disminuye significativamente la progresión de las lesiones coronarias».
> SCDCTS (Universidad de Vanderbilt, 1998): «Las estatinas hacen decrecer el volumen de las placas y las estabilizan».
> SPCD (MDS, 2001): «La simvastatina + la niacina aportan un beneficio angiográficamente medible».
> STCH (BMS y el Gobierno holandés, 2004): «La pravastatina induce una regresión significativa del ateroma carotídeo en los niños con hipercolesterolemia familiar».
> REVERSAL (Pfizer, 2005): «Los tratamientos intensivos permiten una reducción más grande de la progresión del ateroma».
> ASTEROID (A-Z, 2008): «La rosuvastatina produce una regresión de las estenosis coronarias y mejora el diámetro mínimo de las arterias».

➤ ENHANCE (MSD, 2008): «La asociación simvastati-
na-ezetimiba no cambia significativamente el espesor de las paredes coronarias, en comparación con la
simvastatina sola».

Así pues, todo va bien; doce ensayos positivos de trece,
siempre la misma canción. Un estribillo repetido sin cesar,
firmado por autores que, tres veces de promedio, tienen relaciones contractuales estrechas con las empresas que financian los estudios, y en diez ocasiones no lo precisan.

Pero nada de todo esto se resiste al examen, por tres
razones:

1.  El papel directo que juegan las placas en el infarto
    de miocardio y en los accidentes cerebrovasculares
    está muy discutido.
2.  Los efectos infrananominúsculos, incluso más pe-
    queños aún si cabe, de las estatinas en estos ensayos.
3.  Manipulaciones estadísticas destinadas a hacer creer
    en efectos significativos..., lo que no tiene ningún
    interés, en la medida en la que se trata de efectos
    exiguos. El hecho de que sean o no significativos no
    aporta nada a los enfermos.

De hecho, las lesiones arteriales no determinan directamente el futuro de los pacientes. Dos ensayos en enfermos con alto riesgo monitorizados durante siete años,
uno con 7.965 pacientes (*NE*, 2001, 369: 213), el otro con
30.984 (*L*, 2012, 379: 2053), concluyen tanto el uno como
el otro que las lesiones arteriales, las placas o el grosor de las

paredes, e incluso los orificios, no determinan el futuro de los enfermos.

Estos estudios confirman una vez más que los accidentes cardiovasculares agudos están relacionados con una trombosis aguda en las placas agrietadas, no necesariamente voluminosas ni en expansión, y aún menos con una reducción de los orificios arteriales, como muchos saben y lo dicen, en particular M. de Lorgeril. La prevención de los accidentes viene dada por la aspirina o por los anticoagulantes orales, no por las estatinas.

La disección que he llevado a cabo de los resultados publicados de los trece ensayos que se han censado aquí es abrumadora. Muestra la absoluta, incontestable y total ineficacia de las estatinas en todos los parámetros analizados (grosor de las paredes, orificios de las arterias, volumen de las placas, volumen de calcio de las placas, etc.).

Las conclusiones de los artículos están claramente destinadas a engañar a los lectores superficiales. Para juzgar apropiadamente, hay que aceptar entrar en lo infinitamente pequeño.

El diámetro medio de las estenosis coronarias es de 1,7 mm, frente a los 2,5-3 mm normales. Después de dos años de tratamiento, solo disminuye en 0,014 mm, es decir, en 14 micras ($\mu$) –de -60 a +7– bajo el efecto de las estatinas, frente a las 62 $\mu$ –de 19 a 100– sin tratamiento. Se trata de una reducción menor, del calibre de 48 $\mu$ por término medio –de 10 a 160–, juzgada como significativa dos veces de cada tres. Sí, pero solo se trata de una reducción muy pequeña, del 2,8% (del 0,6 al 8,2%) del diámetro inicial, en sí reducido en un 40% por la enfermedad. El grosor de un cabello.

Recordemos a propósito de esto que la ley del flujo laminar de los fluidos, la ley de Poiseuille, que se aplica aquí de una manera muy exacta, indica que el caudal aumenta como la cuarta potencia del diámetro, dicho de otra manera, como el incremento del diámetro llevado dos veces al cuadrado. Por lo tanto, 2,8% de aumento del diámetro significa un incremento de casi el 10% del caudal coronario, lo cual es lo mismo que nada para un caudal ya reducido por término medio en un 75% por las estenosis del 35 al 45%, pero en parte paliado por la circulación colateral desarrollada en paralelo.

En resumen, tiene lugar un incremento medio de menos del 3% de los diámetros, de un 10% del caudal, es decir, cero.

El mismo análisis es aplicable al efecto sobre las estenosis más estrechas, es decir, sobre los diámetros mínimos, por término medio de 1,4 mm en estos estudios, diámetro que aún se reduce durante los dos años que duran estos ensayos, en 19 $\mu$ (de -30 a +80) bajo las estatinas, y en 80 $\mu$ (de 30 a 130) sin tratamiento, es decir, una reducción menor de 61 $\mu$ (de 18 a 210). Esto significa un 4,3% de ganancia relativa que puede permitir esperar un aumento del caudal de un máximo del 12% sobre las arterias, ya reducidas en un 60% por las estenosis más estrechas, que, según la ley de Poiseuille, ¡reducen el caudal en un 95%!

En resumen, tienen lugar mejoras de un máximo del 15% del caudal en las arterias donde este caudal se había reducido en un 95% al comienzo del tratamiento...

Y el mismo análisis es aplicable también a las variaciones del grosor de la pared arterial, que, en uno de los ensayos

EL MITO DEL COLESTEROL

(STCH), aumenta espontáneamente en dos años en 5 $\mu$ ($\pm$ 44) y, bajo las estatinas, disminuye en 10 $\mu$ ($\pm$ 48), es decir, 15 $\mu$ de diferencia, o, lo que es lo mismo, un 1,5% del grosor de las paredes, lo que no tiene el más mínimo interés terapéutico, pero sin embargo es significativo: es significativo, como se verá, que una diferencia de 15 $\mu$, mientras las desviaciones típicas de los promedios son cuatro veces superiores, no permite creer ni durante un segundo que esto sea verdaderamente significativo (consulta, al final de esta obra, el anexo estadístico).

En un segundo ensayo (ENHANCE), las paredes arteriales son de 700 $\mu$ de grosor al principio y se reducen en dos años en 6 $\pm$ 4 $\mu$ con las estatinas (0,8%) y en 11 $\pm$ 4 $\mu$ (1,6%) con la asociación estatinas-ezetimiba. Diferencias que, a pesar de todo, juzgan como significativas. ¿De quién se están burlando?

Lo mismo es aplicable al volumen de las placas, inicialmente de 100 mm$^3$ y que se incrementa en 5 mm$^3$ espontáneamente, pero que se reduce en... 0,5 mm$^3$ (0,5%) bajo la atorvastatina (REVERSAL), es decir, tiene lugar una ganancia relativa de 5,5 mm$^3$, lo que equivale a un cubo de 1,7 mm de lado. Estamos en el terreno de lo microscópico.

Y lo mismo en cuanto al volumen de calcio, incrementado, en 1,2 años, en 0,25 $\pm$ 0,35 mm$^3$ sin tratamiento y solamente en 0,08 $\pm$ 0,20 mm$^3$ bajo las estatinas, es decir, una ganancia de 0,17 mm$^3$.

Así pues, los resultados van siempre en el sentido deseado (y anunciado) por los autores. Mejoras pequeñas o insignificantes, pero funcionalmente no significativas y, sin embargo, declaradas significativas en quince de las diecinueve mediciones efectuadas en los ensayos.

Siempre la fe del carbonero.

¿Significativas? Esto es lo que afirman los autores, pero no deja de sorprender a los estadísticos aficionados que somos nosotros, que advertimos:

> Una dispersión de los valores (desviaciones típicas) igual, por término medio, a seis veces el promedio y, en ocasiones, igual a 7, 9 y 25 veces el promedio.
> Una diferencia de los promedios de los grupos tratados y no tratados de 2 a 3,5 veces inferior a las desviaciones típicas de los promedios.

Dicho de otra manera, las curvas de distribución de los valores se solapan en el punto de superposición. Me habría gustado poder rehacer los cálculos estadísticos a partir de todos los datos brutos, cuyos resultados favorables son más que sorprendentes, a veces desde la primera ojeada, ante resultados como los siguientes: $5 \pm 44$, $10 \pm 48$, $8 \pm 20$, $90 \pm 160$, $50 \pm 130$, etc. (Especialmente, nada asegura que las curvas de distribución de los valores sean monomodales y simétricas).

# 10

## ESTATINAS UNIVERSALES Y POLIVALENTES

L as estatinas tienen múltiples efectos beneficiosos en la esclerosis en placas, las enfermedades neurodegenerativas, el Alzheimer, la osteoporosis, todas las enfermedades cardiacas no coronarias, las enfermedades inflamatorias y algunos cánceres, según Eric Topol (clínica de Cleveland, 2004). Si las estatinas son tan beneficiosas, presente o no el colesterol un índice elevado, ¿no tendrían un efecto en el componente inflamatorio del ateroma? ¿No serían antiinflamatorios disfrazados? ¿No sería conveniente ampliarlas a todas las enfermedades inmunoinflamatorias e incluso a cualquier enfermo con un componente inflamatorio, e ir a competir con los AINS o los anti-TNF (Factor de necrosis tumoral) en el mercado de la poliartritis y de las enfermedades autoinmunes, matando así dos pájaros de un tiro? Y, así pues, ¿no sería conveniente ampliarlas a la esclerosis en placas, al lupus eritematoso y a los rechazos a los trasplantes, entre otras cosas? Y ¿por qué no matar tres pájaros de un tiro y llevar las estatinas a la osteoporosis, en caso de que pudiesen activar los osteoblastos? ¿Y por qué no también a la prevención y el tratamiento de los cánceres, ya que los tumores serían a menudo debidos a inflamaciones crónicas, a las citocinas inflamatorias que pueden inducir la canceración de las células epiteliales que lindan con ellas? Las estatinas ¿no podrían frenar la proliferación de las células tumorales alterando su capacidad de sintetizar nuevas membranas? Y, por último, como el Alzheimer tiene (tal vez) un componente inflamatorio, ¿por qué no probarlas también en todas las enfermedades neurodegenerativas?

Y aún quedaría pendiente probarlas en la fatiga crónica, la impotencia, la frigidez, las hemorroides, la podagra, la enuresis, el estrabismo, la espasmofilia, los tics y los trastornos obsesivo-compulsivos.

## POLIARTRITIS INFLAMATORIAS

El ateroma sería una enfermedad inflamatoria, la poliartritis reumatoide estaría asociada con un riesgo elevado de mortalidad cardiovascular (*Arthritis Rheum.*, 2002, 46: 862) y las estatinas tendrían un efecto antiinflamatorio. ¿No podríamos, entonces, sobre la base de este triple condicional, ampliar, en una primera fase, su indicación a los enfermos de poliartritis inflamatorias?

Un primer ensayo limitado a 116 pacientes monitorizados durante seis meses (*L*, 2004, 363: 2011) resultó un fracaso clínico completo, a pesar de los efectos previsibles en los marcadores biológicos de la inflamación tan poco específicos como la velocidad de la sedimentación, la PCR o la IL-6. El fracaso no ha impedido a los autores echar las campanas al vuelo. Pero, después de nueve años, el silencio es absoluto. *Adiós al tratamiento por estatinas* de la poliartritis reumatoide, que tuvo que quedarse con sus terapias anteriores.

## LA ESCLEROSIS EN PLACAS

Terrible enfermedad, conocida como autoinmune, que afecta, a menudo antes de los treinta años, a millones de personas en el mundo, y que evoluciona por impulsos uni o plurianuales, parcialmente regresivos, pero que deja lesiones cerebrales o medulares que cada vez incapacitan más.

La enfermedad parece deberse, aunque no se cuenta con pruebas certeras, a una destrucción de la vaina de protección lipídica de los nervios (la mielina) por parte del sistema inmunitario del enfermo. La terapia es difícil, tiene riesgos y su eficacia es medible, pero limitada (cortisona, interferón-ß, Copaxone, etc.). Si las estatinas se hubiesen mostrado eficaces, esto habría supuesto un avance importante.

Primero se probaron en los modelos encefálicos agudos antimielina de los ratones, más o menos similares a la esclerosis en placas, con algunos éxitos (*N*, 2004, 420: 78). Acto seguido, de 2000 a 2004, se llevaron a cabo unos cuantos ensayos en humanos (*J. Neurol.*, 2003, 250: 754; *L*, 2004, 363: 1570 y 1607), a lo largo de entre uno y dos años. A veces se obtenían algunos efectos medibles en las lesiones cerebrales, pero no se veía sensiblemente alterada la frecuencia de las recaídas ni la aparición de nuevas lesiones. Me he incluso preguntado si, en dosis elevadas, las estatinas que atraviesan la barrera hematomeníngea no serían susceptibles de interferir en las reparaciones mielínicas y neuronales, ya que el colesterol podría desempeñar una función importante en estas reconstrucciones, de tal manera que las estatinas en dosis elevadas no parecen recomendables y, a dosis reducidas, sus efectos no son convincentes. Adiós al tratamiento por estatinas de la esclerosis en placas.

## LUPUS ERITEMATOSO DISEMINADO

Se trata de una enfermedad autoinmune multivisceral grave, vascular, renal, neurológica, pulmonar, arterial, etc.

Al desestabilizar los receptores membranosos de las moléculas inmunitarias (en particular las moléculas MHC de clase II, que presentan los antígenos y activan los linfocitos T, que aumentan a causa del interferón-γ implicado en las respuestas inflamatorias), la reducción del colesterol por la acción de las estatinas podría atenuar las respuestas autoinmunes.

Nada ha confirmado esta hipótesis, muy frágil de salida. Las estatinas no tienen sitio en el tratamiento de las enfermedades autoinmunes.

## RECHAZO DE LOS TRASPLANTES Y ENFERMEDAD DEL INJERTO CONTRA EL HUÉSPED (GVHD)

Las estatinas tampoco tienen sitio en las patologías de los trasplantes. Se han probado para controlar el rechazo después del trasplante cardiaco, sin resultado, y la GVHD aguda después del trasplante en 67 sujetos, con un 10% de GVHD en aquellos bajo tratamiento con estatinas y un 40% en el caso de ausencia de estatinas. También se ha probado con la GVHD crónica en 18 sujetos, con un efecto medible en 5 pacientes, mientras que otro estudio fue completamente negativo.

Después de diez años, las estatinas no han conseguido imponerse en estas patologías, contra las que probablemente no tienen nada que hacer, a pesar del desarrollo continuo, pero sin ruido, de investigaciones fundamentales para desvelar su impacto eventual en determinadas poblaciones de linfocitos (TH1, TH2, TH17, Treg), o en la expresión de los genes MHC, o en la implantación de estas moléculas en la superficie de las células, o incluso en las múltiples interacciones de estas diferentes familias de células inmunológicas o inflamatorias. No hay, sin embargo, hasta hoy ninguna conclusión que permita pasar a una evaluación clínica.

## OSTEOPOROSIS

De nuevo un mercado gigantesco, desde el año 2000.

Las estatinas bloquean la síntesis del mevalonato y de sus derivados isoprenoides (geranil y farnesil), que son inhibidores de una proteína ósea clave, la BMP-2, que a su vez estimula la actividad de los osteoblastos. Los osteoblastos son las células que reconstruyen de manera constante el hueso, regularmente destruido por los osteoclastos. Los huesos se renuevan constantemente. Al reducir los isoprenoides, las estatinas desinhiben la BMP-2 y podrían reforzar la reconstrucción ósea. Podrían... Hay que verlo.

Se han probado treinta mil productos naturales en la actividad de los osteoblastos en cultivo. Solamente dos la amplifican, la lovastatina y la simvastatina. Por otra parte, en cultivos óseos aumenta el número de osteoblastos, así como el crecimiento de los huesos en ratas y ratones jóvenes. Pero del dicho al hecho hay un gran trecho, así como de las ilusiones biológicas a la clínica.

En los seres humanos, varios ensayos pequeños sugieren, sin demostrarlo, la posibilidad de una acción similar. En 4.000 británicos que tomaron estatinas en comparación con 24.000 que no, las fracturas fueron casi dos veces menos frecuentes (pero como son poco frecuentes en los dos grupos, la reducción absoluta es muy débil y no decisiva).

En el caso de otros dos grupos ingleses, integrados por mujeres de más de sesenta y cinco años, las conclusiones fueron idénticas, y en un tercero se encontró que los pacientes que tomaban estatinas tenían una densidad ósea un 8% superior a los que no fueron tratados (pero esta medida no es más que un marcador biológico sin significado; consulta nuestra *Guide des 4.000 médicaments*).

La hora de los grandes ensayos clínicos podría llegar, escribe *Science* (2000, 288: 2297).

Sin embargo, después de todos estos años, las estatinas no han vuelto a encontrar cabida en el tratamiento de la osteoporosis.

Un nuevo fracaso.

### CÁNCER

*Science et vie* titula con una fanfarronada su número de diciembre de 2012: «Las estatinas, pastillas milagrosas que desvelan virtudes insospechadas. El poderoso efecto antiinflamatorio [?] de las estatinas podría inhibir el crecimiento de los tumores y reducir su frecuencia y su mortalidad en un 50%». ¡Ahí es nada! ¡Un 50%!

El texto es más prudente: «Los datos son aún muy preliminares y a veces contradictorios y el mecanismo sigue siendo un misterio» (el mecanismo de todo es siempre misterioso).

Pero *Science et vie* también cita a un investigador estadounidense, quien afirmaría: «Existe un alto grado de prueba [?] de que las estatinas inhiben el crecimiento de varios tipos de tumores», afirmación no publicada que es difícil de evaluar.

Artículos como este engañan a los lectores.

Pero tal vez *Sience et vie* tiene algunas excusas. Congreso estadounidense del cáncer en 2005: «Las estatinas reducen la mortalidad por cáncer de mama, de páncreas, de próstata y de pulmón, aproximadamente en un 50%» (*NE*, 2005, 352: 2182 y *Nat. Med.*, 2005, 11: 812).

Naturalmente, como era de esperar, ocho años después la mortalidad de estos cánceres ¡no ha variado ni un ápice! ¿Cómo y por qué los grandes congresos y las grandes revistas de medicina pueden lanzar tantas falsas noticias espectaculares, y cuando menos prematuras, cuando ningún medicamento y ningún método de detección precoz han reducido nunca el número y la mortalidad del cáncer en más de un 10 o un 20%?

¿Qué ocurre en realidad con las estatinas en relación con el cáncer?

Algunos ensayos puntuales apoyan, en apariencia, y en parte, estos anuncios atronadores, pero son de poco valor, ya que se trata de ensayos retrospectivos, no aleatorios y mal controlados (¿quién puede estar seguro de que los pacientes tomen regularmente las estatinas durante años?; ni siquiera podemos estar seguros de ello en el caso de los enfermos). Y, sobre todo, ponen de relieve, como en el caso de los ensayos clínicos sobre el efecto de las estatinas en cardiología, la reducción relativa del número de cánceres y no su reducción absoluta, siempre de diez a veinte veces inferior:

> Primer ensayo, 2.000 pacientes tratados, 2.000 similares pero no tratados, monitorizados durante seis años: reducción relativa del 47% de la mortalidad del cáncer de colon, pero reducción absoluta minúscula, ¡del orden de un 1% en seis años! (*NE*, 2005, 352: 2184).

> Un total de 6.800 pacientes monitorizados solamente durante 2,7 años, con una reducción relativa del 28%, pero absoluta de un 2,8% (*Arch. I. M.*, 2000, 160: 2363).

> Un aumento y no una disminución de los cánceres de colon, de vejiga y de próstata en 3.244 pacientes, monitorizados durante seis años (*Brit. J. Cancer*, 2004, 20: 635).

> Un 20% de reducción relativa de los cánceres en siete años, con una reducción absoluta exigua y un aumento, en realidad no significativo, del cáncer de colon (*J. Clin. Oncol.*, 2004, 22: 2388).

No se puede extraer ninguna conclusión a partir de estos pequeños ensayos retrospectivos, demasiado cortos y no controlados, escondiéndose detrás de las variaciones relativas de frecuencia o de la mortalidad de los cánceres.

Y tres metaanálisis, que se basan en ensayos prospectivos aleatorios frente al placebo y controlados, dan resultados negativos, pero con un tiempo de seguimiento de los enfermos de entre tres y cinco años, insuficiente para evaluar el impacto de los tratamientos preventivos en enfermedades tan tardías como los cánceres (problema que se une al de la evaluación a largo plazo del efecto de las estatinas en las complicaciones cardiovasculares de los sujetos en riesgo):

➤ Dieciséis ensayos en 29.000 pacientes, monitorizados durante tres años: ningún efecto en cuanto a la frecuencia de los cánceres en los sujetos que toman las estatinas (*JAMA*, 1997, 278: 313).

➤ Cinco ensayos con un seguimiento de cinco años tampoco mostraron ningún efecto de las estatinas, ni en cuanto a la frecuencia ni en cuanto a la mortalidad de los cánceres (*AJM*, 2001, 110: 716).

➤ Por último, 19.768 pacientes monitorizados durante cinco años. No se revela ni el más mínimo efecto de las estatinas, ni con respecto a la frecuencia ni con respecto a la mortalidad.

Sin embargo, todos estos ensayos negativos fueron demasiado cortos. ¿Por qué no monitorizar a 500.000 sujetos durante media hora?

De esta manera, a pesar del efecto inhibidor de las estatinas en la síntesis del mevalonato y de los isoprenoides (por lo tanto, en la actividad de una de las proteínas procancerosas más importantes, la proteína RAS), y a pesar de la reducción del colesterol por parte de las estatinas, susceptible de limitar la síntesis de numerosas membranas celulares necesarias para la proliferación de los tumores, el efecto clínico beneficioso de las estatinas en cancerología es poco creíble, y no será por el reciente artículo aparecido en *NE* (2012, 367: 1792) por el que me arriesgaré a cambiar mis conclusiones. Se trata de nuevo de un ensayo retrospectivo no aleatorio, no controlado, llevado a cabo sobre 296.000 daneses, monitorizados durante un promedio de diez años, de los cuales 18.721 (el 6%) siguieron el tratamiento de estatinas, con una frecuencia relativa de cánceres reducida en este grupo del 15%, pero con una reducción absoluta minúscula.

Las estatinas no tienen, pues, ningún efecto preventivo medible en los tumores. Más vale atenerse a la aspirina. Aunque, también en este caso, el 20% de reducciones anunciadas lo son en valor relativo y no absoluto, es decir, ¡son muy poco significativas!

## ENFERMEDAD DE ALZHEIMER

Dos ensayos retrospectivos no controlados, no aleatorios, sugirieron una reducción relativa de los casos de Alzheimer sin reducción absoluta que podría resultar convincente (*L*, 2000, 356: 1627 y *Arch. Neur.,* 2.000, 57: 1439).

Pero los mecanismos de un efecto positivo de las estatinas son tan mal comprendidos como bien comprendidos los mecanismos moleculares de la enfermedad (para un estudio detallado, consulta, entre otros, *Biochem. Pharmacol.,* 2003, 65: 843).

Así pues, las empresas han fracasado a la hora de demostrar el más mínimo efecto apreciable de las estatinas en todas las enfermedades en las que las han probado.

El naufragio ha sido total.

# 11

## LAS COMPLICACIONES DE LAS ESTATINAS

Desde el punto de vista de las complicaciones, las estatinas tienen, en general, bastante buena reputación, en gran parte porque se tiene cuidado de no investigarlas ni de censarlas, cuando son variadas, numerosas y perceptibles en un gran número de pacientes, cuando se les pregunta o cuando se les enseña a hacerse preguntas a sí mismos. Sin embargo, es verdad que solo excepcionalmente estas complicaciones son muy graves, pocas veces son serias y no obligan a interrumpir los tratamientos más que entre el 5 y el 10% de las ocasiones, lo que es, sin duda, un reducido índice de frecuencia, pero de todas maneras es diez veces superior a la eficacia de las estatinas en la prevención de los accidentes cardiovasculares, puesto que, en el mejor de los casos, evitan un accidente al año por cada 200 enfermos tratados (0,5%).

## LOS MECANISMOS DE LAS COMPLICACIONES

Los mecanismos de las complicaciones apuntan directamente a la fisiología del colesterol y del mevalonato, y se ven favorecidos por algunas acciones de los medicamentos.

Reducir el colesterol por debajo de 1,5 g/l, y con más razón si se reduce todavía más, revela su triple función en la robustez de las membranas celulares, en la coherencia de las «balsas» membranosas y en el anclaje de los receptores celulares a las hormonas, a las moléculas inmunoinflamatorias y a los neurotransmisores cerebrales.

Disminuir paralelamente el mevalonato es comprometer el proceso en el que están implicados sus derivados, en primer lugar la ubiquinona o coenzima Q, en la producción de energía celular por parte de las mitocondrias, y en particular en las células que más energía consumen, las neuronas y los cardiomicitos, y después los isoprenoides, que intervienen directamente en el control de las moléculas clave de la biología celular: la Ras, proteína potencialmente protumoral, pero sobre todo una de las responsables del aumento y la multiplicación normal de las células; la Rho, implicada en la activación de las citocinas de la inflamación; la Rae, que interviene en la producción de los radicales hiperoxidantes (*JACC*, 2008, 51: 415), y, por último, la BMP-2, proteína que estimula los osteoblastos, responsables de la construcción ósea. Así pues, afectar a la HMG-reductasa no es algo trivial e implica un alto riesgo biológico potencial.

Las interacciones de los medicamentos también desempeñan una función importante en la activación de las complicaciones, en particular las musculares y las hepáticas. Las estatinas, de hecho, son metabolizadas, oxidadas, por el sistema citocromo P-450, conocido como CYP (un grupo de enzimas hepáticas que activan o inactivan por oxidación muchas de nuestras células y muchos de los medicamentos).

La atorvastatina, la lovastatina y la simvastatina, pero no la rosuvastatina, se oxidan por acción de los CYP-3A4 y 3A5, la fluvastatina por el CYP-2C9, mientras que la pravastatina escapa a este sistema y se elimina tal cual con la orina.

Muchos fármacos, también oxidados por el CYP-3A4, compiten con las estatinas; retrasan la degradación de estas y aumentan así sus concentraciones y las duraciones de su acción, incrementando el riesgo de complicaciones, más frecuentes con la lovastatina, la simvastatina y la atorvastatina, mientras que la pravastatina y la fluvastatina, menos dependientes de estos sistemas, causan un menor número de accidentes terapéuticos.

Los medicamentos más susceptibles de agravar así la toxicidad de las estatinas son los antibióticos macrólidos, como la eritromicina, el gemfibrozilo (un fibrato), la amiodarona, algunos antiparasitarios, la ciclosporina y los inhibidores cálcicos, muy utilizados en cardiología, como el diltiazem y la amlodipina, y también... el zumo de pomelo (es particularmente chocante que Pfizer haya comercializado el Cardiel, que asocia precisamente la amlodipina y la atorvastatina).

Este riesgo de interacciones debe conducir a una gran atención a las prescripciones en prevención secundaria en el caso de los sujetos hipertensos, diabéticos y con insuficiencia cardiaca, ya fastidiados por tener que tomar entre cinco y ocho medicamentos al día.

## FRECUENCIA Y GRAVEDAD DE LAS COMPLICACIONES

Es difícil responder a esta cuestión, ya que, para ello, sería necesario que los pacientes hubiesen sido entrevistados y se hubiesen censado los accidentes. Desgraciadamente, la reputación de benignidad de las estatinas explica que se hayan hecho pocos esfuerzos para describir las complicaciones, catalogarlas e identificar las circunstancias de su aparición.

Las informaciones de las que disponemos se limitan a las que ofrecen los ensayos clínicos, que son muy incompletas, así como a las que aparecen en algunas revistas generales (*Circ.*, 2005, 111, 23 de mayo; C. Newmann, *Am. J. Card.*, 2006, 370: 61; J. Armitage, que consulta todas las empresas de estatinas, *L*, 370: 1781), en artículos puntuales y en algunos informes emitidos por nuestras comisiones regionales de farmacovigilancia (cuando han querido interesarse por las estatinas, los medicamentos más prescritos en Francia), en particular las de Burdeos, Toulouse y Lyon. Contamos también con la relación de las complicaciones neuropsíquicas y sexuales de un estudio preliminar de M. de Lorgeril sobre el Net (A4SET, e-book PDF) y sobre las numerosas publicaciones originales que se citan, y que he consultado.

Las complicaciones solo están claramente individualizadas en un 20% de los cuarenta y seis ensayos clínicos que he analizado, y únicamente ocupan un total de veinte páginas de setecientas, es decir, ¡un 3% del total! Los efectos secundarios y las complicaciones interesan bien poco a las empresas, salvo para reducir u ocultar, usando mil artificios, su frecuencia e importancia.

Las complicaciones más frecuentes y potencialmente graves son musculares y hepáticas, después de lo cual vienen los accidentes cardiacos y las diabetes inducidas por las estatinas y, por último, una serie de complicaciones infinitamente diversas, poco graves, de frecuencia mal identificada, dermatológicas, neurológicas, psiquiátricas, sexuales y pulmonares.

## ESTUDIO GLOBAL DE LOS EFECTOS SECUNDARIOS

Es imposible evaluar la frecuencia de los efectos secundarios (ES), por las razones que se acaban de ver, y afectan del 8 (ensayo TNT) al 95% (ensayo IDEAL) de los pacientes, según la precisión y la voluntad de censar con exactitud que tengan los investigadores.

Los efectos secundarios «serios» son del 8% (Newmann), pero del 47% en el ensayo IDEAL (?), y los efectos secundarios que conducen a la interrupción del tratamiento van del 7 al 24%, y por término medio son del 14% en los cinco ensayos clínicos que los mencionan (PROVE-IT, TNT, IDEAL, SPARCL y CORONA), los cuales son más frecuentes que los efectos secundarios serios, lo que conduce a que las compañías tiendan a interrumpir los tratamientos ante el menor signo de alerta, para dar la imagen más tranquilizadora posible de sus moléculas. Estas estimaciones tampoco tienen ninguna fiabilidad, ya que las empresas tienen tendencia a bajar al máximo el umbral de los efectos secundarios, cuyo grado nunca está claramente definido en términos de frecuencia, duración e intensidad de los síntomas, de manera que la frecuencia de los efectos secundarios parece similar en los sujetos tratados y no tratados. De esta manera, se catalogan los síntomas menores, como las tensiones y los dolores musculares, articulares o relacionados con la somatización de los pacientes. Uno de los ensayos (CORONA) incluso señala 10.000 efectos secundarios en 5.000 pacientes, en igual cantidad en los tratados y los no tratados. También es de esta manera como el 14% de los efectos secundarios que conducen a la interrupción son apenas superiores a los observados en el grupo de placebo (11,3%), de modo que el exceso de efectos secundarios atribuidos a las estatinas no es más que del 2,7%. Incluso sucede que las complicaciones, incluidas las miopatías serias, también son ¡tanto o incluso más frecuentes en los sujetos no tratados que en los tratados!

La revisión general de Newmann llevada a cabo en relación con 14.000 sujetos también es ambigua, con menos efectos secundarios, que obligaron a la interrupción, con dosis elevadas de estatinas (2,8%) que con las dosis normales (3,5%), y ¡casi igual que con los placebos (2,7%)!

## LAS COMPLICACIONES MUSCULARES

Estas complicaciones presentan tres grados: mialgias o dolores musculares tendinosos, miopatía biológica confirmada por la elevación de la CPK en sangre (una enzima muscular que entra en la sangre en caso de destrucción de las membranas celulares musculares o cardiacas) y rabdomiólisis (rabdo significa «estriado». Hay tres tipos de músculos: los músculos voluntarios del esqueleto, gobernados por el cerebro y a los que se conoce como «estriados», ya que así es como parecen vistos por el microscopio; los músculos lisos, no estriados —las arterias, los bronquios, el tubo digestivo o las vías urinarias, que son de movimiento involuntario y están gobernados por los sistemas nerviosos simpático y parasimpático—, y, por último, el músculo cardiaco, al que cabe distinguir de todos los demás).

La rabdomiólisis es una ruptura de las membranas de las células musculares, a veces masiva, con hemorragias y con la entrada de la mioglobina muscular en la sangre, lo que resulta en una elevación de la creatinina sanguínea o incluso en una insuficiencia renal aguda (complicaciones que pueden ser mortales, relacionadas con la debilitación de las células musculares sometidas a tensiones, extensiones o contracciones incesantes o a la disminución de la ubiquinona).

Los dolores musculares se han convertido en la marca de los ensayos con las estatinas. Seis ensayos clínicos los censan del 2,2 al 5,5% de los casos (por término medio 3,7%) y la revisión de Newmann, en el 2,8% y, cuando las estatinas se asocian con la ezetimiba, causan una caída del colesterol más pronunciada, hasta del 17,5%, pero aún se señala a los dolores musculares casi tan a menudo y a veces más a menudo entre los participantes sometidos al placebo (ensayo SPARCL), y se los encuentra en el 20% de los casos en un momento u otro, cuando se apremia a los pacientes a analizarse.

Así pues, mi impresión es que estos dolores son mucho más frecuentes de lo que confiesan los ensayos clínicos, ya que es suficiente con preguntar a los pacientes para descubrir que los sufren con frecuencia, y he encontrado a varios que se habían visto obligados a interrumpir el tratamiento con las estatinas para continuar con su trabajo o... retomar sus partidas de golf.

En un nivel más de gravedad, las miopatías con elevación de las CPK se observan del 0,2 al 2% de los sujetos, por término medio en el 1%, pero se señalan con la misma frecuencia en el grupo de placebo (CORONA).

También son muy sensibles a las dosis; por ejemplo, son cincuenta veces más frecuentes con la simvastatina de 80 mg que con la de 20 mg (SEARCH).

La rabdomiólisis con CPK superiores a diez veces lo normal, y en ocasiones cien o mil veces superiores, casi nunca son señaladas en los ensayos clínicos, porque los pacientes fueron hiperseleccionados para evitar todo riesgo y salieron del ensayo a la menor alerta, con la etiqueta de una simple miopatía. Así, los ensayos no muestran ningún caso de rabdomiólisis, o solamente un 0,05% (HPS, IDEAL), un 0,4% (SEARCH),o un 2% (TNT y SPARCL), y solamente dan cuenta de rabdomiólisis no mortales.

Para informarse sobre las rabdomiólisis, es mejor dirigirse a los estudios directos que tratan sobre ellas (*JAMA*, 2003, 189: 1681, y *NE*, 2001, 365: 285).

En 2003, se volvieron a censar 3.339 rabdomiólisis mortales en doce años, de 1990 a 2002, es decir, 280 por año. Dos tercios de ellas las padecieron los enfermos que recibían paralelamente macrólidos o el gemfibrozilo. La frecuencia de esta complicación es de aproximadamente 0,15 por millón de enfermos tratados (recordemos que actualmente hay 200 millones de personas que consumen estatinas, lo que equivaldría a 30 casos por año; en Francia, con 4,5 millones de personas tratadas, al menos habría un caso por año).

Por su parte, Goodman y Gilman hablan más bien de un caso por millón, es decir, seis veces más.

Las tasas más bajas se observaron con la pravastatina y la atorvastatina, fueron tres veces más elevadas con la simvastatina, cuatro veces más con la rosuvastatina y cinco veces más con la lovastatina, pero no ha habido ningún caso con la fluvastatina.

Había sido de otra manera con la cerivastatina de Bayer (Staltor y Baycol), lanzada en 1997 y comercializada conjuntamente por GSK, que producía ochenta veces más rabdomiólisis que la atorvastatina y fue retirada como una catástrofe, pero no hasta 2001, aunque Bayer conocía los riesgos desde hacía dos o tres años.

*Lancet* informó del asunto (*L*, 2003, 361: 793), con el título «Cómo puede una estatina destruir una empresa farmacéutica». De hecho, las acciones de Bayer perdieron un 70% de su valor en un día, y la empresa nunca ha vuelto a recuperar completamente su lugar mundial, acosada por miles de denuncias a lo largo y ancho del planeta, de las cuales ocho mil fueron interpuestas solo en Texas, donde estaba muy establecida...

Por el contrario, por una vez estoy sorprendido de ver a una empresa, especialmente la hiperdinámica Astra-Zeneca, incitar a la prudencia al financiar un estudio sobre la toxicidad comparada de las estatinas, que se vuelve contra ella al concluir que existen «algunas *preocupaciones*» en relación con la seguridad relativa de su rosuvastatina, responsable de 1,3 a once veces más rabdomiólisis que la simvastatina, y, en general, de una cantidad más grande de todas las complicaciones: cinco veces más reacciones hepáticas, entre dos y siete veces más insuficiencias renales y, en general, entre diez y veinte veces más efectos secundarios (*Circ.,* 2005, 111: 1). Es aún más sorprendente constatar que el Crestor no ha cesado de ser cada vez más prescrito y que, hoy en día, es la tercera molécula más cara y la que conlleva más riesgos.

## HEPATITIS

Son bastante frecuentes, pero no hay más de un caso mortal por cada millón de pacientes tratados (Goodman y Gilman), lo que da un total de 200 casos por año en el mundo y 4 en Francia.

En los ensayos clínicos, la vigilancia de los pacientes está asegurada por las dosificaciones de aminotransferasas (AT). A las AT se las considera anormales cuando son superiores a, por lo menos, tres veces lo normal, lo que se observa del 0,1 al 3,3% de los casos, por término medio un 1,6% (y 0,6% para Newmann), tres veces más a menudo que en los grupos no tratados.

Una vez más, el aumento de las AT está en función de las dosis y son entre tres y siete veces más frecuentes a dosis elevadas.

## DIABETES INDUCIDAS POR LAS ESTATINAS

El primer ensayo clínico (WOSCOPS) concluía con una reducción del número de nuevos diabéticos gracias a las estatinas. Después, la situación se invirtió. Aparecen, en efecto, aproximadamente un 3% de nuevos diabéticos por año en el curso de los ensayos clínicos, pero son más numerosos en los grupos tratados:

> ➤ Un 15% más de nuevos diabéticos en los ensayos AS-COT, sobre una base de 19.340 sujetos (154 *vs.* 134, es decir, 0,18%/0,15%).
> ➤ Un 25% más en el ensayo JÚPITER, sobre la base de 17.800 sujetos (310 más, 1.530/1.220), es decir, el 25% en valor relativo, pero solamente un 3,6% en

valor absoluto (esto es, 1 caso por cada 28 tratados en cinco años).

> Un 12% más en el grupo tratado, en valor absoluto, en cinco ensayos clínicos que agrupan 32.700 casos, es decir, 100 de 16.000, o 0,9% en valor absoluto, o, lo que es lo mismo, 1 de 110 enfermos tratados en cinco años, o 1 de 550 enfermos tratados por año (*JAMA*, 2011, 305: 2556).

> Un 13% más de nuevos diabéticos en los seis ensayos clínicos sobre la base de 57.000 enfermos (*Diabetes Care*, 2009, 32: 1924), pero la diferencia no es significativa.

> Un 8% más de nuevos diabéticos en valor relativo en un metaanálisis de 91.000 casos monitorizados durante cuatro años (174 más en el grupo tratado, es decir, 2.240 frente a 2.066, o 4,9 *vs.* 4,5%, es decir, un 0,4% más en valor absoluto, o 1 caso anual más para 260 enfermos tratados (y un 12% más en dosis elevadas).

Si se aplican estos datos a los 24 millones de estadounidenses tratados, se llega a un resultado de 92.000 nuevos diabéticos en cuatro años, 23.000/año. Si estos datos se extrapolan a los quince últimos años de tratamientos con estatinas, tenemos que 350.000 nuevos diabéticos podrían serlo, potencialmente, a causa de las estatinas (*NE*, 2012, 366: 1752).

Si se confirma esta extrapolación, las estatinas aparecen como uno de los factores de la pandemia estadounidense de diabetes aparecida desde hace veinte años, con la reserva de que estos diabéticos inducidos están muy mal definidos: ¿se trata de simples disglucemias, de prediabetes o de diabetes evolutivas? Esta sigue siendo una pregunta que vale la pena seguir haciéndose en tanto el mecanismo de este efecto no esté identificado. Falta que estos hechos no aboguen por que se ponga sistemáticamente a los diabéticos en situación de riesgo bajo el influjo de las estatinas, como lo recomienda de viva voz André Grimaldi.

## COMPLICACIONES CARDIACAS

La frecuencia de las complicaciones musculares tiene que hacer temer efectos secundarios en el músculo cardiaco, siempre por los sesgos de las lesiones de las membranas de las células contráctiles y de la reducción potencial de la ubiquinona, indispensable para la función diastólica ventricular. Cinco estudios muy puntuales, breves y no centrados en la cuestión tienden a descartar esta eventualidad, pero tres conducen a lo contrario, a sugerir esta posibilidad:

> ➤ En dos grupos de 32 sujetos tratados por estatinas o fibratos no se ha observado ningún efecto nocivo bajo las estatinas en la fracción de eyección en reposo y durante el ejercicio (M. de Lorgeril, *J. Cardiovas. Pharm.,* 1999, 33: 473).

> ➤ La mortalidad cardiaca es incluso 2,4 veces más débil en el caso del colesterol < 1,6 g/l que en el caso del colesterol > 2,2 g/l (*J. Card. Failure,* 2002, 8: 216).

> ➤ Después de un año, las estatinas coinciden con una reducción de la mortalidad en 350 insuficiencias cardiacas, de origen coronario o no (*JACC,* 2004, 43: 642).

> En el caso de 5.011 insuficiencias cardiacas monitorizadas durante 2,7 años, la mortalidad cardiaca y las complicaciones vasculares son idénticas en los dos grupos (el que toma las estatinas y el que toma el placebo) (CORONA 2007).

> Las estatinas no tienen ningún efecto positivo o negativo en la mortalidad cardiaca de 4.575 pacientes con insuficiencia cardiaca monitorizados durante cuatro años (ensayos GISSI-HF, *L*, 2008, 372: 1231).

> Por el contrario, 14 pacientes estudiados fisiológicamente antes y después de estar entre tres y seis meses tomando atorvastatina muestran una o varias alteraciones de la función diastólica ventricular izquierda, corregida por la ubiquinona en 8 de entre 9 de ellos (*AJC*, 2004, 94: 1306), lo que confirman dos estudios anteriores (*Clin. Invest.*, 1993, 71: S140 y *Mol. Aspects. Med.*, 1994, 15: S149).

Desafortunadamente, no se puede decir que las empresas productoras de estatinas se hayan precipitado a analizar mejor los hechos potencialmente inquietantes y a confirmar o no estas publicaciones, que no se han citado nunca; ni siquiera se mencionan en sus ensayos clínicos. Uno tiene la sensación de que el tema es tabú y de que, precisamente porque se conoce perfectamente la frecuencia de las complicaciones musculares de las estatinas, no hace falta recordar que el corazón es un músculo y que podría verse afectado en el mismo grado.

COMPLICACIONES CUTÁNEAS

La función del colesterol en la robustez de las membranas celulares, los accidentes musculares y la importante función inmunológica cada vez más evidente de la barrera cutánea permiten temer complicaciones dermatológicas.

El Centro Regional de Farmacovigilancia de Burdeos censó las complicaciones cutáneas de 1998 a 2004: se encontraron veinticuatro casos, de los cuales dieciséis eran graves, que sobrevinieron en general de manera precoz en las primeras cuatro semanas del tratamiento: seis eritemas, tres erupciones maculopapulosas, una erupción liquenoide, tres fotosensibilizaciones, una urticaria, dos eczemas, dos pruritos, una psoriasis, dos pustulosas agudas diseminadas, una erupción bullosa y un síndrome gravísimo de Lyell (necrólisis epidérmica tóxica).

Diecisiete de estos veinticuatro casos se curaron al interrumpir las estatinas, y de nueve casos, en los que el tratamiento se retomó con la misma estatina o con otra, reaparecieron idénticas complicaciones en tres casos. El Centro Regional de Farmacovigilancia de Lyon, por su parte, censó tres casos de vasculitis y uno de púrpura reumatoide (*Prescrire*, 2005, 25: 672).

Por último, a lo largo de los ensayos clínicos, Newmann señala complicaciones cutáneas en el 4% de los casos con dosis elevadas, frente al 0,8% con dosis débiles y bajo placebo (*AJC*, 2006, 97: 61).

COMPLICACIONES PULMONARES

Parecen muy excepcionales. Son de dos tipos diferentes, pero solo conciernen a algunos casos (*Prescrire*, 2005, 25:

672): de tipo inmunoinflamatorio –como la neumonitis de hipersensibilidad, a veces dentro del cuadro de un síndrome de tipo lúpico (*Chest*, 1999, 115: 886 y *J. Int. Med.*, 1996, 239: 361)– o de tipo neumonitis por sobrecarga –con inclusiones lipídicas lisosomales análogas a las neumopatías de la amiodarona (*Eur. J. Resp. Dis.*, 2002, 19: 577).

## ESTATINAS Y CÁNCER

El ensayo SEAS da cuenta de 1,5 veces más el desarrollo de varios cánceres bajo la influencia de las estatinas (10,5% frente al 7%). El aumento no es significativo para cada tipo de cáncer tomado individualmente, pero sí para el conjunto (consulta más adelante los efectos de las estatinas asociadas con la ezetimiba).

La vigilancia de los 4.444 pacientes de la gran investigación 4S de 1994 se prolongó hasta diez años. No reveló ningún aumento de la frecuencia (11%) ni de la mortalidad (4%) de los cánceres en el grupo de los pacientes que tomaban las estatinas (*L*, 2004, 364:771).

Así pues, las estatinas no tienen ninguna responsabilidad en el cáncer.

## COMPLICACIONES NEUROPSÍQUICAS
### Impresiones clínicas

Lentitud intelectual, pérdida de memoria, pérdida de atención y de interés, confusión, depresión, agresividad y, como máximo, tendencia suicida o violenta son algunos efectos secundarios entre quienes toman estatinas, y más generalmente entre los sujetos con un colesterol muy bajo.

Estas complicaciones se han insinuado, más que descrito. Frecuentes, sutiles, sigilosas, a medias tintas, mal identificadas, no han sido censadas ni estudiadas, ni por parte de los médicos que las observan y tendrían que remarcarlas ni por parte de las empresas, que no tienen la vocación de cortar la rama en la que se apoyan, ¡de manera que estas complicaciones no se mencionan en general, ni siquiera en los ensayos clínicos!

La mayoría de los enfermos y su entorno no dicen ni una palabra y nadie les pregunta acerca de sus eventuales cambios de personalidad y de comportamiento.

Sin embargo, muchos médicos los presienten, pero se abstienen de hablar de ello con sus pacientes e incluso de preguntarles al respecto, ya que las estatinas tienen una reputación de benignidad y les parece primordial reducir el colesterol para evitar las complicaciones cardiovasculares en los sujetos de riesgo.

No obstante, algunos se dan cuenta de que, después de varios años, el perfil psicológico de los coronarios, los diabéticos o los hipertensos ha cambiado, a lo cual han contribuido los β-bloqueantes y demás medicamentos. Antaño descritos como dinámicos, enérgicos, hiperactivos, estresados, corriendo detrás del tiempo, los coronarios y los hipertensos de hoy en día parecen más calmados, apaciguados, tranquilizados o resignados, y a veces adormecidos o deprimidos. Sujetos que se creía que tenían buena salud se han convertido, con la ayuda de su médico, si no en enfermos sí al menos en sujetos de riesgo, que es necesario vigilar y prevenir. Uno no puede imaginarse siempre el impacto que produce en la imagen de sí mismos la nueva condición de necesitar asistencia en estos hombres y mujeres de cincuenta, sesenta y setenta años que se consideraban el día anterior todavía perfectamente sanos y que todo lo que hicieron fue acudir a hacerse un chequeo, del que salieron enfermos potenciales en suspenso, puesto que se les ha anunciado que a partir de ese momento será necesario vigilar regularmente su colesterol y hacerles por precaución, naturalmente, un electrocardiograma, una ecografía, incluso una prueba de esfuerzo. También habrá que vigilar su presión arterial (aunque esté perfectamente normal) y deberán tomar estatinas, cuya dosis será a menudo duplicada, incluso triplicada más tarde, para prevenir los accidentes cardiovasculares que casi no habrían sufrido nunca a no ser que presentasen un factor de riesgo importante. De modo que a tomar estatinas, aunque estas no consigan prevenir ninguno de estos hipotéticos accidentes. Estas personas cambian: unas, tranquilizadas por este tratamiento presentado como soberano, siempre y cuando lo sigan escrupulosamente y nunca lo interrumpan, ni siquiera un día (i); otras, preocupadas, a veces limitadas.

## Biología neuronal, colesterol y estatinas

Las estatinas y el colesterol bajo ¿causan complicaciones neuropsíquicas?

Esto es difícil de responder, ya que las investigaciones apenas se focalizan en esta cuestión. Decenas de artículos puntuales, con frecuencia contradictorios, que provienen de equipos a menudo marginales, no aclaran la situación, y esto aún más en el campo de las investigaciones neurológicas del comportamiento, que es un campo minado de incertidumbres, pervertido por prejuicios tan simplificadores y tenaces

como no demostrados, y de una complejidad biológica desalentadora.

Las neurociencias que se hallan en el centro de este debate están aún en la infancia. Una decena de neurotransmisores, algunas decenas de receptores, interacciones sinápticas
de difícil acceso, redes neuronales de extrema complejidad
–con una arquitectura general de base que empieza apenas
a ser identificada y que tiene una plasticidad, y una capacidad de adaptación y de cambio, por no decir que es esquiva
ante los instrumentos que tratan de analizarla– hacen que la
solución del puzle no esté lista para mañana: 100.000 millones de neuronas con 10.000 bracitos (dendritas), cada uno
recubierto de cientos de manitas sensibles (espinas), en movimiento constante para establecer nuevas conexiones... No
será mañana cuando se identificará para qué les sirve el colesterol y por qué las estatinas podrían alterarlas. La situación
es tan desalentadora que es necesario ser obstinado como un
chino o acostumbrarse a las imperfecciones y a los sueños
como un psiquiatra para consagrarse a ello.

Además, la lectura de toda esta literatura desalienta por
sus aproximaciones y sus imprecisiones, y se tiene que agra-
decer a M. de Lorgeril que haya hecho el esfuerzo de empezar
a despejar el terreno.

Biológicamente, se sabe que el colesterol es una molécula crucial para las estructuras y el funcionamiento del
sistema nervioso central, que cuenta con un cerebro que representa apenas el 2% del peso corporal, pero que concentra
él solo el 25% del colesterol, con una concentración entre
cinco y diez veces más fuerte que los demás órganos (*Arch. I.
M.*, 2004, 164: 153).

También se sabe que el colesterol desempeña, como en todas partes, una función esencial en la estructuración de las membranas neuronales, que su función es vital en la formación de las sinapsis y que es un compuesto importante de las vainas de mielina que protegen los axones (*Arch. I. M.*, 2004, 164: 153; *L*, 1992, 339: 727). Igualmente, desempeña una función importante en la sensibilidad de las «balsas» de las membranas celulares que apoyan a los receptores cerebrales de las hormonas corticoides, sexuales y poshipofisarias, como la oxitocina, y de los neurotransmisores implicados en la regulación de todos los procesos cerebrales (atención, memoria, pensamiento, dopamina, GABA, serotonina), en particular los receptores ST-1A y 3 (*Biochem.*, 2010, 49: 5426), así como en la formación y la circulación intrasináptica de las vesículas de los neurotransmisores.

Además, se sabe que las estatinas, excepto la pravastatina, atraviesan la barrera hemomeníngea y penetran en el tejido cerebral, donde pueden reducir las síntesis gliales y neuronales del colesterol, y que son susceptibles, al disminuir la vía del mevalonato, de estar implicadas en el crecimiento celular, en las vías de señalización y en las de la apoptosis, es decir, de la muerte celular programada (*J. Pharm. Exp. Ther.*, 2005, 372: 786).

Hay muchos datos biológicos dispersos, pero no una clarificación precisa sobre la función del colesterol y menos aún sobre la de las estatinas.

## Datos clínicos

En cambio, observar, censar, describir los hechos clínicos era posible ayer, y no se hizo. ¿Qué se sabe hoy? No mucho, pero lo suficiente para alarmarse por estos millones de pacientes a quienes las estatinas no les aportan nada en el plan de la prevención cardiovascular, y que podrían haber tenido en cambio un efecto contrario al deseado.

Así pues, aquí vuelvo a relacionar una avalancha de datos puntuales y contradictorios, todos los cuales los he leído, sin poder llegar a una conclusión. En cualquier caso, en general, estos datos son más bien inquietantes.

Algunos establecen un vínculo entre las estatinas, la depresión y la alteración de las funciones cognitivas:

> ➤ Patologías genéticas como el síndrome de Opitz asocian el colesterol muy bajo con una alteración importante de las funciones intelectuales (*J. Inhert. Metab. Dis.*, 2005, 28: 385).

> ➤ La simvastatina y la lovastatina alteran la memoria y la agudeza intelectual (*AJM*, 2004, 117: 823; *Parcatotherapy*, 2009, 29: 800; *J. Neurol. Neurosurg. Psy.*, 2003, 74: 1530).

> ➤ Los hipocolesterolémicos tienen un riesgo agudo de depresión y de suicidio o de agresividad (*L*, 1993, 341: 75), exactamente como los antidepresivos «desinhibidores» de la familia de los inhibidores selectivos de la recaptación de la serotonina, tipo Prozac, Deroxat, etc.

> ➤ El Centro de Farmacovigilancia de Nueva Zelanda ha identificado 334 problemas psiquiátricos con las estatinas: pérdidas de memoria, depresiones, trastornos del sueño, confusiones y reacciones paranoicas agresivas, seis veces extremadamente violentas,

aparecidas entre el primer y el segundo mes y desaparecidas un mes después de la interrupción del tratamiento (*Drug Safety,* 2007, 30: 195).

> Los suicidios son significativamente más frecuentes en los sujetos con colesterol bajo (*L*, 1992, 339: 727).

> Entre 171 pacientes que toman estatinas que se quejan de problemas de memoria y de repercusiones intelectuales que obstaculizan seriamente su calidad de vida, 143 detienen el tratamiento, y de ellos 128 ven desaparecer los problemas en un plazo de entre dos y tres semanas, que reaparecen en los 19 pacientes que retoman el tratamiento (*Pharmacotherapy,* 2009, 7: 800).

> En 243 pacientes mayores y deprimidos, las estatinas causan una recaída en el 60% de los casos, frente al 40% entre quienes no toman estatinas (*Scychopharm. Bull.,* 2003, 37: 92).

> En 240 pacientes, 120 de los cuales habían tratado de suicidarse por sobredosis, los niveles de colesterol eran más bajos que en el grupo de control (1,7 *vs.* 2...; una diferencia considerada «significativa», pero que evidentemente no significa nada. Significativo no es lo mismo que significante) (*J. Affect. Dis.,* 2006, 61: 69).

> En los sujetos de más de setenta años, los niveles de depresión son tres veces más elevados cuando el colesterol es < 1,6 g/l (*L*, 1993, 341: 75).

Pero, por el contrario, existe un determinado número de estudios negativos:

> Ausencia del efecto de los regímenes destinados a reducir el colesterol en las funciones psíquicas (*AJM*, 2000, 108: 147).

> En 283 sujetos sometidos la mitad a simvastatina y la otra a placebo no se aprecia ninguna diferencia significativa en cuanto al deterioro de las respuestas en los tests neuropsicológicos (*AJM*, 2004, 117: 823).

> En 92 sujetos, de los cuales la mitad son depresivos y tienen tendencias suicidas, no hay ninguna relación con los niveles de colesterol (*Psychiatry Res.*, 2004, 121: 253).

> El gran ensayo HPS, dirigido por la CTSU de Oxford, no muestra ninguna diferencia en el número de desórdenes cognitivos entre estatinas y placebo en 20.540 sujetos a quienes se hizo seguimiento durante cinco años en prevención secundaria.

¡Saca tus propias conclusiones!

### Estatinas y comportamiento sexual

Todo el mundo sabe que la vida sexual no se resume a la secuencia deseo-erecciones penianas y clitorianas-realización-eventual gestación, y que no es solamente inseparable, sino dominada por la representación, de los sueños y los fantasmas de la vida psíquica, de la personalidad y del comportamiento de cada uno, del humor del momento, de la inserción social y del peso de las ideas religiosas y de las circunstancias de la infancia, de las experiencias anteriores, de las estimulaciones encontradas o buscadas... La vida sexual no es solamente una cuestión de biología, y es, en su infinita diversidad, individual y única.

Incluso biológicamente no se reduce a los niveles de las hormonas sexuales, sino que resulta de interacciones complejas en el centro del cerebro cortical, rinencefálico e hipotalámico, del juego de las hormonas, de sus receptores periféricos y cerebrales y de los de los neurotransmisores, los mismos que están implicados en la vida psíquica (la dopamina, la serotonina), y de la intervención de las hormonas hipofisarias, la oxitocina y la prolactina.

Así pues, el análisis de la vida sexual no se puede resumir en unas pocas cifras y en las dosificaciones hormonales que controlan los trámites del colesterol-progesterona-testosterona y estradiol.

Las dos hormonas conocidas como masculina y femenina, la testosterona y los estrógenos, intervienen en grados diferentes en los comportamientos de la vida sexual de todos los hombres y mujeres. La testosterona tiene la reputación de desempeñar una función importante en los deseos, los placeres y la libido masculina y femenina, pero sus variaciones, finalmente reducidas de un sujeto a otro, ven borrarse su importancia ante factores culturales, psicológicos, sociales, circunstanciales, relacionados con los encuentros casuales del día o de la noche o en la Red, inhibidores y excitaciones diferentes, y a veces por la influencia de enfermedades orgánicas, metabólicas o psíquicas y del envejecimiento real o fantaseado, que cuentan cien mil novelas, demasiado ricas para reducirse a simples dosis. Lo que no impide algunas desviaciones industriales. Todo el mundo conocía la sexualidad devoradora y explosiva de las mujeres barbudas y que

Carmen tenía tanto bigote como don José, lo que condujo a la empresa Procter & Gamble a comercializar la testosterona (Intrinsa) para estimular el deseo sexual femenino y el Estado francés lo autorizó, sin que, es verdad, llegase al extremo de pagarlo. La República no sabría financiar el orgasmo.

Esto no ha impedido a los psiquiatras estadounidenses describir, en la próxima DSM, el síndrome del «trastorno del deseo sexual hipoactivo» y atribuirlo a un déficit no demostrado de testosterona, que habrá que tratar como convenga (*Menopause Int.*, 2010, 16: 162).

El colesterol puede intervenir en la vida sexual de tres maneras:

> ➤ Como constituyente de las membranas celulares y de las «balsas» portadoras de todos los receptores de los neurotransmisores y de las hormonas.
> ➤ Como precursor de las propias hormonas sexuales en los trámites directos del colesterol, la progesterona y la testosterona, transformados a continuación en estradiol por las aromatasas (enzimas del sistema citocromo P450).
> ➤ Como molécula particularmente necesaria para la construcción de las membranas celulares de los tejidos de rápida expansión, en el centro de la nidación, del embarazo y del desarrollo embrionario, fetal, placentario y decidual.

Sin embargo, es poco probable a mi entender que la reducción del colesterol por parte de las estatinas pueda modificar significativamente la síntesis de las hormonas sexuales, que solo representan una fracción ínfima del conjunto total del colesterol.

Difícil de delimitar en el plan biológico, debido a tantas interacciones moleculares, la vida sexual también es difícil de abordar con los pacientes, ya que algunos no desean hablar de ella, y cuando se prestan o vienen espontáneamente no siempre es posible llegar al fondo de la cuestión, analizar no solo a personas aisladas sino a parejas más o menos complejas, cuya intimidad sigue siendo a menudo un secreto, incluso para ellas mismas, y esto es más difícil aún cuando se trata de mujeres y hombres de entre cincuenta y setenta años, que a menudo se sienten perjudicados por la hipertensión, la diabetes o la insuficiencia coronaria.

Si las estatinas son susceptibles de alterar el deseo, la erección y el placer, podrían asimismo privar a los enfermos de la propia conciencia de su carencia, hasta el punto de que, no sin algún exceso, M. de Lorgeril escribe: «Se fabrican víctimas que ni siquiera se quejan, lo que es cometer un crimen sexual casi perfecto».

De cualquier manera:

➤ El ensayo 4S, visto anteriormente, no muestra ninguna diferencia en cuanto a los efectos sexuales secundarios entre estatinas y placebo.

➤ La simvastatina no reduce la producción de esperma ni la de testosterona (*Metabolism*, 2000, 49: 115), incluso en dosis muy elevadas (160 mg), más que marginalmente (*AJC*, 1997, 79: 38).

➤ Las estatinas no disminuyen la síntesis de la cortisona, y solamente el 10% de la testosterona en los hombres (*Metabolism*, 2000, 49: 1234; *J. Endoc. Invest.*, 2009, 32: 852).

➤ Por el contrario, reducen la testosterona circulante en los síndromes de los ovarios poliquísticos perimenopáusicos, donde siempre es elevada (*J. Clin. End. Met.*, 2007. 92: 456 y 2009, 94: 103).

Estos hechos demuestran el impacto muy débil de las estatinas en las síntesis hormonales.

No hay datos fiables sobre su efecto en la vida sexual femenina, y pocos en cuanto a la erección masculina.

El Centro Regional de Farmacovigilancia de Toulouse (*Drug Safety,* 2009, 32: 591) lanzó una gran investigación en Francia, llevada a cabo entre 1985 y 2006. Identificó 482 casos de disfunción eréctil, de los cuales 51 solamente bajo las estatinas aparecían en los dos primeros meses del tratamiento. En 40 de estos pacientes, las estatinas fueron interrumpidas treinta y seis veces, con mejoras en 31 casos y reaparición de las dificultades en los 11 casos en los que el tratamiento se retomó, con la misma estatina o con otra.

Hay resultados españoles que son casi idénticos (*Prescrire*, 2005, 25: 172).

El embarazo aumenta las necesidades de colesterol, primero para garantizar la fabricación de un número cada vez más elevado de membranas celulares del embrión, del feto y de la placenta, después para garantizar la estabilidad de las membranas de los receptores de oxitocina (*Prog. Brain Res.,* 2002, 139: 43), y por último para garantizar la síntesis de cantidades crecientes de estrógenos y de progesterona por parte de la placenta, que ha tomado el relevo del ovario.

Así pues, el colesterol se eleva siempre en el segundo y tercer trimestres del embarazo; unos niveles demasiado bajos coinciden con un riesgo incrementado de parto prematuro (13% *vs.* 9%) y reducen ligeramente el peso al nacer (150 g), pero sin incrementar la frecuencia de las anomalías congénitas.

Así pues, las estatinas están contraindicadas durante el embarazo desde el primer trimestre, aunque solo se ha informado de dos casos de anomalías congénitas que hayan afectado al sistema nervioso y los miembros (*NE*, 2004, 350: 1570 y 2005, 352: 2759).

Una vez más, saca tus propias conclusiones.

# 12

## LOS OTROS ANTICOLESTEROL
## DEL AYER Y DEL MAÑANA

Desde hace cuarenta años, la industria farmacéutica ha hecho del colesterol, una molécula indispensable e inocente de todo de lo que se la acusa, el enemigo público número uno de los países ricos, los que pagan, los que informan, y de esta manera se ha abierto el que es, de lejos, el mercado más amplio de todos los tiempos, que logra, sin que sea necesario un excesivo esfuerzo, centenares de miles de millones de dólares, que se gastan inútilmente para exactamente nada. La industria farmacéutica no lo dejará, no lo dejará nunca; tratará por todos los medios de promover el mercado y lanzar nuevos anticolesterol para reemplazar a las estatinas. Ya lo ha intentado varias veces. Continuará haciéndolo..., mientras los médicos o los enfermos no la obliguen a dejarlo. Este es nuestro objetivo, después de que Marian Apfelbaum, en 1997, y M. de Lorgeril, desde 1997 hasta la actualidad, ya lo hayan hecho con coraje y talento.

## LOS FIBRATOS

Los fibratos son unas moléculas simples descubiertas hace treinta y cinco años, mucho antes que las estatinas, por parte de dos investigadores de Astra-Zeneca, en el lejano tiempo en el que la industria farmacéutica aún tenía verdaderos centros de investigación.

Este descubrimiento casual constituyó un gran avance en la biología fundamental, ya que al final del anzuelo del fibrato, lanzado por casualidad, había en la célula un enorme pez completamente inesperado, una molécula desconocida, una especie de receptor de fibratos, una de esas moléculas que se denominan «factor de transcripción» (FT). Se llaman así porque, tan pronto como el fibrato se fija a su receptor, el conjunto pasa al núcleo y se une a puntos específicos precisos del ADN de nuestro genoma, y activa uno o varios genes muy precisos, que se «transcriben» en ARN, que a su vez inducen la síntesis de nuevas proteínas. En definitiva, tiene lugar esta secuencia lineal: fibrato-FT-genes-proteínas.

Pero hay muchos otros FT, ya que las hormonas corticoides, sexuales y tiroideas, las retinoides derivadas de la vitamina A, etc., se comportan así, de modo que penetran en las células y se unen a FT específicos, que los transportan hasta los genes precisos de los que controlan la expresión.

Los FT activados por el fibrato recibieron el nombre de PPAR (a otros se los conoce como $\beta$ y $\gamma$).

Hay muchísimos FT, pero algunos, como dijo G. Orwell, son más iguales que otros, y controlan directamente o en cascada la actividad coordinada de decenas o centenares de genes puntuales y desencadenan así respuestas globales, coherentes, centradas en funciones celulares precisas.

Los PPAR, normalmente activados por derivados de ácidos grasos, controlan circuitos enteros del metabolismo de los azúcares y de las grasas, desde la producción de energía hasta el crecimiento celular, por vías muchas de las cuales aún hoy son mal conocidas. Tocar este tipo de FT es abrir la caja de Pandora.

Y esto no ha dejado de ser así en el caso de los PPARα, estimulados por las glitazonas (Avandia, Actos), antidiabéticos de segundo rango, lanzados en 2000 por GSK y Takeda y retirados del mercado en 2011, después de millones de accidentes cardiacos graves o mortales, muchas fracturas óseas y algunos cánceres inesperados de vejiga (consulta la historia de Avandia y de Actos en nuestra *Guide des 4.000 médicaments*). También habían tenido lugar problemas graves con el primer fibrato activador de los PPAR, el clofibrato, igualmente retirado del mercado por relacionárselo con casos de impotencia, complicaciones musculares, litiasis biliar, insuficiencia carciaca, trombosis, embolias y tumores.

Otros fibratos han seguido y aún siguen ahí:

> Gemfibrozilo (1982, Lipur, Pfizer).
> Bezafibrato (1982, Befizal, Actavis).
> Ciprofibrato (1983, Lipanor, Sanofi).
> Fenofibratos (cuatro idénticos, tres de Solvay [Secalip, 1987; Lipantilo, 2000, y Fournier, 2000], y Fegenor, 2001, Leurquin). Se puede subrayar que, una vez que las estatinas salieron y conquistaron el mercado, los fibratos ya no interesaban más que a pequeños laboratorios de segundo orden.

Los fibratos reducen las LDL y los triglicéridos y aumentan las HDL, en particular estimulando la oxidación de los ácidos grasos e incrementar el número de los LDL-receptores (LDL-R) y de la ApoA1 de las HDL, pero, después de las estatinas, solo se utilizan apenas en las grandes hipertrigliceridemias y a veces en combinación totalmente injustificada con las estatinas.

Pero, en realidad, este uso no tiene ningún fundamento, ya que, como en el caso de las estatinas, sus efectos biológicos en los lípidos son de hecho medibles, aunque inferiores a los de las estatinas, pero su impacto en los accidentes cardiacos es cero, como lo indican algunos ensayos:

> ➤ Dos ensayos con el gemfibrozilo en 4.000 y 2.500 enfermos a quienes se hizo seguimiento durante cinco años (*NE*, 1987, 317: 1237 y 1999, 341: 410) solo mostraron una reducción relativa del 30% de las complicaciones cardiacas, con unas reducciones absolutas exiguas, del 1,5%, lo que obligaría a tratar alrededor de 200 a 300 enfermos o más para evitar un accidente por año; es decir, nos hallamos con unos porcentajes de tratamientos inútiles, del 99,3 al 99,7%.

> ➤ El bezafibrato y los fenofibratos dieron resultados más mediocres aún y ni siquiera significativos (*NE*, 2011, 365: 481).

> ➤ Por último, el gran ensayo ACCORD llevado a cabo en relación con la diabetes no confirmó la utilidad de añadir fibratos, excepto en caso de trigliceridemia importante.

Lo mejor sería olvidarlos. No sirven para nada, pero es verdad que son tres veces menos caros que las estatinas.

## La ezetimiba (Ezetrol, MSD). El ensayo ENHANCE

El Ezetrol, descubierto fortuitamente, inhibe la absorción intestinal del colesterol y de los demás esteroles, mediante la inhibición de su transportador, las ACAT (consulta el capítulo 1) –más precisamente uniéndose a uno de estos transportadores ACAT la Niemann-Pick-C1-like-1-proteína (*Science*, 2004, 303: 1201).

La ezetimiba fue autorizada en los Estados Unidos por la FDA en octubre de 2002, comercializada en Francia desde 2003 bajo el nombre de Ezetrol (MSD) y asociada a la simvastatina, bajo el nombre de Inegy en Francia y Vytorin en los Estados Unidos.

Cuatro ensayos muestran que reduce en un 13% el colesterol frente al 24% de diversas estatinas, pero que, asociada a ellas, permite una reducción suplementaria un 10% (del 9 al 17%) más elevada que las estatinas solas, lo que corresponde a una duplicación de las dosis de las estatinas (*JACC*, 2002, 40: 2125; *AJC*, 2003, 91: 418; *Eur. Heart. J.*, 2003, 24: 717; *Circ.*, 2003, 107: 2409).

Sin interés. ¿Historia finalizada? No, ya que la ezetimiba, sola o asociada a las estatinas, supuso un problema y desencadenó una de las grandes polémicas que sacuden periódicamente la imagen de la industria farmacéutica.

Primero, el problema: la FDA autoriza la ezetimiba en octubre de 2002 y la asociación con la simvastatina en julio de 2004, sobre la única base de los efectos biológicos sobre el colesterol y las HDL y sobre los estudios de toxicidad limitados, sin la menor prueba de eficacia clínica, pero, en contrapartida, MSD acepta lanzar cuatro ensayos clínicos, que están en curso en el momento de la obtención de los derechos de comercialización. Los tres primeros fueron: SEAS, sobre las constricciones aórticas; SHARP, sobre la insuficiencia renal terminal, e IMPROVE-IT, sobre los infartos recientes. IMPROVE-IT arranca en diciembre de 2004 y agrupa a 10.000 pacientes, para finalizar en 2013, once años después de la AMM de la ezetimiba y ocho años después del Vytorin, que lo compara todo, las estatinas solas y las estatinas asociadas a la ezetimiba.

SEAS iba por delante de los otros dos y, cuando se publicó, surgió el problema de quién agitaría a los medios de comunicación durante dos años: la ezetimiba no tiene ningún efecto en la evolución de las constricciones aórticas, pero hay un exceso de cánceres bajo su asociación con las estatinas. Enseguida se planteó la cuestión de examinar los otros ensayos que estaban en marcha, incluso de detenerlos o al menos agrupar los datos relativos al cáncer para conseguir eliminar las dudas. Fueron necesarios, sin embargo, meses de negociaciones para conseguirlo, bajo la presión de la opinión pública, alertada por la prensa. Finalmente, el análisis se llevó a cabo, y los resultados fueron comunicados en el curso de una conferencia de prensa, que tranquilizó al público sobre los riesgos de cáncer (*NE*, 2009, 361: 712).

El escándalo llegó con el cuarto ensayo, ENHANCE, que ha sido muy bien descrito por M. de Lorgeril y por B. Greenland, de la Universidad de Chicago, editor jefe de *Arch. Int. Med.* (*JAMA*, 2008, 299: 953).

El escándalo llegó de MSD. En 2004 caducó la patente de su simvastatina. Había que reemplazarla. Pero no tenían nada en el horizonte. ¿Cómo hacerlo? Muy sencillo: volviendo a patentarla asociada a la ezetimiba, bajo el nombre de Vytorin. La FDA aprobó la nueva molécula inmediatamente en 2004, sin disponer del menor dato clínico, y esta asociación entre la simvastatina y la ezetimiba vio la luz en 2005, paralelamente en los Estados Unidos y en Francia (Inegy).

En esa fecha, cuando la molécula entra en el mercado, no hay, pues, ningún ensayo clínico publicado que evalúe el impacto cardiaco de esta reducción suplementaria, muy débil, del 10% del colesterol.

Un único ensayo se lanzó por fin en 2002, cuya finalización estaba prevista para abril de 2006, un año después de la comercialización de Vytorin y de Inegy, un ensayo cuyo acrónimo anuncia de antemano su éxito, como de costumbre: ENHANCE, «refuerzo». Su finalidad era hacer un seguimiento de sujetos con hipercolesterolemia familiar. Pero había que darse prisa, puesto que el medicamento ya se había autorizado y comercializado. Se trataba en realidad de reavivar el interés y sobre todo de tomar el relevo de la simvastatina, cuya patente había caducado. Así pues, se trató «muy mucho de una gran operación de marketing» (P. Greenland y M. de Lorgeril).

De este modo, ENHANCE no llegó a ser un ensayo clínico de cinco años, sino que se quedó en un ensayo mucho más corto y simple de imaginería ultrasónica carotídea y femoral corriente sobre un pequeño número de pacientes (720), a quienes se hizo seguimiento durante muy poco tiempo (dos años).

¿Por qué estalló el escándalo?

Porque el ensayo, finalizado en abril de 2006, todavía no se había publicado a finales del año 2007, contrariamente a los compromisos tomados con la FDA, y este silencio condujo a la agencia federal y a la prensa a preguntarse las razones de esta no publicación, en la medida en que los medios de comunicación hablaban de ello con frenesí y veían la ocultación de un gran ensayo, cuando se trataba de un pequeño ensayo centrado en un simple marcador y no en hechos clínicos.

La situación se vio agravada por informaciones parciales muy favorables, destiladas por el Colegio Norteamericano de Cardiología y la Asociación Norteamericana del Corazón, ¡hasta el punto de que el HECC federal llevó a cabo una investigación para desentrañar los vínculos de interés de estas dos sociedades científicas con MSD!

Pero en diciembre de 2007, dieciocho meses después del final del ensayo, todavía no se había publicado nada. El Congreso se preguntó entonces si no mostraría complicaciones inesperadas —más de 1 millón de estadounidenses ya estaban consumiendo el medicamento, y esto en el contexto del caso Vioxx, también de MSD.

Sin embargo, MSD siguió sin responder a estas peticiones parlamentarias y las administraciones se partieron en dos; una de ellas defendía el Vytorin, como el profesor Nissen, de la clínica de Cleveland, unido a varias empresas por múltiples contratos, y el célebre Lester Crawford, cercano a la Casa Blanca y antiguo director de la FDA, que había tratado de acallar el caso Vioxx y se había visto obligado a dimitir.

El Congreso terminó por exigir la publicación de los resultados para diciembre de 2007 a más tardar. Aparecieron en forma de notas en enero de 2008, pero el artículo completo no vio la luz hasta el 3 de abril de ese año, en el *New England Journal of Medicine*.

Y el ensayo resulta ser un fracaso completo. El Vytorin solo reduce el milímetro de espesor de las paredes arteriales en 11 µ (un 1%) frente a 6 en el caso de la estatina sola. Estamos en el campo de lo infinitamente pequeño, ultramicroscópico, sin el menor impacto clínico.

El fracaso de ENHANCE empezó a hacer tambalear seriamente el mito del colesterol y de las estatinas y, como informó M. de Lorgeril, suscitó múltiples reacciones, como la del profesor Shah, del Cedars-Sinai Medical Center de Nueva York, que se preguntó si la teoría del colesterol aún es aceptable después de un fracaso como este, y la de Eric Topol, que empezó a cambiar de opinión, como hemos visto anteriormente.

## LOS CETRAPIBES (INHIBIDORES DE LA PROTEÍNA DE TRANSFERENCIA DEL ÉSTER DE COLESTERILO)

El mito del colesterol bueno y malo, de las LDL y las HDL (ver capítulo 1) se ha inventado para abrir un nuevo mercado; no solamente para reducir las LDL, sino también para elevar las HDL y tomar el relevo de las estatinas, que empezaban, una tras otra, a ver cómo caducaba su patente protectora.

Fue entonces cuando la industria lanzó los cetrapibes. Se trata de invertir la circulación del colesterol por medio de incrementar el transporte inverso, es decir, el retorno del colesterol de los tejidos al hígado, gracias a las HDL.

Lo hemos visto en el capítulo 1, y esto terminó con un fracaso catastrófico. El Torcetrapib duplicaba mucho las HDL y reducía en un 20% las LDL. Pfizer creía haber ganado: «El desarrollo más importante de nuestra generación»,

escribía su presidente, J. Kindler, lo suficientemente igno-
rante y «cardiologizado» para hacerlo de buena fe. Se pre-
paraba un premio gordo. ¿Iba a reemplazar el Torcetrapib al
Lipitor? No, a causa del fracaso estrepitoso del ensayo ILLU-
MINATE: 93 muertes, 1,6 veces más que en el grupo de con-
trol, por infartos, accidentes cerebrovasculares, hipertensión
arterial, muerte súbita e incluso cánceres. Las acciones de
Pfizer perdieron un 12% en un día. Kindler tuvo que dimitir.
El Torcetrapib no se comercializó nunca, ni en los Estados
Unidos ni en Francia.

Los siguientes, ya que las demás empresas continúan: el
Anacetrapib de MSD (2007), aún en fase de prueba, y ahora
el Dalcetrapib de Roche, totalmente ineficaz en la prevención de los accidentes vasculares. Un nuevo fracaso. El mito
del colesterol bueno ha sido casi decapitado. Pronto solo
estarán los periodistas e Internet para hablar del colesterol
bueno; no importan los desvaríos de un tal F. Saks, que dis-
tingue entre una HDL buena y otra mala contaminada por la
apoproteína CIII (*Nature*, 31 de enero de 2013).

## Las anti-PCSK-9

Sin embargo, la industria tiene otro recambio para las
estatinas moribundas: la PCSK-9 (ver el capítulo 1) es una
enzima que destruye los receptores membranosos de las
LDL, encargados de reintegrar el colesterol «malo» que circula nuevamente hacia el interior del hígado. Es necesario
evitar que la PCSK-9 cause daños, con el fin de proteger las
LDL-R; por ejemplo, se la puede destruir con anticuerpos
monoclonales altamente específicos dirigidos contra ella.
Sanofi, con su socio estadounidense Regeneron, inició esta

carrera en primera posición. Un primer ensayo de fase I llevado a cabo con 72 pacientes con hipercolesterolemia familiar, ya bajo la atorvastatina, mostró que los anticuerpos reducían las LDL en un 60% (*NE*, 2012, 366: 1108). Inmediatamente se programó un gran ensayo de fase III, llamado ODYSSEY, en que se iba a hacer un seguimiento de 18.000 pacientes. Este ensayo fue «humildemente» y fue anunciado en el congreso de la Asociación Norteamericana del Corazón, y retomado por la prensa financiera, en la primera página de *Les Échos* el 7 de noviembre de 2012: «Sanofi encabeza la carrera contra el colesterol. Se trata de renovar el milagro de las estatinas». Esta información iba evidentemente destinada a los analistas financieros y no a los médicos. Se trataba de tranquilizar a Wall Street y a NYCE en cuanto al brillante futuro de la empresa.

Inmediatamente después, Pfizer se lanzó a su vez a la carrera, con el seguimiento de 92 enfermos igualmente con hipercolesterolemia familiar. Sus anticuerpos reducían las LDL a 0,7 g/l, mucho más que con solo la atorvastatina. A continuación llegó Amgen, Roche anunció que solo habría un retraso de doce meses, y MSD y Novartis también arrancaron.

Después de los anticuerpos vendrán, más refinados aún, los mini-ARN, que inhiben el gen de la PCSK-9 (Alnylam, Santaris y BMS), cuyos ensayos ya están en la fase I o II. Los analistas bancarios se entusiasman. Las estatinas encontrarán sustituto.

El tema es que el tratamiento con los anticuerpos monoclonales costará 50 euros/día, cincuenta veces más que las estatinas. Será necesario volver a centrar el objetivo en los pacientes con un riesgo muy alto, reducir el mercado cincuenta veces, tratar solamente a 4 millones de personas en el mundo en lugar de a 200 millones, 80.000 en Francia, y, entonces, el mercado se mantendrá. Tal vez será incluso posible sumar ambos mercados. Siempre se puede soñar, y los periódicos financieros estadounidenses ya hablan de ello. *Les Échos* y *Le Monde* en Francia aplauden a Pfizer y Sanofi por su futuro milagro. Esto no se ha acabado. El colesterol no es peligroso y no hay colesterol bueno y malo, pero la industria continúa empeñada en él.

Para detener esto, es fundamental hacer entender a los médicos y a los enfermos que el colesterol no es responsable de ninguna patología a excepción de la hipercolesterolemia familiar, y negar a la industria farmacéutica toda nueva posibilidad de fabricar medicamentos muy caros para apuntar a objetivos que no existen. Hacen ver que están luchando contra patologías graves pero en realidad están apuntando al lado de la diana, por así decirlo, únicamente con el fin de lucrarse.

# Anexo 1

| MORTALIDAD (M) CARDIOVASCULAR TOTAL (MCV), CORONARIA Y POR ACV1 | | | | | | |
|---|---|---|---|---|---|---|
| Edades | TOTAL | 0-25 | 25-45 | 45-65 | 65-80 | > 80 |
| Población (millones) | 65 | 26 | 16 | 14 | 9 | 6 |
| % | 100 | 40 | 25 | 22 | 14 | 9 |
| Mortalidad total anual (MTN) | 510.000 | 8.200 | 19.000 | 79.000 | 170.000 | 230.000 |
| % | 100 | 1,6 | 3,7 | 15,5 | 33 | 45 |
| Riesgo anual por 1.000 hab. | 8 | 0,3 | 1,2 | 6 | 19 | 40 |
| Riesgo relativo individual por franja | 27 | 1 | 4 | 20 | 63 | 133 |
| MCV: N | 147.000 | 300 | 1.900 | 12.000 | 47.000 | 85.000 |
| % | 100 | – | 1,2 | 8 | 32 | 58 |
| Riesgo anual por 1.000 hab. | 2,5 | 0,01 | 0,12 | 0,9 | 5,2 | 14 |
| MCV/MT en % por franja | 29 | – | 10 | 15 | 28 | 37 |
| M. coronaria.: N | 40.000 | 8 | 600 | 4.600 | 15.000 | 20.000 |
| % | 100 | – | 1,5 | 11 | 37 | 50 |
| Riesgo anual por 1.000 hab. | 0,6 | – | 0,04 | 0,33 | 1,7 | 3,3 |
| M. coronaria/MT por franja (%) | 8 | – | 3 | 6 | 9 | 8,7 |

| MORTALIDAD (M) CARDIOVASCULAR TOTAL (MCV), CORONARIA Y POR ACV1 | | | | | | |
|---|---|---|---|---|---|---|
| M. coron./MCV (%) | – | – | 32 | 38 | 32 | 24 |
| M.ACV: N | 34.000 | 71 | 420 | 2.300 | 20.000 | 12.000 |
| % | 100 | – | 1,2 | 7,0 | 50 | 35 |
| Riesgo anual por 1.000 hab. | 0,5 | – | 0,025 | 1,6 | 2,2 | 2,0 |
| M.ACV/MT por franja (%) | 6,6 | – | 2,1 | 3 | 12 | 7 |
| M.ACV/MCV (%) | – | – | 22 | 19 | 42 | 20 |
| M. cánceres: N | 153.000 | 660 | 4.400 | 39.000 | 68.000 | 41.000 |
| % | 100 | – | 3 | 25 | 44 | 27 |
| Riesgo anual por 1.000 hab. | 2,7 | – | 0,27 | 2,4 | 7,5 | 7 |
| M. cánceres/MT por franja (%) | 30 | – | 23 | 49 | 40 | 18 |

1. Promedio de duración de la vida: enfermedades cardiacas, ochenta años; cánceres, setenta y dos años.

# Anexo 2

## LISTA DE CONFLICTOS DE INTERESES EN LOS FIRMANTES DE LOS ENSAYOS CLÍNICOS

JÚPITER

*Patrocinado por AstraZeneca.*

*El doctor Ridker informa recepción de apoyo económico por parte de AstraZeneca, Novartis, Merck, Abbott, Roche y Sanofi-Aventis; honorarios por consulta o por conferencias o por ambos conceptos de AstraZeneca, Novartis, Merck, Merck-Schering-Plough, Sanofi-Aventis, Isis, Dade Behring y Vascular Biogenics; y figura como coinventor en patentes del Brigham and Women's Hospital relacionadas con el uso de biomarcadores inflamatorios en enfermedad cardiovascular, incluyendo el uso de proteínas reactivas de alta sensibilidad para evaluar pacientes con reisgo de enfermedad cardiovascular. Estos pacientes fueron licenciados a Dade Behring y AstraZeneca. El doctor Fonseca informa haber recibido apoyo económico, honorarios de conferencias y honorarios de consultoría de AstraZeneca, Pfizer, Schering-Plough, Sanofi-Aventis y Merck; y el doctor Genest, honorarios de conferencias de AstraZeneca, Schering-Plough, Merck-Schering-Plough, Pfizer, Novartis y Sanofi-Aventis y honorarios de consultoría* de AstraZeneca, Merck, Merck Frosst, Schering-Plough, Pfizer, Novartis, Resverlogix y Sanofi-Aventis. El doctor Gotto informa haber recibido honorarios de consultoría de Dupont, Novartis, Aegerion, Arisaph, Kowa, Merck, Merck-Schering-Plough, Pfizer, Genentech, Martek y Reliant; habiendo actuado como testimonio experto y habiendo recibido derechos de autor por publicaciones.

El doctor Kastelein informa haber recibido apoyo económico de AstraZeneca, Pfizer, Roche, Novartis, Merck, Merck-Schering-Plough, Isis, Genzyme y Sanofi-Aventis; honorarios de conferencias de AstraZeneca, GlaxoSmithKline, Pfizer, Novartis, Merck-Schering-Plough, Roche, Isis y Boehringer Ingelheim; y honorarios de consultoría de AstraZeneca, Abbott, Pfizer, Isis, Genzyme, Roche, Novartis, Merck, Merck-Schering-Plough y Sanofi-Aventis. El doctor Koenig informa haber recibido apoyo económico de AstraZeneca, Roche, Anthera, Dade Behring y Glaxo SmithKline; honorarios por conferencias de AstraZeneca, Pfizer, Novartis, GlaxoSmithKline, DiaDexus, Roche y Boehringer Ingelheim; y honorarios por consultoría de GlaxoSmithKline, Medlogix, Anthera y Roche. El doctor Libby informa haber recibido honorarios por conferencias de Pfizer y honorarios por consultoría y conferencias de AstraZeneca, Bristol-Myers Squibb, GlaxoSmithKline, Merck, Pfizer, Sanofi-Aventis, VIA Pharmaceuticals, Interleukin Genetics, Kowa Research Institute, Novartis y Merck-Schering-Plough.

El doctor Lorenzatti informa haber recibido apoyo economico, honorarios por conferencias y honorarios por consultoría de Astra Zeneca, Takeda y Novartis; el doctor Nordestgaard, honorarios por conferencias de AstraZeneca, Sanofi-Aventis, Pfizer, Boehringer Ingelheim y Merck, y honorarios por consultoría de AstraZeneca y BG Medicine; el doctor Shepherd, honorarios por conferencias de AstraZeneca, Pfizer y Merck, y honorarios por consultoría de AstraZeneca,

*Merck, Roche, Glaxo SmithKline, Pfizer, Nicox y Oxford Biosciences; y el doctor Glynn, apoyo económico de AstraZeneca y Bristol-Myers Squibb. En relación con este artículo, no se ha informado de ningún otro conflicto de intereses relevante.*

ILLUMINATE

*Patrocinado por Pfizer.*

*El doctor Barters informa haber recibido honorarios por consultoría de Abbott, AstraZeneca,CSL, Genfit, LifeCycle Pharma, Merck, Pfizer y Resverlogix, honorarios por conferencias de Abbott, AstraZeneca, Merck, Pfizer y Sanofi-Aventis, y apoyo económico de Pfizer; el doctor Caulfield, honorarios por consultoría de Novartis y Pfizer, honorarios por conferencias de Novartis, Semer, y Pfizer y apoyo económico de Pfizer y Novartis; el doctor Eriksson, honorarios por consultoría de AstraZeneca, Ab bott, Sanofi-Aventis y Pfizer, honorarios por conferencias de Merck Sharp & Dohme, y apoyo económico de AstraZeneca y Merck-Schering-Plough, e intereses económicos en KaroBio y Biophausia; el doctor Grundy, honorarios por consultoría de Merck, Merck-Schering-Plough, AstraZeneca, y Pfizer, y apoyo económico de Merck y Abbott; el doctor Kastelein, honorarios por consultoría de Pfizer, AstraZeneca, Merck, y Merck-Schering-Plough, honorarios por conferencias de Pfizer, AstraZeneca, y Merck-Schering-Plough, y apoyo económico de Pfizer y AstraZeneca; el doctor Komajda, honorarios por consultoría de Pfizer y Servier y honorarios por conferencias de AstraZeneca, Sanofi Synthelabo y Bristol-Myers Squibb; el doctor Lopez Sendon, honorarios por consultoría de Pfizer, Servier, CV Therapeutics y Lilly, honorarios por conferencias de Pfizer, Servier y Lilly, y apoyo económico de Pfizer, Servier, Lilly, Bristol-Myers Squibb y Bayer; el doctor Mosca, honorarios por consultoría y apoyo económico de Pfizer; el doctor Tardif, honorarios por consultoría y apoyo económico de Pfizer y honorarios por conferencias de Pfizer y AstraZeneca; el doctor Waters, honorarios por consultoría de Pfizer y Merck-Schering-Plough y honorarios por conferencias de Pfizer; los doctores Shear y Revkin eran empleados de Pfizer y además tenían intereses económicos en la empresa; el doctor Fisher, honorarios por consultoría de Boehringer Ingelheim, Genentech, GlaxoSmithKline y Novartis y apoyo económico de Pfizer, GlaxoSmithKline y Novartis: el doctor Buhr, apoyo económico de Pfizer; el doctor Tall, honorarios por consultoría de AstraZeneca, Pfizer, Merck y Roche, honorarios por conferencias de Merck, y apoyo económico de Merck y Pfizer; y el doctor Brewer, honorarios por consultoría y conferencias de Pfizer, Merck y Roche. En relación con este artículo no se informó de ningún otro conflicto de intereses.*

*Damos las gracias a los representantes de Pfizer Diane T. Hessinger, William C. Ports, Lynne M. Dungan, Allison G. O'Reilly, William T. Duggan, Robert Burnside, Darlene Ambrose y Andrea J. Maynard por su colaboración en este estudio; y a Thomas D. Cook y Michelle A. Detry del Departamento de Bioestadística e Informática Médica de la Universidad de Wisconsin en Madison.*

## TNT

*El doctor LaRosa informa haber recibido honorarios por consultoría de Pfizer, Merck, Bristol-Myers Squibb y AstraZeneca y honorarios por conferencias de Pfizer; el doctor Grundy honorarios por conferencias de Merck, Pfizer, Kos Pharmaceutical, Abbott y AstraZeneca y apoyo económico de Kos Pharmaceutical y Merck; y el doctor Waters honorarios por consultoría de AstraZeneca y Pfizer; honorarios por conferencias de Merck, Pfizer y Novartis; y apoyo económico de Merck y Johnson & Johnson. El doctor Shear es empleado de Pfizer y además posee acciones de la compañía. El doctor Barter informa haber* recibido honorarios por consultoría de Pfizer, AstraZeneca y Sanofi-Aventis; honorarios por conferencias de Pfizer, AstraZeneca, Fournier-Pharma y Sanofi-Aventis; y apoyo económico de Pfizer; y el doctor Fruchart honorarios por consultoría de Pfizer y Fournier y honorarios por conferencias de Merck, Fournier, Pierre Fabre y AstraZeneca. El doctor Gotto informa haber recibido honorarios por consultoría de AstraZeneca, Bristol-Myers, Squibb, Merck, Schering-Plough, Pfizer, Novartis y Reliant y honorarios por conferencias de AstraZeneca, Merck, Schering-Plough, Pfizer y Reliant, habiendo testificado ante la FDA en nombre de Johnson & Johnson-Merck. El doctor Greten informa haber recibido honorarios por conferencias de Pfizer, Merck y Schering-Plough; el doctor Kastelein honorarios por consultoría, honorarios por conferencias y apoyo económico de Pfizer, Merck, Schering-Plough, AstraZeneca, Bristol-Myers Squibb y Sankyo; el doctor Shepherd honorarios por conferencias de AstraZeneca, GlaxoSmithKline, Merck, Schering-Plough y Oxford Biosensors y honorarios por conferencias de AstraZeneca, Merck y Schering-Plough; y el doctor Wenger honorarios por consultoría de Eli Lilly, Merck, Bristol-Myers Squibb, Pfizer y Kos Pharmaceuticals; honorarios por conferencias de Eli Lilly, Pfizer, Novartis, Merck, Bristol-Myers Squibb y Kos Pharmaceuticals; y apoyo económico de Eli Lilly, Novartis, Bristol-Myers Squibb y AstraZeneca.

Agradecemos su colaboración a todos los participantes en este estudio, una gran cantidad de médicos, enfermeras y personal administrativo hospitalario de varios países por su contribución al estudio, así como a Diane Hessinger, Roger Chan, Andrei Breazna, Eric Gibson, Liz Cusenza, Sheila Auster, Patrick Ferrebee y Roddy Carter (todos ellos empleados a tiempo completo de Pfizer).

## SPARCL

*Patrocinado por Pfizer.*

*El doctor Amarenco informa haber recibido honorarios por consultoría de AstraZeneca, Novartis, Pfizer y Sanofi-Aventis; honorarios por conferencias de Otsuka Pharmaceutical y Pfizer; y apoyo económico de Pfizer. El doctor Bogousslavsky informa haber recibido honorarios por consultoría de Pfizer y apoyo económico de Pfizer. El doctor Callahan informa haber recibido honorarios por consultoría de Sanofi, honorarios por conferencias de Bristol-Myers Squibb y Sanofi, y apoyo económico de Pfizer. El doctor Goldstein informa haber recibido honorarios por consultoría de Pfizer, Bayer, AstraZeneca, Bristol-Myers Squibb/Sanofi, GlaxoSmithKline, Merck Research Laboratories, Johnson & Johnson Cordis y Organon; honorarios por conferencias de Bayer; y apoyo económico de AGA Medical, Boehringer Ingelheim, los Institutos Nacionales de la Salud, Pfizer y el Department of Veterans Affairs. El doctor Hennerici informa haber recibido apoyo económico de Pfizer y Servier. El doctor Rudolph es un empleado de Pfizer y manifiesta poseer acciones de la compañía. El doctor Sillesen informa haber recibido honorarios por consultoría de Sanofi-Aventis; honorarios por conferencias de AstraZeneca, Bristol-Myers Squibb, Merck y Sanofi-Aventis; y apoyo económico de Pfizer.*

*La señora Simunovic y el señor Szarek son empleados de Pfizer e informan poseer acciones de la compañía. El doctor Welch informa haber recibido honorarios por consultoría de Eisai, GlaxoSmithKline, Medpointe, AstraZeneca, NMT Medical y Ortho-McNeil; honorarios por conferencias de GlaxoSmithKline; y apoyo económico de Pfizer. El doctor Zivin informa haber recibido honorarios por consultoría de Angel Pharmaceuticals, MEDACorp, MEDIACorp, Pfizer y Sirex; y apoyo económico de PhotoThera y Pfizer. No se ha informado de otros posibles conflictos de intereses en relación con este artículo.*

# SEAS

Patrocinado por Merck y Schering-Plough Pharmaceuticals.

Los doctores Rossebo y Wachtell informan haber recibido honorarios por consultoría de Merck y apoyo para la investigación de Merck y Schering-Plough; el doctor Pedersen, honorarios por consultoría de Merck y Schering-Plough y honorarios por conferencias de Pfizer y AstraZeneca; el doctor Boman, ha recibido honorarios por conferencias de AstraZeneca, Merck y Schering-Plough y honorarios por consultoría de Merck; los doctores Brudi y Malbecq son empleados de Merck y poseen acciones de la compañía; el doctor Chambers ha recibido honorarios por conferencias de St. Jude Medical; el doctor Egstrup, honorarios por consultoría y honorarios por conferencias de Merck y Pfizer y honorarios por conferencias de AstraZeneca; el doctor Gerdts, ha recibido apoyo económico y honorarios por consultoría de Merck; el doctor Gohlke-Bärwolf, honorarios por consultoría y honorarios por conferencias de Merck; el doctor Holme, ha recibido honorarios por consultoría de Merck y honorarios por conferencias de Merck y Pfizer; el doctor Kesäniemi, ha recibido honorarios por consultoría de AstraZeneca, Merck, Pfizer y Schering-Plough, honorarios por conferencias de AstraZeneca, Merck y Schering-Plough, apoyo para la investigación de Merck, Novartis y Schering-Plough y posee acciones de Orion Pharma; el doctor Nienaber, ha recibido honorarios por conferencias de Merck, Pfizer y Essex; el doctor Skjaerpe, ha recibido honorarios por consultoría de Merck; el doctor Ray, ha recibido honorarios por conferencias de Merck; y el doctor Willenheimer, ha recibido honorarios por conferencias de Merck y Schering-Plough y honorarios por consultoría de Merck. No se ha informado de otros conflictos de intereses importantes en este caso.

## ASCOT

*Informe sobre conflictos de intereses.*

*DGB, NRP, RC, PS, MC, JM, SEK, AK, JÖ, BD, MSN, EO'B, GMcI y HW actuaron como consultores y recibieron gastos de viaje, honorarios por hablar en asambleas o por buscar financiación de compañías farmacéuticas que comercializan medicamentos para bajar los lípidos, entre ellas Merck Sharp y Dohme, Bristol-Myers Squibb, AstraZeneca, Sanofi. Scheing, Servier, Pharmacia, Bayer, Novartis, Aventis Pfizer. DGB, NRP, RC, PS, MC, JM, SEK, AK, JÖ, BD, MSN, EO'B, GMcI y HW recibieron apoyo económico de Pfizer para cubrir los gastos administrativos y de plantilla de ASCOT y gastos de viaje y hospedaje de ambos en su asistencia a reuniones importantes.*

# Anexo 3

## CUADRO DE LECTURA DE LAS TABLAS
## DE LOS RESULTADOS DE LOS ENSAYOS
## CLÍNICOS DE LAS ESTATINAS

L as tablas que analizan estos treinta y tres ensayos precisan para cada uno de ellos y de izquierda a derecha, en once columnas:

1.ª columna:
> El nombre del ensayo bajo forma de acrónimo, por ejemplo, 4S o SSSS (Scandinavian Simvastatine Survival Study) o WOSCOPS (West of Scotland Coronary Prevention Study), etc.
> El año de la publicación.
> La estatina o las estatinas utilizadas.

2.ª columna:
> El nombre de la empresa que patrocina el ensayo.
> El nivel de vínculos de los autores –conflicto de intereses (CIA)– con la empresa que patrocina el ensayo o eventualmente otros, de 0 (ensayos patrocinados por organismos públicos) a + + + + para aquellos

en que importantes conflictos de intereses están presentes en la totalidad o la casi totalidad de los autores.

➤ Los países donde se han reclutado la mayoría de los enfermos.

3.ª columna:

➤ El objetivo del ensayo: prevención primaria (PP) o secundaria (PS), general o específica, y las patologías presentadas (hipertensión arterial, diabetes, etc.).

4.ª columna:

➤ La media de medicamentos tomados por enfermo además de las estatinas.

5.ª columna:

➤ Valor medio en g/l del colesterol total y a menudo de las LDL, a veces de las HDL y de la proteína C reactiva y, para los ensayos en los diabéticos, la glucemia en ayunas y la hemoglobina A1C.

6.ª columna:

➤ La duración media del ensayo en años.

➤ El número de sujetos incluidos (la mitad en cada grupo: tratado y placebo).

➤ La edad media de los pacientes.

7.ª columna:

➤ Las variaciones bajo las estatinas del colesterol, de las LDL y a veces de las HDL en % de los valores iniciales.

De la 8.ª a la 11.ª columna:

➤ En cada columna, las reducciones relativas y absolutas de los cuatro criterios de evaluación diferentes (en general calculados por mí, ya que lo han hecho los autores), el número de sujetos que se deben tratar

por año para evitar (o más bien retrasar) un accidente por año y el significado estadístico (solo se ha
anotado NS en los casos en los que p > 0,05. En los
demás casos, las pruebas fueron significativas). Las
letras ND señalan que el resultado no se dio.

➤ La 8.ª columna concierne a la mortalidad cardiaca
(infartos de miocardio, insuficiencia cardiaca, muertes súbitas) y, en algunos ensayos, a la mortalidad coronaria (infartos de miocardio, muerte súbita) o a la
mortalidad cardiovascular (incluyendo los accidentes cerebrovasculares) e, incluso en un ensayo, a la
mortalidad total, cardiaca o no.

➤ La 9.ª columna se refiere a las complicaciones cardiovasculares importantes, incluyendo, en general,
la mortalidad cardiaca y los infartos de miocardio
no mortales, a veces asociados a los paros cardiacos
reanimados, a las anginas de pecho inestables e incluso a los accidentes cerebrovasculares, mortales o no.

➤ La 10.ª columna señala las complicaciones cardiovasculares, los «acontecimientos cardiacos» no importantes, las anginas de pecho, las hospitalizaciones, las
revascularizaciones por angioplastia o los baipases.

➤ La 11.ª columna agrupa los accidentes cerebrovasculares, mortales o no, y las isquemias cerebrales tran-
sitorias, a veces también incluidas, en parte, en la 8.ª
columna, en parte en la 9.ª.

Las tablas sobre los efectos de los regímenes alimenticios se leen de manera similar.

Las tablas que conciernen a los trece ensayos que evalúan la evolución de las lesiones anatómicas bajo las estatinas
por coronariografías o ultrasonidos intracoronarios o carotídeos son igualmente similares, pero introducen criterios de
imaginería definidos al inicio de las diez columnas.

# Anexo 4

| I – PREVENCIÓN CARDIACA POR LOS REGÍMENES ALIMENTICIOS (CAP. 3) | | | | | | | | | |
|---|---|---|---|---|---|---|---|---|---|
| Ensayo Años | Patrocinador CIA País | Finalidad | Duración N° sujetos Edad | CHO LDL (g/l) | D CHO % | D mortalidad cardiovas. % | D CCV importantes % | D CCV no importantes % | D ACV % |
| DAYTON 1969 | Público 0 Noruega | PS y PP régimen[1] + reducción del tabaco | 8 / 840 / - | ND | -13 | -31 / -5 | -31 / -7,4 / NS | ND | -40 / -2,1 / NS |
| OSLO 1981 y 1986 | Público 0 Estados Unidos | PS régimen[1] + reducción del tabaco | 5 y 8,5 / 1.200 / - | 3,1 | -17 | -47 / -1,1 / NS | -47 / -2,8 / NS | ND | 0 |
| DART 1989 | Público 0 G. B. | PS régimen[1] (HTA: 24%; IM: 21%) | 2 / 2.033 / - | 2.5 | -10 | -33 / -3,8 | -2,5 / -4 / NS | -3,3 / -1,6 / NS | ND |
| LYON 1994 | Público 0 Francia | PS pos-IM régimen[2] | 2,2 / 602 / 54 | 2,5 / 1,75 | -4.5 / -7,5 | -80 / -4,5 / -50 | -70 / -4 | ND | ND |
| GISSI-HF 2008 | Pfizer, A-Z y público + Italia | PS en ICG[4] (HTA: 55%; IM: 42%) | 3,9 / 6.975 / - | 1,9 / - | ND | -6[3] / -1,7 | -3,5 / -0,02 | ND | ND |
| AOTG 2010 | Público 0 P. B. | PS post-IM (régimen[5] diabetes: 21%; HTA: 90%) | 3,3 / 4.837 / 69 | 1,9 / 1,0 | ND | 0 | 0[6] | ND | ND |

| Ensayo Años | Patrocinador CIA País | Finalidad | Duración Nº sujetos Edad | CHO LDL (g/l) | D CHO % | D mortalidad cardiovas. % | D CCV importantes % | D CCV no importantes % | D ACV % |
|---|---|---|---|---|---|---|---|---|---|
| ORIGIN 2012 | Sanofi ++ Canadá | PS en sujetos con alto riesgo (HTA: 80%; IM: 59%; diabetes y prediabetes: 100%[7]) | 6,2 12.536 64 | 1,9 1,1 | - 8 - 10 | -1,4 -0,1 NS | + 1,7 – NS | - 6 -1,9 NS | -6 - 0,3 NS |

**I – PREVENCIÓN CARDIACA POR LOS REGÍMENES ALIMENTICIOS (CAP. 3)**

NOTA: NS: variación estadísticamente no significativa. Las demás son significativas con p < 0,05 o menos.

1. Aportación del aumento de ácidos grasos insaturados (o pescados grasos) con o sin reducción del aporte en colesterol.

2. Mediterránea rica en ALA (ácido alfa-linoleico) y rica en pescado, aves de corral, verduras, fruta, aceite de oliva o de colza; pobre en carnes, mantequilla, nata, ácido linoleico, colesterol –con dos medicamentos/caso de media.

3. Mortalidad total.

4. Insuficiencia cardiaca global ordenada de II a IV. Régimen rico en omega-3 con cinco medicamentos/caso por término medio.

5. EPA + DHA o ALA contra placebo.

6. 0 para EPA + DHA y 9% (NS) para ALA (pero el 27% en las mujeres).

7. Los pacientes reciben por término medio tres medicamentos y hasta siete hipotensores, antidiabéticos, antiagregantes y anticoagulantes.

## II – ESTATINAS EN PREVENCIÓN PRIMARIA (PP) VS. PLACEBO

| Ensayo Año Estatina | Patrocinador CIA[1] País | Objetivo (+ enfermedades asociadas) | Medicamentos asociados por caso[2] | CHO LDL (g/l) PCR | Duración Nº sujetos Edad | D CHO[3] D LDL | D mortalidad cardiaca[4] % | D CCV[4,5] (accidentes importantes) % | D CCV[4,6] (accidentes no importantes) % | D ACV[4,7] % |
|---|---|---|---|---|---|---|---|---|---|---|
| WOS-COPS.1 1995 Prava | BMS ND Escocia | Sanos (HTA: 15%) | 0 | 2,7 1,9 | 4,9 6.595 55 | -20 -26 | -32 -1,3 380 | -30 -2,2 450 | -29 -3,6 140 | -10 -0,3 1.630 NS |
| AFCAPS 1998 Lova | MSD 0 Estados Unidos | Sanos | 0 | 2,2 1,5 | 5,2 6.516 62 | -18 -25 | ND – – | -39 -2 250 | -24 -1,6 320 NS | NS – |
| WOS-COPS.2 2007 Prava | Público 0 Escocia | Sanos (HTA: 15%) | 0 | 2,7 1,9 | 158 6.595 65 | – – | ND – | -16 -1,7 590 | ND – | -38 -1,2 740 |
| MEGA 2006 Prava 20 | Sankyo ++ Japón | Sanos | 0 | 2,4 – | 5,3 7.832 58 | -11 -18 | ND – | -35 -0,8 660 | ND – | ND – |

## II – ESTATINAS EN PREVENCIÓN PRIMARIA (PP) VS. PLACEBO

| Ensayo Año Estatina | Patrocinador CIA[1] País | Objetivo (+ enfermedades asociadas) | Medicamentos asociados por caso[2] | CHO LDL (g/l) PCR | Duración Nº sujetos Edad | D CHO[3] D LDL | D mortalidad cardiaca[4] % | D CCV[4,5] (accidentes importantes) % | D CCV[4,6] (accidentes no importantes) % | D ACV[4,7] % |
|---|---|---|---|---|---|---|---|---|---|---|
| JÚPITER 2008 Rosuva | A-Z ++++ Estados Unidos Eur. | Sanos (BMI: 28; HTA: 30%; Sin. Met.: 40%) | ND | 1,8 1,1 4,2 | 4, reducidos a 1,9 17.802 66 | – -50 – | -10 -0,04 610 NS | -43 -1,2 -170 | -49 -0,5 330 | -48 -0,5 360 |

Nota: las comparaciones no significativas están anotadas como NS. Las demás son significativas con p de 0,001 a 0,5.

1. Conflictos de intereses de los autores, de + a ++++.
2. En general, antihipertensores y antiagregantes.
3. Colesterol total.
4. Para todos los criterios, RR: reducción relativa; RA: reducción absoluta; NAT: cantidad de sujetos que se han de tratar para evitar un accidente por año.
5. Criterio principal de evaluación, en general compuesto de: mortalidad cardiaca + infartos de miocardio no mortales, angina de pecho inestable y accidentes cerebrovasculares, a menudo revascularizaciones (angioplastia, endoprótesis vasculares, baipases).
6. Complicaciones cardiovasculares, mortales o no.
7. Accidentes vasculares cerebrales.
8. Después de cinco años, ¡un tercio del grupo del placebo se pasa a las estatinas y dos tercios del grupo de las estatinas dejan de tomarlas!

| | | | | | | | III – ESTATINAS – PREVENCIÓN SECUNDARIA GENERAL (PS) VS. PLACEBO | | | |
|---|---|---|---|---|---|---|---|---|---|---|
| Ensayo Año Estatina | Patrocinador CIA[1] País | Objetivo (+ enfermedades asociadas) | Medicamentos asociados por caso[2] | CHO LDL (g/l) PCR | Duración N° sujetos Edad | D CHO[3] D LDL | D mortalidad cardiaca % | D CCV[4] (accidentes importantes) % | D CCV (accidentes no importantes) % | D ACV[5] % |
| SSSS 1994 Simva | MSD ND Escand. | PS en coronaritis (HTA: 25%; diabetes: 5%) | 1,8 | 2,5 – – | 5,4 4.444 53 | -25 – – | -42 -3,5 160 | ND | -31 -9 60 | -36 -1,6 340 |
| CARE 1996 Prava | BMS ND Estados Unidos | PS 10 meses pos-IM (HTA: 42%; diabetes: 15%) | 2,4 | 2,1 1,4 – | 5 4.160 59 | -24 – – | -19 -1,1 460 ND | -24 -3 170 | -19 -1,7 290 | -31 -2,1 240 |
| LIPID 1998 Prava | BMS ND Australia | PS 3 meses -3 años pos-IM y angina de pecho ++ (HTA: 42%; diabetes: 15%) | 2,5 | 2,2 1,6 – | 6,1 9.010 63 | -18 – – | -24 -2,2 230 | -22 -3,6 170 | -13 -4 150 | -17 -0,7 870 |

| Ensayo Año Estatina | Patrocinador CIA[1] País | Objetivo (+ enfermedades asociadas) | Medicamentos asociados por caso[2] | CHO LDL (g/l) PCR | Duración Nº sujetos Edad | D CHO[3] D LDL | D mortalidad cardiaca % | D CCV[4] (accidentes importantes) % | D CCV (accidentes no importantes) % | D ACV[5] % |
|---|---|---|---|---|---|---|---|---|---|---|
| | | | | | | | | **III – ESTATINAS – PREVENCIÓN SECUNDARIA GENERAL (PS) VS. PLACEBO** | | |
| ARTI 1999 Atorva vs. angioplastia[6] | Pfizer ++ Estados Unidos - Eur. | PS en coronaritis (HTA: 45%; IM: 45%; angina de pecho: 77%; diabetes: 17%) | 2,5 | 2,2 – – | 1,5 341 59 | -50 – – | 0 | -36 -9 17 NS | 0 | – |
| HPS 2002 Simva | CTSU-MSD ++++ G. B. | PS en coronarios o vasculares (HTA: 30%; IM: 41%; diabetes: 25%) | 1 | 2,3 1,3 – | 5 20.540 65 | – -40 – | -25 -1,4 350 | -26 -3,1 170 | -27 -6 80 | -24 -1,3 180 |
| ALLHAT-LTT 2002 Prava | NIH 0 Estados Unidos | PS en HTA (diabetes: 35%; obesidad: 67%; coronaritis: 15%) | 1,3 | 2,2 1,5 | 4,8 10.350 66 | -17 -29 | -1,7 -0,2 2.400 NS | -26 -3,1 165 | -27 -6 80 | -24 -1,3 370 NS |

## III – ESTATINAS – PREVENCIÓN SECUNDARIA GENERAL (PS) VS. PLACEBO

| Ensayo Año Estatina | Patrocinador CIA[1] País | Objetivo (+ enfermedades asociadas) | Medicamentos asociados por caso[2] | CHO LDL (g/l) PCR | Duración Nº sujetos Edad | D CHO[3] D LDL | D mortalidad cardiaca % | D CCV[4] (accidentes importantes) % | D CCV (accidentes no importantes) % | D ACV[5] % |
|---|---|---|---|---|---|---|---|---|---|---|
| ASCOT-LLA 2003 Atorva | Pfizer ++++ G. B. -Escand. | PS en HTA (diabetes: 25%; ACV: 10%; ICI: 14%) | 1,7 | 2,1 1,3 | 5, reducidos a 3 19.342 60 | -21 — | -10 -0,2 1.600 NS | -35 -1,1 300 | -20 -2 160 NS | -2,6 -0,6 830 NS |
| ALLIANCE 2004 Atorva 60 mg | Pfizer ND Estados Unidos | PS en coronarios (IM: 60%; ICI: 6%; diabetes: 23%; ACV: 7%) | NS | 2,2 1,5 | 4,3 2.400 (500 perdidos) 61 | -24 — | -31 -1,5 290 ND | -13 -3,6 120 | -15 -0,5 860 NS | -10 -0,3 1.430 NS |

1. Conflictos de intereses de los autores de + a ++++.
2. En general antihipertensores y antiagregantes.
3. Colesterol total.
4. Criterio principal de evaluación, en general compuesto de: mortalidad cardíaca + infartos de miocardio no mortales, angina de pecho inestable y accidentes cerebrovasculares, a menudo revascularizaciones (angioplastia, endoprótesis vasculares, baipases).
5. Mortales o no.
6. Conclusión: «La atorvastatina 80 mg es al menos tan eficaz como la angioplastia». (¡)

| IV – ESTATINAS EN PREVENCIÓN SECUNDARIA (PS) OBJETIVO VS. PLACEBO | | | | | | | | | | |
|---|---|---|---|---|---|---|---|---|---|---|
| Ensayo Años Estatina | Patrocinador CIA[1] País | Objetivo (+ enfermedades asociadas) | Medicamentos asociados por caso[2] | CHO LDL (g/l) PCR | Duración Nº sujetos Edad | D CHO[3] D LDL | D mortalidad cardiaca % | D CCV[4] (accidentes importantes) % | D CCV (accidentes no importantes) % | D ACV[5] % |
| MIRACL 2001 Atorva 80 | Pfizer ND Mundial | PS en coronaritis agudas <24h (IM: 25%; HTA: 15%; diabetes: 23%) | 3,7 | 2,1 1,2 | 0,33 3.086 65 | -20 -40 | -6 -0,13 250 NS | -15 -2,7 120 NS | -38 -2,2 15 | -50 -0,8 41 NS |
| PROSPER 2002 Prava 40 | BMS ++++ PB. Irl. | PS después de los 70 años con riesgo vasc. (HTA: 61%; coron: 40%; diabetes: 11%) | ND | 2,2 1,5 | 3,2 5.804 75 | – -34 | -31 -1,1 330 NS | -12 -1,7 180 NS | – – – NS | 0 – – |
| SPARCL 2006 Atorva 80 | Pfizer ++++ Estados Unidos - Eur. | PS después de ACV recientes (HTA: 63%; diabetes: 17%) | 1,5 | 2,1 1,3 3,1 | 4,9 2.776 64 | – -45 | -20 -0,8 610 NS | -18 -3,1 160 NS | -44 -4,5 110 | -15 -1,9 260 |

| IV – ESTATINAS EN PREVENCIÓN SECUNDARIA (PS) OBJETIVO VS. PLACEBO | | | | | | | | | | |
|---|---|---|---|---|---|---|---|---|---|---|
| Ensayo Años Estatina | Patrocinador CIA[1] País | Objetivo (+ enfermedades asociadas) | Medicamentos asociados por caso[2] | CHO LDL (g/l) PCR | Duración N° sujetos Edad | D CHO[3] D LDL | D mortalidad cardiaca % | D CCV[4] (accidentes importantes) % | D CCV (accidentes no importantes) % | D ACV[5] % |
| SALTIRE 2005 Atorva 80 | Pfizer y público ++++ G-B. | PS de la evolución de los RA[6] (HTA: 32%; coron.: 36%) | 1,1 | 2,2 1,3 | 2 155 68 | – -50 | 0 – – | 0 – – | 0 – – | ND – – |
| SEAS 2008 Simva + ezetimiba | MSD ++++ Noruega | PS de la evolución de los RA[6] (HTA: 53%) | 1,3 | 2,2 1,4 | 4,3 1.873 68 | – -53 | -16 -1 430 NS | -12 -7 60 NS | -16 -8 55 | -12 -0,4 1100 NS |
| CORONA 2007 Rosuva | A-Z ++++ Noruega | PS del IC[9] Clasificados II-IV[7] Desde > 60 años | 5,5 | 2,1 1,4 3,5 | 2,7 5.011 73 | – -45 | -19 -0,1 2.700 NS | -5 -1,6 170 NS | -8 -1,6 170 NS | -5,4 -0,4 610 NS |
| AURORA 2009 Rosuva | A-Z ++++ Suecia | PS en las hemodiálisis (nefrosis (nefropatía: 78%; diabetes: 28%) | 3,3 | 1,8 | 3,8 2.776 64 | – -43 | 0 – | -3 -0,9 420 NS | -8 -1,4 270 NS | +15 +1 – NS |

## IV – ESTATINAS EN PREVENCIÓN SECUNDARIA (PS) OBJETIVO VS. PLACEBO

| Ensayo Años Estatina | Patrocinador CIA[1] País | Objetivo (+ enfermedades asociadas) | Medicamentos asociados por caso[2] | CHO LDL (g/l) PCR | Duración N° sujetos Edad | D CHO[3] D LDL | D mortalidad cardiaca % | D CCV[4] (accidentes importantes) % | D CCV (accidentes no importantes) % | D ACV[5] % |
|---|---|---|---|---|---|---|---|---|---|---|
| ROVET 2009 Rosuva | A-Z ++++ Europa | PS en trombosis y embolias venosas (obesidad: 38%) | – | < 1,3 | 1,9 17.802[8] 65 | – -30 | Flebitis: - 55%/ -0,2%/ 875 | | | |
| | | | | | | | Embolias: - 29%/ -0,1%/ 2.200 NS | | | |

1. Conflictos de intereses de los autores, de + a ++++.
2. En general antihipertensores y antiagregantes.
3. Colesterol total.
4. Criterio principal de evaluación, en general compuesto de: mortalidad cardiaca + infartos de miocardio (IM) no mortales, angina de pecho inestable y accidentes cerebrovasculares, a menudo revascularizaciones (angioplastia, endoprótesis vasculares, baipases).
5. Mortales o no.
6. Constricciones aórticas.
7. Insuficiencia cardiaca, clases II a IV de Killip.
8. Cohorte del ensayo JÚPITER.
9. Otro ensayo, GISSI-HF, 2008, con la rosuvastatina, en 4.574 pacientes monitorizados durante 3,9 años, no ha mostrado ninguna mejora en ninguno de los criterios de evaluación, en particular la mortalidad cardiaca (29% en los dos grupos).

## V – ESTATINAS VS. PLACEBO EN PREVENCIÓN SECUNDARIA (PS) EN DIABETES

| Ensayo Año Estatina | Patrocinador CIA[1] Pais | Objetivo (+ enfermedades asociadas) | Estatina vs. | Medicamentos | CHO[2] LDL (g/l) Glucemia (g/l) HbA1 (%) | Seguidos (años) N Edad | D CHO D LDL % | D mortalidad cardiaca % | D CCV[3] (accidentes importantes) % | D CCV (accidentes no importantes) % | D ACV[4] % |
|---|---|---|---|---|---|---|---|---|---|---|---|
| STENO.1 1999 Atorva | Pfizer ND Dinamarca | PS en lesiones microvasc. de diabetes (coron.: 37%; BMI: 30%; HTA: 50%) | Tratamiento antidiabético normal vs. intensivo + estatinas | Insulina x 1,5 HTA[5] x 2,5 Aspirina x 1,8 | 2,2 1,3 1,9 8,6 | 3,8 160 55 | - 11 | Albuminuria Lesiones retina Neuropatia | Tratamiento normal - 3% + 45% + 26% | Tratamiento intensivo + 28% + 25% + 10% | |
| STENO.2 2003 Atorva | Pfizer ND Dinamarca | PS de las complicaciones microvasc. | Idem | Insulina x 2 HTA[5] x 4 Aspirina x 6 | Idem | 7,8 160 55 | Idem | 0 | Amputaciones - 46 - 22 40 | - 71 - 19 40 | - 75 - 25 30 |

## V – ESTATINAS VS. PLACEBO EN PREVENCIÓN SECUNDARIA (PS) EN DIABETES

| Ensayo Año Estatina | Patrocinador CIA[1] País | Objetivo (+ enfermedades asociadas) | Estatina vs. | Medicamentos | CHO[2] LDL (g/l) Glucemia (g/l) HbA1 (%) | Seguidos (años) N Edad | D CHO D LDL % | D mortalidad cardiaca % | D CCV[3] (accidentes importantes) % | D CCV (accidentes no importantes) % | D ACV[4] % |
|---|---|---|---|---|---|---|---|---|---|---|---|
| HPS 2003 Simva | CTSU - MSD +++ G. B. | PS de accidentes vasculares en 2 grupos iguales - diabetes pura - diabetes + mal. vasc. | Placebo | Insulina 25% ADO. 75%[5] | 1,5 1,2 – | 5 5.963 62 | – -31 | ND | -20 -4,9 1007 | -16 -1,7 290 | -21 -1,5 330 |
| CARDS 2003 Atorva | Pfizer-MRC ++ | PS de accidentes vasculares de los diabéticos con LDL bajas (obesidad: 37%; HTA: 65%; coron.: 0) | Placebo | Insulina 20% ADO. 65% HTA 66% | 2,0 1,2 1,8 – | 6 reducidos a 4 2.838 62 | -26 -40 | -25 -0,4 910 NS | -35 -3,1 130 | -32 -1,1 360 NS | -40 -1 390 NS |

## V – ESTATINAS VS. PLACEBO EN PREVENCIÓN SECUNDARIA (PS) EN DIABETES

| Ensayo Año Estatina | Patrocinador CIA[1] País | Objetivo (+ enfermedades asociadas) | Estatina vs. | Medicamentos | CHO[2] LDL (g/l) Glucemia (g/l) HbA1 (%) | Seguidos (años) N Edad | D CHO D LDL % | D mortalidad cardiaca % | D CCV[3] (accidentes importantes) % | D CCV (accidentes no importantes) % | D ACV[4] % |
|---|---|---|---|---|---|---|---|---|---|---|---|
| GDDSI 2005 Atorva | Pfizer +++ Alemania | PS de accidentes vasculares de los diabéticos en hemodiálisis (IM: 17%; rev.: 12%; ACV: 18%) | Placebo | 1,9/casos | 2,2<br>1,3<br>–<br>6,8 | 4<br>1,255<br>66 | -26<br>-41 | -7<br>-1<br>400<br>NS | -13<br>-0,6<br>660<br>NS | -17<br>-4<br>100<br>NS | -59<br>-2,6<br>150<br>NS |
| ASPEN 2006 Atorva | Pfizer ND Estados Unidos | PS de accidentes vasculares de la diabetes (HTA: 55%; BMI: 29%; IM: 17%; revasc.: 12%; ACV: 5%) | Placebo | ND | 1,9<br>1,1<br>–<br>7,8 | 4<br>2,410<br>61 | -20<br>-29 | 0 | -9<br>-1,3<br>310<br>NS | -9<br>-1,5<br>260<br>NS | -10<br>-0,4<br>1.000<br>NS |

## V – ESTATINAS VS. PLACEBO EN PREVENCIÓN SECUNDARIA (PS) EN DIABETES

| Ensayo Año Estatina | Patroci-nador CIA[1] Pais | Objetivo (+ enfer-medades asocia-das) | Estatina vs. | Medica-mentos | CHO[2] LDL (g/l) Gluce-mia (g/l) HbA1 (%) | Seguidos (años) N Edad | D CHO D LDL % | D morta-lidad car-diaca % | D CCV[3] (acci-dentes impor-tantes) % | D CCV (acciden-tes no impor-tantes) % | D ACV[4] % |
|---|---|---|---|---|---|---|---|---|---|---|---|
| | | | | | | | | | | | |

1. Conflictos de intereses de los autores, de + a ++++.

2. Colesterol total.

3. Criterio principal de evaluación, en general compuesto de: mortalidad cardiaca + infartos de miocardio no mortales, angina de pecho inestable y accidentes cerebrovasculares, a menudo revascularizaciones (angioplastia, endoprótesis vasculares, baipases).

4. Mortales o no.

5. Hipotensores.

6. Antidiabéticos orales.

7. 1,5 veces mejor en la diabetes sin patología vascular.

319

## VI – TRATAMIENTOS INTENSIVOS POR LAS ESTATINAS EN PREVENCIÓN SECUNDARIA (PS)

| Ensayo Año Estatina | Patrocinador CIA[1] País | Objetivo (+ enfermedades asociadas) | Medicamentos asociados por caso[2] | CHO[3] LDL (g/l) PCR | Duración Nº sujetos Edad | D CHO D LDL % | D mortalidad cardíaca % | D CCV[4] (accidentes importantes) % | D CCV (accidentes no importantes) % | D ACV[5] % |
|---|---|---|---|---|---|---|---|---|---|---|
| PROVE-IT 2004 Ator 80 / Prava 40 | BMS +++ Estados Unidos – G. B. | PS en coronaritis agudas < 10 días (HTA: 50%; revasc.: 25%) | ND | 1,8 1,1 – | 2 4.162 58 | – -42/-16 | -13 -1,1 180 NS | -16 -3,9 50 | -14 -0,3 640 NS | 0 |
| IDEAL 2005 Ator 80 / Simva 20 | Pfizer +++ Escand. | PS después de IM (HTA: 33%; diabetes: 12%) | ND | 2,0 1,2 – | 4,8 8.888 61 | -21/-10 -34/-21 | -19 -0,6 800 NS | -11 -1,1 440 NS | -16 -3,6 130 | -13 -0,5 960 NS |
| TNT.1 2005 Ator 80/10 | Pfizer ++++ Estados Unidos – Eur. | PS en coronaritis con o sin síndrome metabólico[7] (HTA: 54%; IM: 60%; revasc.: 100%; diabetes: 15%; BMI: 28) | ND | 2,56 1,66 | 4,9 10.001 61 | -11/0 -25/-41 | 0 | -21 -2,2 220 | -21 -1,3 380 | -25 -0,8 610 NS |

| Ensayo Año Estatina | Patrocinador CIA[1] País | Objetivo (+ enfermedades asociadas) | Medicamentos asociados por caso[2] | CHO[3] LDL (g/l) PCR | Duración N° sujetos Edad | D CHO D LDL % | D mortalidad cardiaca % | D CCV[4] (accidentes importantes) % | D CCV (accidentes no importantes) % | D ACV[5] % |
|---|---|---|---|---|---|---|---|---|---|---|
| TNT.2 2006 Ator 80/10 | Pfizer ++++ Estados Unidos – Eur. | PS en coronaritis con síndrome metabólico[7] (HTA: 65%; diabetes: 22%) | ND | 2,5[6] 1,6[6] | 4,9 5.584 67 | -29/-41 -38/-54 | 0 | -25 -3,5 140 | -20 -6,7 75 | -24 -1,1 440 NS |
| SEARCH 2010 Simva 80/20[8] | CTSU-MSD ++++ G. B. | PS pos-IM (HTA: 42%; diabetes: 11%; revasc.: 33%; ACV: 7%) | ND | 1,6[9] 1,0[9] | 6,8 12.064 64 | 10% más bajo a 80 mg 13% más bajo a 80 mg | 0 | -6 -1,2 560 NS | -12 -0,8 790 NS | -7 -0,4 1.670 NS |

VI – TRATAMIENTOS INTENSIVOS POR LAS ESTATINAS EN PREVENCIÓN SECUNDARIA (PS)

1. Conflictos de intereses de los autores, de + a ++++.
2. En general antihipertensores y antiagregantes.
3. Colesterol total.
4. Criterio principal de evaluación, en general compuesto de: mortalidad cardiaca + infartos de miocardio no mortales, anginas de pecho inestables y accidentes cerebrovasculares, a menudo revascularizaciones (angioplastia, endoprótesis vasculares, baipases).
5. Mortales o no.
6. Reducidos a 1,75 y 1,0 después de seis semanas de pruebas preensayo bajo las estatinas.
7. BMI < 28; HDL < 0,4 g/l; PAS > 130 mm Hg; triglicéridos > 1,5 g/l; glucemia > 1 g/l.
8. Complicaciones mucho más frecuentes en dosis elevadas: miopatías: 52/1; rabdomiólisis: 22/0.
9. Después de cuatro a ocho semanas de preensayos bajo las estatinas.

## VII – ENSAYOS CLÍNICOS DE LAS ESTATINAS ASOCIADAS A OTROS HIPOLIPEMIANTES1

| Ensayo Año Estatina | Patrocinador CIA[2] País | Objetivo (+ enfermedades asociadas) | Medicamentos asociados[3] | CHO[4] LDL HDL | Duración Nº sujetos Edad | D CHO D LDL D HDL % | D mortalidad cardiaca % | D CCV[5] (accidentes importantes) % | D CCV (accidentes no importantes) % | D ACV[6] % |
|---|---|---|---|---|---|---|---|---|---|---|
| ILLUMINATE 2007 Atorva/ Atorva + Torcetrapib[7] | Pfizer ++++ Estados Unidos – Eur. | PS en los coronarios con riesgo elevado (HTA: 75%; ACV: 10%; BMI: 30%) | Torcetrapib | 1,6[8] 0,8[8] 0,48 | 4,5, reducidos a 1,5[9] 15.067 61 | -7/+13 -25/+3 +1/+70 | +18 NS | +25 | +30 | +26 NS |
| SEAS 2008[10] | | | ezetimiba | | | | | | | |
| ENHANCE 2008[11] | | | ezetimiba | | | | | | | |

1. Varios ensayos han mostrado una reducción del colesterol y de las LDL un 15% más marcada con la asociación de las estatinas con la ezetimiba: Davidson (JACC, 2002), Kerzner (AJC, 2003), Ballantyne (Circ., 2003) y Melani (Eur. Heart J., 2003).
2. Conflictos de intereses de los autores, de + a ++++.
3. En general antihipertensores, antiagregantes.
4. Colesterol total.
5. Criterio principal de evaluación, en general compuesto de: mortalidad cardiaca + infartos de miocardio no mortales, anginas de pecho inestables y accidentes cerebrovasculares, a menudo revascularizaciones (angioplastia, endoprótesis vasculares, baipases).
6. Mortales o no.
7. Inhibidor de la CETP, enzima que asegura la transferencia del colesterol de las HDL a las LDL (consulta los circuitos del colesterol en el capítulo 1).
8. Después de un preensayo de seis semanas bajo las estatinas.
9. A causa de la agravación.
10. Consulta los ensayos de prevención secundaria objetiva.
11. Consulta los ensayos dedicados a las lesiones coronarias.

## VIII – EFECTO DE LAS ESTATINAS VS. PLACEBO EN LAS LESIONES CORONARIAS – 1

| Ensayo Año Estatina | Patrocinador CIA[1] País | Objetivo (+ enfermedades asociadas) | Métodos | CHO LDL (g/l) PCR | Duración Nº sujetos Edad | D CHO D LDL % | Diámetro medio - normal - lesional (mm) | D D med. - placebo - estatina + D (µ o %) | D D min. - placebo - estatina + D (µ o %) |
|---|---|---|---|---|---|---|---|---|---|
| MARS 1993 Lovastatina | MSD ND Estados Unidos | Regresión de las estatnosis coronarias (HTA: 41%; IM: 60%; revascul.: 32%) | Coronariografía cuantitativa | 2,4 – | 2,2 240 58 | – 32 – 38 | – – | -2,2% -1,6% +0,6% NS | – – |
| CCAIT 1994 Lovastatina | MSD ND Estados Unidos | Idem (HTA: 42%; IM: 1%; diabetes: 15%) | Idem | 2,5 – | 2 299 53 | – 30 – | – – | -100 µ -60 µ +40 µ | -90 ± 160 µ -5 ± 130 µ +85 µ² $\rho = 0{,}01$[3] |
| MAAS 1994 Simva | MSD ND G. B. - Escand. - Alemania - Países Bajos | Idem (IM: 55%) | Idem | 2,5 1,7 | 4 381 56 | – 22 – 31 | 3,1 1,5 (-50%) | -80 µ +60 µ (= +4%) +140 µ | -130 µ (-7%) +80 µ (+4%) +210 µ (11%) $\rho = 0{,}006$ |
| LRTSG 1994 Lovastatina | MSD ND Estados Unidos | PS de las restenosis posangioplastia (HTA: 49%; IM: 24%; diabetes: 12%) | Idem | 2,1 1,3 – | 0,5 321 52 | – – 42 | 2,6 1,7 (-34%) | -16% -12% +4% NS | – – |

## VIII – EFECTO DE LAS ESTATINAS VS. PLACEBO EN LAS LESIONES CORONARIAS – 1

| Ensayo Año Estatina | Patrocinador CIA[1] País | Objetivo (+ enfermedades asociadas) | Métodos | CHO LDL (g/l) PCR | Duración Nº sujetos Edad | D CHO D LDL % | Diámetro medio - normal - lesional (mm) | D D med. - placebo - estatina + D (μ o %) | D D mín. - placebo - estatina + D (μ o %) |
|---|---|---|---|---|---|---|---|---|---|
| REGRESS 1995 Prava | BMS ND Países Bajos | Regresión de las estenosis coronarias (HTA: 30%; IM: 50%) | Idem | 2,7 — | 2 778 ND | — -28 | — — | -100 μ -60 μ +40 μ (10-70) | -30 μ +60 μ (20-80) +90 μ |
| PLAC 1995 Prava | BMS ND Estados Unidos | Regresión de las estenosis coronarias (HTA: 23%; IM: 23%) | Idem | — 1,5 | 3 408 57 | — -28 | 2,6 2,0 -29% | -29 μ (0,4%) -16 μ (0,8%) +13 μ (0,7%) NS | -60 μ -30 μ +30 μ (1,5%) NS |
| LCAS 1997 Fluvastatina | Novartis ND Estados Unidos | Idem | Idem | — 1,6 | 2,5 319 58 | -13 -22 | — — | -1,1% -0,2% +0,9% | -28 μ -10 μ +18 μ |
| SPCD 2001 Simvastatina + Niacina | NIH 0 Estados Unidos | Idem (HTA: 49%; IM: 53%; revascul: 49%; diabetes: 16%; BMI: 29) | Idem | 2,0 1,3 | 3 160 53 | -31 -43 | — — | -3,9 ± 5% +0,4 ± 3% D: +4,3% | — — |

## VIII – EFECTO DE LAS ESTATINAS VS. PLACEBO EN LAS LESIONES CORONARIAS – 1

| Ensayo Año Estatina | Patrocinador CIA[1] País | Objetivo (+ enfermedades asociadas) | Métodos | CHO LDL (g/l) PCR | Duración N° sujetos Edad | D CHO D LDL % | Diámetro medio -normal -lesional (mm) | D D med. - placebo - estatina + D (µ o %) | D D min. - placebo - estatina + D (µ o %) |
|---|---|---|---|---|---|---|---|---|---|
| ASTEROID 2008 Rovuva (ensayo abierto) | A-Z ++++ Estados Unidos | Idem (HTA: 98%; IM: 27%) | Idem | 2,1 1,3 | 2 292 58 | - 34 - 53 | – - 37 | – + 1,3% (de - 4 a + 12) | – + 30 µ (de - 40 a + 110) |

1. Conflictos de intereses de los autores, de + a ++++.
2. Además, relación estatinas/placebo para la regresión de las lesiones: 50/30% y para las nuevas lesiones: 16/32%.
3. ¡Inverosímil con relaciones de los promedios/diferencias de m tan elevadas!

| IX – EFECTO DE LAS ESTATINAS VS. EL PLACEBO EN LAS LESIONES CORONARIAS – 2 | | | | | | | | | |
|---|---|---|---|---|---|---|---|---|---|
| Ensayo Año Estatina | Patrocinador CIA[1] País | Objetivo (+ enfermedades asociadas) | Métodos | CHO LDL (g/l) PCR | Duración Nº sujetos Edad | D CHO D LDL % | VPT (mm³)[2] | DD VPT (mm³)[2] | D EIM[3] |
| STCH 2004 Prava | BMS + público ND PB | Hipercolesterolemia familiar heterocigótica infantil | Ultrasonorografia carotidea | 3 ± 1 2,4 ± 0,5 – | 2 240 13 | – 19 – 24 | – | – | Placebo: + 5 ± 44 μ Prava: + 10 ± 48 μ Δ : - 15 μ ρ = 0,02 |
| REVERSAL 2005 Atorva 80/ Prava 40 | Pfizer ++++ Estados Unidos | PS de las estenosis de los coronarios | Ultrasonografia coronaria | 2,3 1,5 2,9 | 2,3 502 56 | ND | 190 | Prava: + 5 Ator: - 0,5 Δ : - 5,54 (- 3,9%) ρ = 0,04 | |
| ENHANCE 2008 Simva/Simva + Ezetimiba | MSD ++++ PB - Canadá Sudáfrica | Hipercolesterolemia familiar heterocigótica de adultos (HTA: 26%; IM: 5%) | Ultrasonografias carotídeas y femorales | 4 ± 1 3,3 1,7 | 2 720 45 | – 45/- 31 - 55/- 19 – | 3,1 1,5 | | Simva: - 6 ± 4 μ Simva + Ezetimiba: - 11 ± 4 μ Δ : - 15 μ ρ = 0,02 |
| SCDCTS 1998 ND | – ND Estados Unidos | Coronaritis (HTA: 47%; diabetes: 20%) | CT- escáner que mide el volumen de las calcificaciones coronarias (VCC) | – 1,5 | 1,2 149 56 | – 22 | VCC[5] (mm³) - Placebo: 0,4 ± 0,5 - Estatinas: 1,0 ± 1,8[6] - Δ | | Δ VCC[5] + 0,25 ± 0,35 (+ 60%) + 0,08 ± 0,20 (+ 8%) -68% (ρ = 0,01)[7] |

## IX – EFECTO DE LAS ESTATINAS VS. EL PLACEBO EN LAS LESIONES CORONARIAS – 2

| Ensayo Año Estatina | Patrocinador CIA[1] País | Objetivo (+ enfermedades asociadas) | Métodos | CHO LDL (g/l) PCR | Duración N° sujetos Edad | D CHO D LDL % | VPT (mm³)[2] | DD VPT (mm³)[2] | D EIM[3] |
|---|---|---|---|---|---|---|---|---|---|
| | | | | | | | | | |

1. Conflictos de intereses de los autores, de + a ++++.
2. Volumen parietal total (suma de los cortes arteriales).
3. Espesor de la íntima y de la media promedio de las paredes arteriales.
4. Equivalente a un cubo de 1,7 mm de lado: según los autores, las reducciones son correlativas a la reducción de las LDL.
5. Volumen de calcio coronario.
6. ¡Dos veces más elevado en el grupo tratado!
7. Reducción superior (− 7 ± 23%, si LDL < 1,2 g/l).

# Anexo 5

## ANEXO ESTADÍSTICO

No te cierres como una ostra. Es muy sencillo. Un niño de diez años lo entendería de inmediato, porque las estadísticas son un juego de azar. Se necesita una tarde para comprender lo esencial, otra para aprender los principales tests realmente útiles en medicina, una semana para ser un médico muy experto y, digamos, seis meses para ser un estadístico profesional y conocer todos los trucos y recetas de cocina estadística inventados por el reverendo Thomas Bayes en el siglo XVII y por Ronald Fisher en el XX.

En el caso de los ensayos clínicos, la estadística consiste o bien en buscar un enlace, una correlación entre dos acontecimientos, colesterol y muerte cardiaca por ejemplo, o bien en comparar dos (o varios) grupos, el de los sujetos tratados y el de los no tratados, para buscar una eventual diferencia y decidir si esta diferencia es solamente debida a un azar maligno o si está vinculada al tratamiento utilizado, por ejemplo menos muertes cardiacas con las estatinas. Si esta diferencia parece no deberse al azar, se dice que probablemente es significativa, pero nunca se puede afirmar; siempre habrá una probabilidad más o menos grande de equivocarse.

Se acordó aceptar la idea de que «probablemente» quiere decir que hay menos del 5% de posibilidades de equivocarse, que la probabilidad de equivocarse es $< 5\%$, $p < 0,05$, y se acepta este riesgo. A falta de la certeza del pan, buenas son las tortas de la probabilidad (pero se podrían elegir otros límites, por ejemplo $< 0,01$ o $< 0,001$ o, al revés, $< 10\%$).

Para responder a la cuestión relativa al azar o a la casualidad, y sin entrar en detalles, todo se basa en la regla casi empírica de Erwin Schrödinger, Nobel de Física Cuántica. Es la regla $\sqrt{n}/n$, donde n es el número de medidas o de pacientes estudiados.

Esto quiere decir que una diferencia entre los valores medios de dos grupos (altura, peso, contorno de pecho, colesterol o mortalidad cardiaca) es significativa si por lo menos es igual a la raíz cuadrada del número de casos estudiados.

Si el efectivo de los grupos es de 100 pacientes, $\sqrt{n}/n = 10\%$, y en este caso, si la diferencia entre los grupos tratados y no tratados es $< 10\%$, por ejemplo $54 - 48 = 8\%$, puede apuntar al azar y por tanto no es significativa.

Cuando los sondeos de opinión que se realizan en 1.000 personas encuestadas colocan a Hollande por delante de Sarkozy o al revés, por 1,5% de los votos, esto puede perfectamente apuntar al azar, ya que $\sqrt{1.000}/1.000 = 33/1.000$, es decir, 3,3%. Así pues, sería necesario que el sondeo diese una diferencia superior al 3,3% para que se la considerase significativa... Pero esto los periodistas y los politólogos (parece que esta especialidad existe, como la de los tabacólogos o los diabetólogos) lo ignoran o no dicen nada al respecto.

Para detectar una diferencia de eficacia entre un medicamento poco activo como las estatinas y los placebos es necesario hacer entrar a 10.000 pacientes en los ensayos clínicos, a un precio que se vuelve desorbitado, para conseguir detectar una diferencia estadísticamente significativa, aunque exigua, del 1% ($\sqrt{10.000}/10.000 = 100/10.000 = 1\%$). Una vez más, repito, ¡los elefantes paren ratoncitos y significativo no quiere decir significante!

Es por esto por lo que la mitad de los ensayos clínicos de las estatinas conducen a resultados no significativos. Y es por esto por lo que las empresas financian enormes metaanálisis, esas ensaladas mixtas que reagrupan diez, quince o veinte ensayos para aumentar el número total de participantes a 50.000, 100.000 o incluso 170.000, haciendo creer que los sujetos y los métodos de estos diferentes ensayos son similares y que pueden mezclarse impunemente, lo que permite detectar diferencias superminúsculas de $\sqrt{100.000}/100.000$, es decir, del 0,3%...

Pero ten cuidado: a este nivel, afirmo que los métodos estadísticos ya no tienen ninguna fiabilidad, puesto que se aplican a poblaciones profundamente heterogéneas. Así pues, no hay ningún medio de saber si una diferencia exigua es significativa. Y, peor aún, esto no tiene ningún interés. Aunque estadísticamente sean significativas, diferencias exiguas en la eficacia terapéutica no cambian nada el destino de los enfermos. Lo importante no son las diferencias significativas, sino las diferencias mayúsculas significantes.

Fingir que las estatinas protegen o retrasan un accidente cardiovascular entre 200 y 800 pacientes tratados no tiene rigurosamente ningún interés, no solo porque esta es una diferencia demasiado pequeña, sino porque este es un campo en el que las estadísticas no tienen el derecho de utilizarse tal como son utilizadas.

Lo importante para los enfermos son las diferencias de un 10, 20, 50% o más, no las diferencias del 1 al 2%, aunque fuesen supuestamente significativas, primero porque son muy pequeñas, pero sobre todo porque, a este nivel, nos salimos de los límites de la aplicabilidad de la estadística: población tratada profundamente heterogénea, grupos comparados no idénticos y distribución de las variables estudiadas no como deberían serlo, monomodales y simétricas, que permiten utilizar los cálculos estadísticos, sino repartidas irregularmente, de manera a veces multimodal o de forma asimétrica, lo que sin duda se puede corregir a golpes de logaritmo. Así que ya no son las realidades lo que se analiza, sino sus logaritmos; se entra en el campo de la medicina logarítmica. Al lado de esta distorsión, fácil de comprender, hay decenas más complejas, que confirman una vez más que, a pesar de su utilidad en las situaciones apropiadas, las estadísticas están a menudo en el tercer grado de la mentira.

«Desgraciadamente, en veinte años, métodos estadísticos cada vez más complejos y sofisticados han invadido las grandes revistas» (*NE*, 2005, 353: 1987). Simples pruebas, test t, tablas de probabilidad, regresiones lineales, análisis de variación, coeficientes de correlación y curvas de supervivencia son cada vez más a menudo reemplazados o completados por métodos no paramétricos, regresiones múltiples, cuyo detalle solo se puede encontrar en los apéndices de los artículos que se pueden consultar en la Red. Lo cual tiene esta consecuencia: «El número de artículos ilegibles por los médicos no estadísticos y que rebosan de múltiples errores estadísticos básicos aumenta de manera alarmante» (*N.*, 2012, 492: 180), errores que se han identificado en numerosos artículos y libros (*The Cult of Statistical Significance,* T. Ziliak, Prensa de la Universidad de Michigan, 2008). Múltiples estudios sobre la calidad y la pertinencia de las estadísticas utilizadas en los artículos de *Lancet* o de *New England* se han publicado desde hace veinte años, y cifran entre el 50 y el 75% la cantidad de respuestas inapropiadas, erróneas o derivadas de métodos no adaptados, y estos porcentajes no cesan de incrementarse.

Y también hay las puras mentiras. Todos podemos entender que comparar dos grupos no consiste solamente en comparar la diferencia entre los valores medios de cada uno de ellos, por ejemplo los valores del colesterol medios de 1,8 o 2,3 g/l. Es necesario, es simple sentido común, tener en cuenta la «representatividad» de estos promedios. Si todos los valores medidos se acercan a la media calculada, si están poco dispersos alrededor del valor medio, si por ejemplo van de 90 a 110 para una media de 100 y de 70 a 90 para una de 80, se dice que la varianza (o su raíz cuadrada, la desviación típica, ET), esto es, la dispersión de los valores alrededor de la media, es fiable y, en este caso, una diferencia de las medias, por ejemplo de 80 a 100, será estadísticamente significativa.

Sin embargo, si los valores están muy dispersos alrededor de la media, por ejemplo de 50 a 180 para una media de

90 y de 60 a 140 para una de 100, o si se reparten alrededor de ella de manera profundamente asimétrica, la diferencia de 20 ya no es significativa, ya que es muy inferior a la desviación tipo o a la varianza de cada una de las medias comparadas.

Todo esto no es más que evidencia e intuición, lo cual, sin embargo, no ha impedido que varios ensayos clínicos (STECH, CCAIT, MAAS, REGRESS), y todos aquellos que analizan la eventual regresión de las placas de ateroma por coronariografías o ultrasonidos, nos hayan contado que las diferencias observadas eran significativas, aunque los ET fuesen de entre dos y diez veces superiores a la diferencia D de las medias, con relaciones D/ET tan bajas que ningún aumento del número de los casos estudiados las podía compensar (para valores de D/ET de 1,5 - 1 - 0,5 - 0,25 y 0,1, las cantidades de casos necesarios para alcanzar un significado de p = 0,05 son de 25, 55, 200, 1.000 y 4.000, y no de 200, como en los ensayos coronariográficos). ¡Las revistas científicas aceptan publicar esto! ¡Y nuestros cardiólogos se lo tragan como sirope de arce! Y, desgraciadamente, hay muchos otros ejemplos de manipulaciones y mentiras puras de las estadísticas, como hemos visto en la «regresión lineal logarítmica» y en el «factor de contracción» de los metaanálisis de la CTSU de Oxford.

Tan indispensables como son, las estadísticas están demasiado a menudo, en medicina, no en el tercer grado de la mentira, sino en el primero, el que merece el infierno. Directamente.

# ABREVIATURAS DEL NOMBRE DE LAS REVISTAS Y OTRAS PUBLICACIONES CITADAS EN EL TEXTO

| | |
|---|---|
| AHJ | *Amer. Heart Journal* |
| AIM | *Annals of Internal Medicine* |
| AJC | *Amer. Journal of Cardiology* |
| AJM | *Amer. Journal of Medicine* |
| AJP | *Amer. Journal of Pathology* |
| ARIM | *Archives of Internal Medicine* |
| AS | *Arteriosclerosis* |
| BEH | *Bulletin Épidémiologique Hebdomadaire* |
| BMJ | *British Medical Journal* |
| Circ. | *Circulation* |
| Circ. Res. | *Circulation Research* |
| D | *Diabetes* |
| DC | *Diabetes Care* |
| JACC | *Journal of Amer. College of Cardiology* |
| JAMA | *Journal of Amer. Medical Association* |
| JCI | *Journal of Clinical Investigation* |
| L | *Lancet* |
| N | *Nature* |
| NE | *New England Journal of Medicine* |
| P | *Proceedings of the National Academy of Sciences of the United States of America* |
| S | *Science* |

EMPRESAS IMPLICADAS EN LAS ESTATINAS

A-Z: Astra-Zeneca (Gran Bretaña)
Bayer (Alemania)
BMS: Bristol-Myers-Squibb (Estados Unidos)
MSD: Merck-Sharp and Dohme (Estados Unidos)
Novartis (Suiza)
Pfizer (Estados Unidos)

y el comarketing
GKS: Galaxo-Smith-Kline (Gran Bretaña)
Pierre Fabre (Francia)
Sanofi (Francia)

# REFERENCIAS

**Referencias del colesterol: valores normales, evolución, relación con las enfermedades arteriales**
L, 1995, 346: 1847
L, 2007, 370: 1829
L, 2011, 377: 578
N. BANSI, *Current Opinion in Lipidology*, 2005, 16: 400
Z. CHEIN, *BMJ*, 1991, 303: 276

**Referencias sobre las HDL (el colesterol «bueno»)**
D. J. RADER, *Nat.Med. (NM)*, 2012, 18: 1344
S. E. NISSEN, *JAMA*, 2003, 290: 2292
S. J. POCOCK, *BMJ*, 1986, 292 : 515
PROCAM, *AS*, 1995, 124 (supp.), S11
FRAMINGHAM, *Am. J. Med.*, 1977, 62: 707
TNMI, *NE*, 357: 1301
D. J. GORDON, *Circ.*, 1989, 79: 8
B. F. VOIGHT, *L*, 2012, 380: 572

**LDL-R e hipercolesterolemia familiar**
J. GOLDSTEIN y M. BROWN, *NE*, 2003, 292: 1310
D. J. RADER, *JCI*, 2003, 111: 1795

**Regímenes ricos en omega-3 y/o pobres en colesterol**
DAYTON, *Circ.*, 1969
AOTG, *NE*, 2010, 363 : 2015
DART, *L*, 1989, 2 : 757
GISSI-HF, *L*, 2008, 372 : 1223
LYON, *L*, 1994, 343 : 1454
ORIGIN, *NE*, 2012, 367 : 309
OSLO 1, *L*, 1981, 2 : 1303
OSLO 2, *AJM*, 1986, 80 : suppl. 7

**Ateroma**
D. M. SMALL, 1984, 73: 1590
R. ROSS, *NE*, 1999, 340: 115
A. J. LUSIS, *N*, 2000, 407: 233
J. L. WITZUM, *JCI*, 1995, 84: 1086
G. K. HANSSON, *NE*, 2005, 352: 1685
G. K. HANSSON, *Nat. Rev. Imm.*, 2006, 6 : 508
I. TABAS, *N*, 2012, 487: 306
ILG-R-MR, *L*, 2012, 379: 1214
J. R. HESSLER, *AS*, 1982, 3: 215
M. BROWN, J. GOLDSTEIN, *S*, 2006, 311: 1721

*Mortalidad coronaria y mortalidad*
*por infarto de miocardio*
Fédération Française de Cardiologie
E. BONNEFOY, *Ann. Cardio.*, 2011,
   60: 311
L. VAUR, *AHJ*, 1999, 137: 49
MONICA, *L*, 1999, 353: 1547
GRACE, *BMJ*, 2006, 333: 1991
H. M. KRUMHOLZ, *Circ. Cardiovasc.*
   *Qual. Outcomes*, 2009, 2 : 407
*L*, 2011, 378: 752
*L*, 2010, 375: 1775

*Ensayos clínicos*
AFCAPS, 1998, *JAMA*, 279: 1615
ALLHAT-LLT, 2002, *JAMA*, 288: 2998
ALLIANCE, 2004, *JACC*, 44: 1772
ASCOT-LLA, 2003, *L*, 361: 1149
ASPEN, 2006, *DC*, 29: 1478
ASTEROID, 2008, *Circ.*, 117: 2458
AURORA, 2009, *NE*, 360: 1395
CARDS, 2004, *L*, 364: 685
CARE, 1996, *NE*, 335: 1091
CCAIT, 1994, *Circ.*, 89: 959
CDCTS, 1998, *NE*, 339: 1972
CORONA, 2007, *NE*, 357: 2248
ENHANCE, 2008, *NE*, 358: 1431
GDDSI, 2005, *NE*, 353: 238
HPS, 2002, *L*, 360: 7
HPS, 2003, *L*, 361: 2005
IDEAL, 2005, *JAM*, 204: 2437
ILLUMINATE, 2007, *NE*, 357: 2109
JUPITER.1, 2008, *NE*, 359: 2195
JUPITER.2, 2009, *L*, 373: 1175
LCAS, 1997, *AJC*, 80: 278
LIPID.1, 1998, *NE*, 339: 1349
LIPID.2, 2002, *L*, 359: 1379
LIPID.3, 2000, *L*, 356: 1871
LRTSG, 1994, *NE*, 331: 1331
MAAS, 1994, *L*, 344: 633
MARS, 1993, *AIM*, 119: 969
MEGA, 2006, *L*, 368: 1155
MIRACL, 2001, *JAMA*, 285: 1711

PLAC, 1995, *JACC*, 26: 1133
PROSPER, 2002, *L*, 360: 1623
PROVE-IT, 2004, *NE*, 350: 1485
REGRESS, 1995, *Circ.*, 91: 2528
REVERSAL, 2005, *NE*, 352: 29
RPVTE, 2009, *NE*, 360: 1851
SALTIRE, 2005, *NE*, 352: 2389
SEARCH, 2010, *L*, 376: 1658
SEAS, 2008, *NE*, 359: 1343
SPARCL, 2006, *NE*, 355: 549
SPCD, 2001, *NE*, 345: 1583
SSSS, 1994, *L*, 344: 1383
STCH, 2004, *JAMA*, 292: 331
STENO.1, 1999, *L*, 353: 617
STENO.2, 2003, *NE*, 348: 383
TNT.1, 2005, *NE*, 352: 1425
TNT.2, 2006, *L*, 368: 919
WOSCOPS.1, 1995, *NE*, 333: 1301
WOSCOPS.2, 2007, *NE*, 357: 1477

*Imagería coronaria y carotídea*
L. LORENZ, *NE*, 2011, 369: 213
POLAK, *NE*, 2012, 379: 2053
ASTEROID, *Circ.*, 2008, 117: 2458
CCAIT, *Circ.*, 1994, 89: 959
ENHANCE, *NE*, 2008, 358: 1431
LCAS, *AJC*, 1997, 80: 278
LRTSG, *NE*, 1994, 331: 1331
MAAS, *L*, 1994, 344: 633
MARS, AIM, 1993, 119: 969
PLAC, *JACC*, 1995, 26: 1133
REGRESS, *Circ.*, 1995, 91: 2528
REVERSAL, *NE*, 2005, 352: 29
SCDCTS, *NE*, 1998, 339: 1972
SPCD, *NE*, 2001, 345: 1583
STCH, *JAMA*, 2004, 292: 331

# FUENTES

M. Angell (Harvard), *La Vérité sur les compagnies pharmaceutiques*, prefacio y traducción francesa de P. Even, Ed. Le Mieux-Être, Montreal, Canadá, 2007.

M. Apfelbaum, *Vivre avec du cholestérol*, Ed. de Rocher, París, 1997.

J. Blech, *Les Inventeurs des maladies*, Ed. Actes Sud, 2005,

P. Even, B. Debré, *Savoirs et pouvoirs. Pour une nouvelle politique de la recherche et du médicament*, Le Cherche Midi, París, 2004.

A. L. Lehninger, D. L. Nelson, N. M. Cox, *Principles of Biochemistry*, Worth Pub, Nueva York, 1993.

*Goodman and Gilman's Pharmacological Basic of Therapeutics*, 12.ª edición, L. Brunton Ed., Nueva York, 2010.

M. de Lorgeril, *Cholestérol, mensonges et propagande*, Thierry Souccar, 2007.

Banco de datos del Instituto Necker: ochocientos artículos analizados y clasificados, de 1998 a 2012, de *New England Journal of Medicine, Lancet, Brit. Med. J., Nature Medicine, JAMA, Am. J. Epid., J. Clin. Invest., Ann. Int. Med., Arch. Int. Med., Circulation, J. Am. Coll. Card., Diabetes, Diabetes Care, Science et Nature.*

Revista *Prescrire*.

Entrevistas con Sylvain Duval, biólogo y miembro de FORMINDEP.

## Nota

Deseando basarme solo en fuentes directas, es decir, en los únicos artículos científicos originales publicados en las grandes revistas internacionales revisados por pares, nunca he citado ni siquiera he querido leer las numerosas obras de segunda mano sobre el colesterol o las estatinas aparecidas desde 1991, a excepción de las de M. Apfelbaum y M. de Lorgeril. Muchos de esos artículos, como he dicho, son de alta calidad:

B. H. Roberts, *The Truth About Statins,* Pocket Books, 2012.
Bowden & Sinatra, *The Great Cholesterol Myth,* Fair Winds, 2012.
Dr. E. Curtis, *The Cholesterol Delusion,* Dog Ear Publishing, 2011.
Dr. U. Ravnskov, *How the Cholesterol Myths Are Kept Alive,* 2010.
Dr. M. Kendrick, *The Great Cholesterol Con,* John Blake Publishing, 2007.
Dr. U. Ravnskov, *The Cholesterol Myths,* New Trends Publishing, 2000.
Dr. R. Smith, *The Cholesterol Conspiracy,* Warren H. Green, 1991.

# AGRADECIMIENTOS

A Murielle Bouscarle, por haber realizado en diez semanas un trabajo de seis meses de documentación, de creación de gráficos y de difícil forma de aplicación; y a su marido y a su hijo Franck, que han soportado esta carga y a veces la han ayudado y aconsejado.

Este libro también es su libro.

# ÍNDICE